157 Anaesthesiologie und Intensivmedizin
Anaesthesiology
and Intensive Care Medicine

vormals „Anaesthesiologie und Wiederbelebung"
begründet von R. Frey, F. Kern und O. Mayrhofer

D1721213

Herausgeber:
H. Bergmann · Linz (Schriftleiter)
J.B. Brückner · Berlin   M. Gemperle · Genève
W.F. Henschel · Bremen   O. Mayrhofer · Wien
K. Meßmer · Heidelberg   K. Peter · München

Kinderanaesthesie

Prämedikation – Narkoseausleitung

Ergebnisse des
Zentraleuropäischen Anaesthesiekongresses
Berlin 1981
Band 4

Herausgegeben von J.B. Brückner

Mit 162 Abbildungen und 75 Tabellen

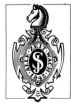

Springer-Verlag
Berlin Heidelberg NewYork Tokyo 1983

Prof. Dr. J.B. Brückner
Institut für Anaesthesiologie
der Freien Universität Berlin
Klinikum Charlottenburg
Spandauer Damm 130
D-1000 Berlin 19

ISBN 3-540-12153-6 Springer-Verlag Berlin Heidelberg New York Tokyo
ISBN 0-387-12153-6 Springer-Verlag New York Heidelberg Berlin Tokyo

CIP-Kurztitelaufnahme der Deutschen Bibliothek
ZAK <1981, Berlin, West>:
Ergebnisse des Zentraleuropäischen Anaesthesiekongresses: Berlin 1981/
hrsg. von J. B. Brückner. – Berlin; Heidelberg; New York; Tokyo: Springer:
(Anaesthesiologie und Intensivmedizin; 157)
NE: Brückner, Jürgen B. [Hrsg.]
Bd. 4 → Kinderanaesthesie

Kinderanaesthesie: Prämedikation, Narkoseausleitung/hrsg. von
J. B. Brückner. – Berlin; Heidelberg; New York; Tokyo: Springer, 1983.
(Ergebnisse des Zentraleuropäischen Anaesthesiekongresses; Bd. 4)
(Anaesthesiologie und Intensivmedizin; 157)
ISBN 3-540-12153-6 (Berlin, Heidelberg, New York, Tokyo)
ISBN 0-387-12153-6 (New York, Heidelberg, Berlin, Tokyo)
NE: Brückner, Jürgen B. [Hrsg.]; 2. GT

Satz: Schreibsatz-Service Weihrauch, Würzburg
Druck und Bindearbeiten: Offsetdruckerei Julius Beltz KG, Hemsbach
2119/3321-543210

Vorwort

Eine Anaesthesie bei Säuglingen und Kleinkindern kann vielfältige Abweichungen von den Bedingungen einer Erwachsenennarkose bieten. Veränderte Verteilungsräume, apparative Besonderheiten, Art des Eingriffes und nicht zuletzt die psychische Situation eines Kindes im Krankenhaus erfordern für die Durchführung einer Anaesthesie nicht nur Spezialkenntnisse, sondern auch Einfühlungsvermögen. Von einer Subspezialität unseres Faches zu sprechen, oder dies gar zu fordern, wäre sachlich jedoch nicht zu rechtfertigen und würde den Gegebenheiten unserer täglichen Arbeit widersprechen: Anaesthesien an Kindern finden heute in so vielen operativen Spezialgebieten statt, daß jeder Narkosearzt die dabei zu beachtenden Besonderheiten kennen und beherrschen muß. Es verwundert deshalb nicht, wenn dem Thema „Kinderanaesthesie" auf unseren Kongressen immer ein Schwerpunkt eingeräumt wurde. Dieser Band gibt die Vorträge und Diskussionen des Panels „Narkose im Kindesalter" (Leitung: J. Wawersik, Kiel) wieder, die auf dem 17. Zentraleuropäischen Anaesthesiekongreß (ZAK 81) in Berlin gehalten wurden. Angeschlossen sind die freien Vorträge zur Kinderanaesthesie (Vorsitzende: V. Feurstein, Salzburg und R. Klose, Mannheim) dieses Kongresses.

Die Aufwachphase einer Anaesthesie kann sich über Stunden ausdehnen. Trotz Aufwachräumen, die leider noch nicht in allen Krankenhäusern vorhanden sind, sinkt der Überwachungsaufwand gegenüber der intraoperativen Phase beträchtlich. Bedeutet dies eine Gefährdung für den Patienten? Die Forschung hat die Aufwachphase bislang leider zu wenig beachtet. Der zweite Teil dieses Bandes enthält Vorträge und Diskussionen eines von K. Bonhoeffer, Köln auf dem ZAK 81 organisierten Panels über Narkoseausleitung zusammen mit freien Vorträgen zum Thema Prämedikation/frühe postoperative Phase (Vorsitz S. Fitzal, Wien und F.T. Schuh, Kiel).

Den Vorsitzenden, Referenten und Diskussionsteilnehmern sei herzlich für ihre Mühen gedankt. Ein besonderer Dank jedoch auch dem Springer-Verlag für die Herausgabe dieses Kongreßbandes.

Berlin-Charlottenburg, Mai 1983   J.B. Brückner

Inhaltsverzeichnis

Freie Vorträge
Kinderanaesthesie

Freie Vorträge
Prämedikation

Panel
Narkoseausleitung
(Moderator: K. Bonhoeffer)

Freie Vorträge
Die Aufwachphase einer Anaesthesie

Verzeichnis der Referenten

Altemeyer, K.-H., Dr. med., Zentrum für Anaesthesiologie der Universität Ulm, Steinhövelstr. 9, D-7900 Ulm

Bogányi, G., Dr. med., Hospital for Children, Üllöi ut 86, Budapest VIII, 1958, Ungarn

Bonhoeffer, K., Prof. Dr. med., Leiter des Instituts für Anaesthesiologie der Universität Köln, Joseph-Stelzmann-Str. 9, D-5000 Köln 41

Braun, U., Prof. Dr. med., Zentrum für Anaesthesiologie der Universität Göttingen, Robert-Koch-Str. 40, D-3400 Göttingen

Breucking, E., Dr. med., Zentrum für Anaesthesiologie der Universität Ulm, Steinhövelstr. 9, D-7900 Ulm

Büttner, W., Dr. med., Institut für Anaesthesiologie, Marienhospital Herne, Ruhruniversität, D-4630 Bochum

Busse, J., Prof. Dr. med., Institut für Anaesthesiologie der Universität Köln, Joseph-Stelzmann-Str. 9, D-5000 Köln 41

Dick, W., Prof. Dr. med., Direktor des Instituts für Anaesthesiologie der Universität Mainz, Langenbeckstr. 1, D-6500 Mainz

Emmerich, M., Dr. med., Institut für Anaesthesiologie der Universität Mainz, Langenbeckstr. 1, D-6500 Mainz

Freye, E., Dr. med., Abteilung für zentrale Diagnostik, Psychiatrie, Universitätsklinikum, Hufelandstr. 55, D-4300 Essen 1

Graham, G.R., M.D. Prof., Dept. of Clinical Physiology and Measurement, Hospital for Sick Children, Great Ormond Street, London W.C. 1, Großbritannien

Hiotakis, K., Dr. med., Institut für Anaesthesiologie der Universität Graz, LKH Graz, Auenbruggerplatz 5, A-8036 Graz

Jost, U., Dr. med., Zentrum für Anaesthesiologie des Caritas- und Kreiskrankenhauses, Uhlandstr. 7, D-6990 Bad Mergentheim

Kamp, H.-D., Dr. med., Institut für Anaesthesiologie der Universität Erlangen, Maximiliansplatz 1, D-8520 Erlangen

Kirchner, E., Prof. Dr. med., Leiter des Zentrums für Anaesthesiologie der Medizinischen Hochschule, Karl-Wiechert-Allee 9, D-3000 Hannover 61

Kraus, G., Dr. med., Institut für Anaesthesiologie der Universität Erlangen, Maximiliansplatz 1, D-8520 Erlangen

Kühn, K., Dr. med., Institut für Anaesthesiologie im Klinikum Süd der Medizinischen Hochschule, Karl-Wiechert-Allee 9, D-3000 Hannover 61

Link, J., Dr. med., Institut für Anaesthesiologie im Klinikum Steglitz der Freien Universität Berlin, Hindenburgdamm 30, D-1000 Berlin 45

List, W.F., Prof. Dr. med., Vorstand des Instituts für Anaesthesiologie der Universität LKH Graz, Auenbruggerplatz 5, A-8036 Graz

Mantel, D., Dr. med., Abteilung für Anaesthesie und Intensivpflege, Kinderchirurgische Klinik der Universitäts-Kinderklinik, Lindwurmstr. 4, D-8000 München 2

Momose, T., Prof. Dr. med., Dept. of Anaesthesiology, National Hospital, Nagoya, Japan

Reichelt, W., Dr. med., Institut für Anaesthesiologie der Medizinischen Hochschule, Abteilung I, Karl-Wiechert-Allee 9, D-3000 Hannover 61

Rupreht, J., M.D., Dept. of Anaesthesiology, Erasmus University, P.O. Box 1738, NL-3000 DR Rotterdam, Niederlande

Puchstein, C., Dr. med., Klinik für Anaesthesiologie und operative Intensivmedizin der Westfälischen Wilhelms-Universität, Jungeblodtplatz 1, D-4400 Münster

Schaer, H., Dr. med., Ackerstr. 21, CH-8708 Männedorf

Schockenhoff, B., Dr. med., Abteilung für Anaesthesiologie I der Städtischen Kliniken Dortmund, Beurhausstr. 40, D-4600 Dortmund

Schuh, F.T., Prof. Dr. med., Abteilung für Anaesthesiologie der Christian-Albrechts-Universität, Hospitalstr. 40, D-2300 Kiel 1

Schulte am Esch, J., Prof. Dr. med., Institut für Anaesthesiologie der Universität Bonn, D-5300 Bonn (Venusberg) 1

Schwieger, I., Dr. med., Klinik für Kiefer- und plastische Gesichtschirurgie, Westdeutsche Kieferklinik, Moorenstr. 5, D-4000 Düsseldorf

Semsroth, M., Dr. med., Klinik für Anaesthesie und Allgemeine Intensivmedizin der Universität Wien, Allgemeines Krankenhaus, Spitalgasse 23, A-1090 Wien

Skubella, U., Dr. med., Anaesthesieabteilung des Heilig-Geist-Hospitals, D-3580 Fritzlar

Sold, M., Dr. med., Institut für Anaesthesiologie der Universität Würzburg, Josef-Schneider-Str. 2, D-8700 Würzburg

Steinbereithner, K., Prof. Dr. med., L. Boltzmann-Institut für experimentelle Anaesthesie und intensivmedizinische Forschung, experimentelle Abteilung, Allgemeines Krankenhaus der Stadt Wien, Spitalgasse 23, A-1090 Wien

Steward, D.J., M.B. Prof., Hospital for Sick Children, 555 University Ave., Toronto, Ontario, Canada

Stosseck, K., Prof. Dr. med., Institut für Anaesthesiologie der Universität Mainz, Langenbeckstr. 1, D-6500 Mainz 1

Suutarinen, T., Dr. med., Dept. of Anaesthesia, Childrens Hospital, Stenbäckinkatu 11, SF-00290 Helsinki, Finnland

Tammisto, T., Prof. Dr. med., Leiter des Instituts für Anaesthesiologie der Universität, Haartmanikatu 4, SF-00290 Helsinki 29, Finnland

Termeer, W., Dr. med., Anaesthesie- und Intensivabteilung des Allgemeinen Krankenhauses für die Stadt Hagen, Buscheystr. 15a, D-5800 Hagen 1

Tolksdorf, W., Dr. med., Institut für Anaesthesiologie und Reanimation an der Fakultät für klinische Medizin der Universität Heidelberg, Klinikum Mannheim, Theodor-Kutzer-Ufer, D-6800 Mannheim

Van Aken, H., Dr. med., Klinik für Anaesthesiologie und operative Intensivmedizin der Westfälischen Wilhelms-Universität, Jungeblodtplatz 1, D-4400 Münster

Wawersik, J., Prof. Dr. med., Leiter der zentralen Abteilung für Anaesthesiologie des Universitätsklinikums, Hospitalstr. 40, D-2300 Kiel

Yildiz, F., Dr. med., Institut für Anaesthesiologie im Klinikum Süd der Medizinischen Hochschule, Karl-Wiechert-Allee 9, D-3000 Hannover 61

Panel
Narkose im Kindesalter

Moderator: J. Wawersik

Kardiovaskuläre Physiologie und Pathophysiologie bei Säuglingen und Kleinkindern

G.R. Graham

Es dürfte zum allgemeinen Wissensstand gehören, daß ein Säugling nicht einfach ein Zwanzigstel oder ein Achtel des Erwachsenen ist. Trotzdem darf die Frage gestellt werden, wo ein quantitativer zum qualitativen Unterschied wird? Welches ist der geeignete Maßstab? In der Tat kommt man, je nachdem welche Bezugsgröße gewählt wird, zu sehr unterschiedlichen Resultaten (Abb. 1). So beträgt zum Beispiel die Proportion zwischen einem Neugeborenen und einem Erwachsenen dem Gewicht nach ein Zwanzigstel, der Körperoberfläche nach ein Neuntel und der Länge nach sogar nur ein Drittel. Das ist nicht unwichtig, denn Dosierungen werden zum Teil pro Kilogramm, manchmal pro Quadratmeter Oberfläche und sogar manch-

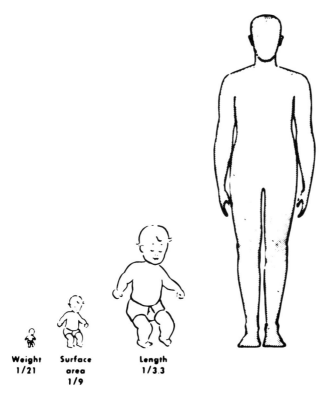

Weight
1/21

Surface area 1/9

Length 1/3.3

Abb. 1. Proportion zwischen Neugeborenem und Erwachsenem nach Gewicht (1:21), Körperoberfläche (1:9), und Länge (1:3,3) (Aus: Harris JS (1957) Ann NY Acad Sci 66:966)

mal pro Längeneinheit angegeben. So kommt man unter Umständen zu ganz unterschiedlichen Schlußfolgerungen. Was dies im Zusammenhang mit dem Kreislauf bedeutet, soll
Gegenstand der folgenden Ausführungen sein.

Während der perinatalen Periode kommt es zu grundlegenden hämodynamischen Veränderungen, die zum Teil auch für die praktische Anaesthesie von Bedeutung sind (Abb. 2).
Intrauterin bestehen beim Fötus zwei parallele Zirkulationskreise. Das Blut, das aus der
Plazenta oder dem Körper stammt, kann entweder direkt über das Foramen ovale in das
linke Herz und wieder in die Körperperipherie oder die Plazenta zurückströmen oder es ge-
langt über das rechte Herz und den Ductus arteriosus wiederum in den Körper und zur
Plazenta. Die Lunge spielt vorläufig eine verhältnismäßig untergeordnete Rolle.

Der Umstellungskreislauf, der sogenannte transitionale Kreislauf, der sich perinatal
einstellt, sieht dann so aus, daß das Blut unter Umständen nicht mehr über das Formen ovale
in das linke Herz abfließt, sondern zum rechten Herzen strömt. Von dort erreicht ein Teil
des Blutes, je nachdem ob der Ductus Botalli offen oder geschlossen ist, direkt die Körperperipherie; der andere Teil bildet, nachdem sich die Lungen entfaltet haben, den Lungen-
kreislauf. Der „kleine Kreislauf" wird dann größer und größer, bis sich der Erwachsenen-
Kreislauf innerhalb weniger Stunden, oder manchmal Tagen, eingestellt hat (Abb. 2).

Verantwortlich für diese einschneidenden Vorgänge ist der erste Atemzug des Lebens
und die dann folgende regelmäßige Lungenbelüftung. Wenn aber die Atemzüge nicht normal eintreten oder wenn es aus anderen Gründen zu Atemstörungen oder zu einem inadäquaten Gasaustausch der Lungen kommt, dann kann der Umstellungskreislauf bestehen bleiben.
Die Folgen sind Zyanose, Hypoxie und Kreislaufbelastung. Aber auch in der regionalen
Organversorgung kommt es kurz vor und bei der Geburt zu Verschiebungen (Abb. 3). Experimente bei fetalen Lämmern haben gezeigt, daß im Verlauf der Gestation bis zur Geburt
die Blutversorgung verschiedener Organe ansteigt. Dieser Vorgang ist besonders ausgeprägt
beim Gehirn und der Lunge, die zunächst über fast gar keine Blutzirkulation verfügen. Dieser

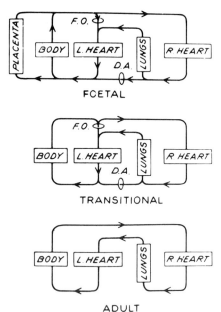

Abb. 2. Kreislaufveränderungen vom Fötus (oberes Sche-
ma) über die perinatale Periode (mittleres) zum Erwach-
senen-Typ (unteres). S. Text (F.O. = Foramen ovale;
D.A. = Ductus arteriosus) (Aus: Dawes GS (1968) Foetal
and neonatal physiology. Year Book Med Publ, Chicago)

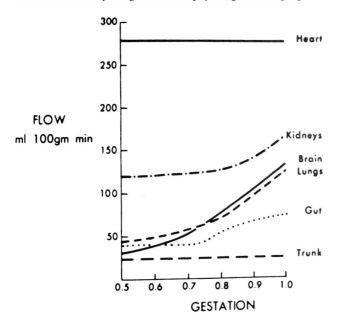

Abb. 3. Quantitative Veränderungen des regionalen Blutstroms beim Lamm bis zur Geburt (Aus: Rudolph AM (1974) Congenital disease of the heart. Year Book Med Publ, Chicago, p 7)

Entwicklungsprozeß setzt sich auch nach der Geburt noch fort, das heißt die Durchblutungsanteile einzelner Organe steigen auch nach der Geburt weiter an. Deshalb kann bei Frühgeborenen ein Stadium bestehen, das für das eine oder andere Organ noch inadäquat ist.

Es kommt hinzu, daß das Blutvolumen, das nach der Geburt nahezu linear ansteigt, perinatal sehr variabel ist und von den Umständen der Entbindung abhängt. So kann das Blutvolumen bei einem Niveauunterschied zwischen Säugling und Plazenta vor der Nabelschnurabklemmung um 20% oder mehr von der Norm abweichen. Diese Erkenntnis stammt vor allem von skandinavischen Arbeitsgruppen. Neben diesen nur stichwortartig erwähnten Veränderungen des Kreislaufs sind noch andere Umstände zu bedenken, die den Gasaustausch beeinflussen. Das Blut des Neugeborenen enthält einen signifikanten Anteil von fetalem Hämoglobin und unterscheidet sich dadurch in seiner Sauerstoffaffinität von dem des älteren Neugeborenen oder Säuglings (Abb. 4). Die Sauerstoffdissoziationskurve liegt zunächst links von der Norm und verschiebt sich vom ersten Lebenstag bis zum 6. Monat allmählich nach rechts. Dies hat beträchtliche Rückwirkungen für die Sauerstoffabgabe an das Gewebe beim jungen Säugling. Besteht diese Linksverschiebung der Sauerstoffdissoziationskurve länger, so bedeutet dies also eine verringerte Abgabe des Sauerstoffs an die Gewebe. Das führt zur regionalen Hypoxie und einer erhöhten Kreislaufbelastung.

Auch die Pumpfunktion des Herzens unterliegt großen Veränderungen (Abb. 5). Dies zeigt ein Vergleich der Spannungs- oder Druckentwicklung zwischen dem fetalen und dem älteren Herzen (Abb. 5). Hierbei handelt es sich wiederum um Experimente an Lämmern. Gemessen wurde die Druckentwicklung eines Myokardstreifens (Ordinate) in Abhängigkeit von der Länge bzw. dem Volumen von Myokardstreifen (Abszisse). Wie man sieht, ist das Myokard des Fötus weniger dehnbar als das des Erwachsenen, was großen Einfluß auf die Reaktion bei Volumenänderungen haben kann insofern, als die Fähigkeit, sich Volumenver-

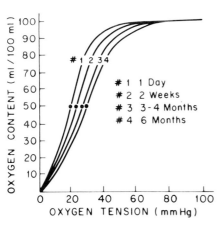

Abb. 4. Normale Verschiebung der Sauerstoff-Bindungs-Kurven und des P_{50} (schwarze Punkte) bei gesunden vollreifen Neugeborenen vom ersten Lebenstag bis zu 6 Monaten (Aus: Delivoria-Papadopoulos M, Roncevis NP, Oski FA (1971) Ped Res 5:235)

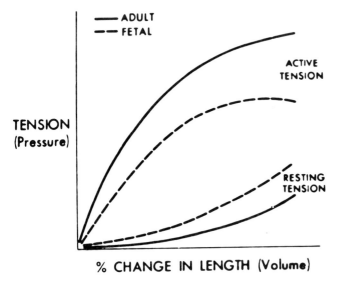

Abb. 5. Unterschiede in der Länge-Spannung-Beziehung des ruhenden und kontrahierten Myokards zwischen Fötus und Erwachsenen. Bei letzterem entwickelt sich eine größere Spannung (Aus: Rudolph AM (1974) Congenital diseases of the heart. Year Book Med Publ, Chicago, p 10)

änderungen anzupassen, eingeschränkt ist. Außerdem ist die Druckentwicklung beim jungen Herzen geringer als beim Erwachsenen.

Die Versorgung des Herzens durch das autonome Nervensystem beim Neugeborenen und jungen Säugling befindet sich immer noch in der Diskussion. Vorläufig gibt es nur Kenntnisse, die überwiegend aus Experimenten an Tieren bestehen. Dabei hat sich gezeigt, daß das fetale Herz auf den β-adrenergen Agonisten Isoproterenol genauso reagiert wie das Erwachsenen-Herz (Abb. 6). Demgegenüber bestehen aber deutliche Unterschiede bezüglich der Reaktion auf den Neurotransmitter Noradrenalin in dem Sinne, daß das Neugeborenen-Myokard besser auf diese Substanz reagiert als das Erwachsenen-Myokard (Abb. 7). Unterschiede bestehen diesbezüglich auch innerhalb der Neugeborenen-Periode insofern, als die Reaktion beim Neugeborenen stärker als beim mehrere Tage alten Säugling ist. Aus die-

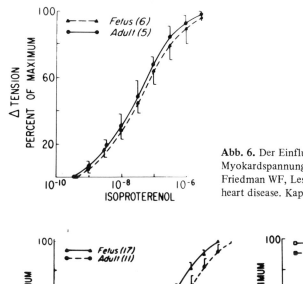

Abb. 6. Der Einfluß von Isoproterenol auf die maximale Myokardspannung beim Fötus und Erwachsenen (Aus: Friedman WF, Lesch M, Sonnenblick EH (eds) Neonatal heart disease. Kap von Friedman WF, p 37)

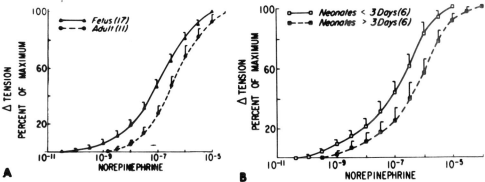

Abb. 7. Durchschnittliche maximale Spannungs-Entwicklung beim Myokard von Fötus und Erwachsenen (rechts) und Neugeborenen verschiedenen Alters (links) (Quelle wie für Abb. 6, S 36)

sem Unterschied schließt man, daß die Sympathikusversorgung des Herzens bei der Geburt noch nicht voll entwickelt ist.

Allgemein anerkannt ist die Schlüsselstellung der Lungendurchblutung für die Kreislaufregulation des Neugeborenen. Um so wichtiger ist es gerade auch aus der Sicht des Anaesthesisten, daß man die besondere Empfindlichkeit der pulmonalen Blutversorgung des Säuglings auf Verschiebungen im Säure-Basen-Haushalt und im Gaswechsel beachtet. Hypoxie und Acidämie verursachen einen Anstieg des Widerstandes im kleinen Kreislauf, so daß die Durchblutung abnimmt (Abb. 8). Schon ein Abfall des pH-Wertes allein erhöht den pulmonalen Widerstand beträchtlich, wie der Vergleich der Kurven für einen pH-Wert von 7,1 mit der Kurve für einen pH-Wert von 7,4 zeigt. Weniger ausgeprägt ist die Widerstandszunahme, wenn bei einem normalen pH-Wert von 7,4 der O_2-Druck abfällt. Zu extremen Reaktionen kommt es aber dann, wenn der pO_2-Abfall mit einer Acidämie kombiniert ist (Abb. 8).

Was die praktische Kontrolle der Hämodynamik anbetrifft, so ist die Überwachung der Herzfrequenz und des Herzrhythmus die meistpraktizierte Überwachungsmethode bei Säuglingen ebenso wie bei älteren Kindern. Normalerweise unterstellt man beim Neugeborenen hohe Herzschlagfrequenzen, die dann im Laufe der ersten Lebenswochen und

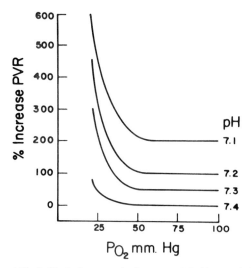

Abb. 8. Veränderungen im Lungengefäßwiderstand durch Verschiebungen in der Sauerstoffspannung und des pH des Blutes (Aus: Friedman WF, Lesch M, Sonnenblick HH (eds) Neonatal heart disease. Kap. von Heymann Ma, Rudolph AM, p 60)

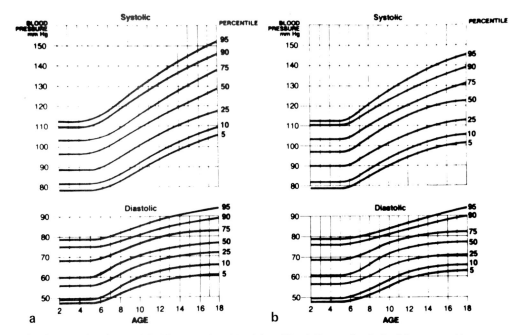

Abb. 9. Normaler Blutdruck bei Jungen (**a**) und Mädchen (**b**) mit Percentilen in Beziehung zum Alter in Jahren (Aus: National Heart, Lung and Blood Institute (1977) Task force on blood pressure control in children. Pediatrics 59:797 ff)

-monate langsam abfallen. In letzter Zeit haben aber verschiedene Studien gezeigt, daß bei einer 24stündigen kontinuierlichen Registrierung die normalen Grenzen für die Herzfrequenz viel weiter angesetzt werden müssen, als das bislang vermutet wurde. Die Variabilität ist sehr groß und die Normwerte schwanken zwischen 70 und 170 Schlägen pro min. Außerdem sind vorhofbedingte Arrhythmien bis hin zum sinusatrialen Block eher die Regel als die Ausnahme, selbst bei völlig gesunden Neugeborenen, Säuglingen oder auch älteren Kindern. Auch der Blutdruck ist individuell sehr unterschiedlich und schwankt in breiten Grenzen. Dabei besteht allerdings von Geburt an ein ansteigender Trend (Abb. 9). Es besteht, wenn man die Perzentilkurven vergleicht, ein geringer Unterschied zwischen Jungen und Mädchen. Man erkennt vom 2. Jahr an einen zunächst langsamen, vom 6. Lebensjahr an steilen Anstieg der Perzentilkurven.

Abschließend sei noch einmal das Problem des Umstellungskreislaufs aufgegriffen. Der Umstellungskreislauf kann unter Umständen spontan persistieren. Es gibt aber auch spezifische Gründe dafür, zum Beispiel eine kongenitale Zwerchfellhernie. Dann bleiben Ductus Botalli und Foramen ovale geöffnet oder es kommt wegen eines erhöhten pulmonalen Widerstandes zur Wiedereröffnung. Daraus resultieren Rechts-Links-Shunt mit Zyanose, Hypoxie, Acidämie und unter Umständen Herzinsuffizienz. Diese lebensbedrohliche Reaktion kann durch die Infusion von Tolazolin (Priscon) behandelt werden. Dies demonstriert die Verlaufskurve bei einem entsprechenden Fall (Abb. 10). Tolazolin in der Dosierung von 1 bis 2 mg/kg KG innerhalb von 5 min reduziert den pulmonalen Widerstand und verbessert damit die Sauerstoffsättigung des Blutes. Im vorliegenden Fall eines Kindes aus dem Hospital for Sick Children in London (Abb. 10) lag der pO_2-Wert aufgrund des großen Rechts-Links-Shunts bei etwa 30 mmHg. Im Augenblick der Tolazolin-Applikation stieg der pO_2-Wert drastisch bis auf etwa 240 mmHg an. Im weiteren Verlauf kam es wieder zu einem Abfall, die erneute Applikation von Tolazolin führte zu dem gleichen Ergebnis und dieselbe Reaktion konnte auch ein drittes Mal beobachtet werden.

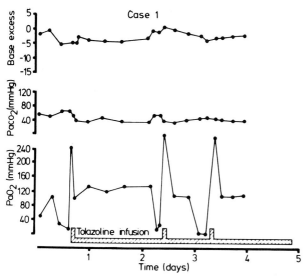

Abb. 10. Wirkung von Tolazoline auf die Blutgase bedingt durch Senkung des Lungengefäßwiderstandes bei einem Neugeborenen mit einer kongenitalen Zwerchfellhernie (Aus: Sumner E, Frank JD (1981) Arch Dis Childh 56:350−353)

Damit wären die wesentlichen Punkte angesprochen, soweit dies der vorgegebene Rahmen zuläßt. Vieles konnte notgedrungen nur kursorisch abgehandelt werden. Ich hoffe aber doch, Ihnen Anregungen gegeben zu haben, die es Ihnen erleichtern, die anaesthesiologische Technik mit besserem Verständnis für die physiologischen Zusammenhänge und Gefahren den besonderen Verhältnissen im Säuglings- und Kleinkindesalter anzupassen.

Wechselwirkung zwischen apparativer Narkosetechnik und Ventilation

J. Wawersik

Jede Narkose hat zwangsläufig Rückwirkungen: (1) auf den Atemantrieb, (2) auf den funktionellen Totraum und (3) auf die Atemwegswiderstände.

Messungen der Spontanatmung unter Narkosebedingungen haben gezeigt, daß es bei jungen Säuglingen und bei Kleinkindern bis etwa zum 3. Lebensjahr zu Veränderungen des Ventilationsmusters kommt, die den Gaswechsel erheblich beeinträchtigen. Zwar steigt das Atemminutenvolumen, die alveolare Ventilation verschlechtert sich jedoch, denn das hohe Atemminutenvolumen ist lediglich die Folge eines beträchtlichen Anstiegs der Atemfrequenz. Sie kann bei jungen Säuglingen im Alter bis zu 4 Wochen 100 Atemzüge pro Minute übersteigen und das bei einem Atemhubvolumen von nicht einmal 10 ml. Aber auch bei ein- bis 3jährigen Kindern liegt das Atemhubvolumen zuweilen unter 50 ml. Global darf festgestellt werden, daß Inhalationsnarkosen bei Säuglingen und Kleinkindern zu einer Atemfrequenz führen, die gegenüber Normalwerten stark erhöht ist. Gleichzeitig sinkt das Atemhubvolumen. Was bedeutet dies für die alveolare Ventilation?

Über die Sollwerte der alveolaren Ventilation können zuverlässige Angaben gemacht werden, denn der Energieumsatz von Säuglingen und Kleinkindern wurde in der Vergangenheit erschöpfend untersucht. Die Einzelergebnisse verschiedener Arbeitsgruppen ergänzen sich zwanglos zu einer gemeinsamen Regressionskurve. Wie sich zeigt, liegt die Sauerstoffaufnahme und dementsprechend auch die CO_2-Abgabe bis zum 6. Lebensjahr in der Größenordnung zwischen 15 bis 150 ml/min (Abb. 1).

Demzufolge muß die alveolare Ventilation eines wenige Wochen alten Säuglings etwa 360 ml/min, eines 1jährigen Kindes 1350 ml/min, eines 3jährigen Kindes 2000 ml/min und eines 6jährigen Kindes 3000 ml/min betragen (Tabelle 1).

Legt man die Werte für Atemminutenvolumen und Atemfrequenz, wie sie während Narkosen unter Spontanatmung im Durchschnitt auftreten, zugrunde, so darf die Summe aus

Tabelle 1. Maximal zulässiger Totraum bei Säuglingen und Kleinkindern

Gewicht kg	AMV ml	pro min	$\dot{V}_{CO_2}$ ml/min	$\dot{V}_A$ (soll) ml	V_D (maximal zulässig) ml
3	950	73	15,5	360	8,1
10	2600	44	58,0	1350	28,4
15	3600	37	87,2	2030	42,4
23	5200	31	130,0	3030	70,0

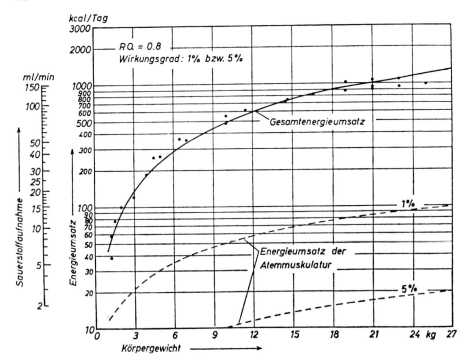

Abb. 1. Gesamtenergieumsatz und Energieumsatz der Atemmuskulatur bei Kindern bis zum 6. Lebensjahr

dem funktionellen und apparativen Totraum bei kleinen Säuglingen 8 ml nicht überschreiten (Tabelle 2). Bei 1jährigen Kindern sind insgesamt 28 ml zulässig, 3jährige Kinder erlauben 42 ml und 6jährige Kinder 70 ml des Gesamttotraumes. Offensichtlich besteht aufgrund dieser Größenordnungen für den apparativen Totraum durch Masken, Endotrachealkatheter, Ansatzstücke und Ventile im Säuglingsalter praktisch überhaupt kein Spielraum. Schon Veränderungen des Totraumes um 1 ml können Veränderungen des arteriellen pCO_2-Druckes von 10 mmHg nach sich ziehen (Tabelle 2). Auch beim 1jährigen Kind liegt die Kompensationsbreite einer Totraumvergrößerung höchstens bei 10 bis 15 ml.

Tatsächlich überschreitet der apparative Totraum trotz altersentsprechender Verkleinerung des Instrumentariums diese Größenordnung. Bei Säuglingen und bei Kleinkindern bis etwa zum 3. Lebensjahr wird sich deshalb unter Spontanatmung in sehr vielen

Tabelle 2. Arterieller CO_2-Druck bei Totraum-Veränderungen

KG (kg)	$\dot{V}_E$ (ml/min)	f/min	$V_D{}^a$ ml	$V_D{}^b$ ml	$\dot{V}_A$ ml/min	$\dot{V}_{CO_2}$ ml/min	pCO_2 mmHg
3	950	73	5	8 (9)	366 (293)	15,5	36,6 (45,6)
10	2600	44	20	30 (35)	1280 (1060)	58,0	39,1 (47,2)
23	5200	31	50	65 (70)	3185 (3030)	130,0	35,2 (37,0)

[a] funktioneller Totraum; [b] funktioneller + apparativer Totraum

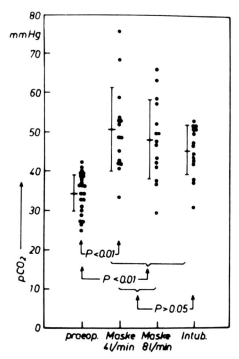

Abb. 2. pCO_2-Werte bei Säuglingen und Kleinkindern bis zum 3. Lebensjahr während Masken- und Intubationsnarkosen mit einem halboffenen System unter Spontanatmung

Fällen eine alveolare Hypoventilation einstellen. Messungen des arteriellen CO_2-Partialdruckes haben dies bestätigt (Abb. 2).

Dabei ist hervorzuheben, daß weder das bei Kleinstkindern übliche halboffene Narkosesystem an sich, noch die Erhöhung des Frischgaszustroms bis auf das 6fache oder gar 8fache des Atemminutenvolumens die erhöhte Totraumventilation auszugleichen vermögen. Die endotracheale Intubation verbessert zwar die Situation, beseitigt die Gefahr jedoch nicht gänzlich (Abb. 2).

Nun sei zur Klarstellung noch einmal betont, daß diese Werte (Abb. 2) unter Spontanatmung erhoben wurden. Dies zwingt zu der Schlußfolgerung, daß bei Säuglingen und Kleinkindern unterhalb des 3. Lebensjahres eine narkosebedingte alveolare Hypoventilation zuverlässig nur durch kontrollierte Beatmung zu verhindern ist. Durch Erhöhung des Atemhubvolumens um die Größenordnung des apparativen Totraumes in Verbindung mit einer angemessenen Atemfrequenz ist dann eine adäquate alveolare Ventilation jederzeit gewährleistet.

Während also der apparative Totraum große Aufmerksamkeit verlangt, haben narkosetechnisch bedingte Strömungswiderstände eine vergleichsweise untergeordnete Bedeutung für die Ventilation. Druck-Strömungs-Diagramme von verschiedenen Narkosesystemen zeigen übereinstimmend, daß für die Strömungsgeschwindigkeiten, wie sie bei Säuglingen und Kleinkindern auftreten, ein Druck erforderlich ist, der sich zwischen wenigen mmHg bis etwa 4 cm Wassersäule bewegt. In der gleichen Größenordnung liegen die Widerstände von Endotrachealkathetern, sofern man die Relation zwischen Tubusdurchmesser und der jeweils altersentsprechenden maximalen Strömungsgeschwindigkeit beachtet (Abb. 3). Im

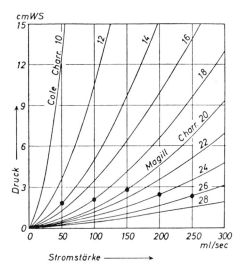

Abb. 3. Der Strömungswiderstand von Endotrachealkathetern für Kinder. Die Punkte entsprechen dem Widerstand bei altersentsprechender Strömungsgeschwindigkeit

Hinblick auf die nicht immer sachkundige Diskussion sei darauf hingewiesen, daß die Strömungsgeschwindigkeit nicht etwa eine selbständige ventilatorische Größe ist, sondern daß sie im wesentlichen vom Atemminutenvolumen abhängt. Dies läßt sich mathematisch exakt beweisen, aber ebenso überzeugend empirisch nachweisen, wenn man die Strömungsgeschwindigkeit und das gleichzeitig gemessene Atemminutenvolumen einander gegenüberstellt (Abb. 4).

Korreliert man also den Strömungswiderstand des jeweils altersgemäßen Endotrachealkatheters mit der entsprechenden Strömungsgeschwindigkeit, so zeigt sich, daß die Atemmechanik in jedem Alter mit einer Druckdifferenz von 2 bis 3 cm Wassersäule belastet wird. Nun liegt der Trugschluß nahe, daß diese Druckarbeit vielleicht für das ältere Kind unerheblich sein mag, einen jungen Säugling dagegen stark belasten müßte. Diese Vorstellung ist falsch, denn die Leistungsreserve der Atmung wird nur indirekt von der Druckamplitude und überhaupt nicht von der Atemarbeit bestimmt. Dies leuchtet sofort ein, wenn man sich vergegenwärtigt, daß sich Arbeit aus dem Produkt von Druck × Volumen ergibt.

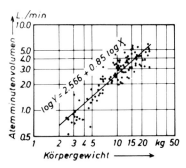 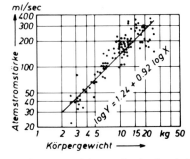

Abb. 4. Gegenüberstellung des Atemminutenvolumens und der maximalen inspiratorischen Strömungsgeschwindigkeit bei Kindern bis zum 6. Lebensjahr

Wird in diesem Produkt der Faktor Volumen kleiner, dann verringert sich die Atemarbeit selbst dann, wenn die Druckamplitude konstant bleibt oder sogar ansteigt. Zwei klinische Beispiele mögen den Sachverhalt verdeutlichen: *Im ersten Fall* (Abb. 5) ventilierte ein Kind bei einer Druckamplitude von 12,8 cm Wassersäule ein Atemminutenvolumen von 2,44 l/min. Die Atemarbeit war dabei 0,21 mkp/min. *Im zweiten Fall* ventilierte ein etwa gleichaltriges Kind bei einer Druckamplitude von 30 cm Wassersäule nur 1,5 l/min und die Atemarbeit erreichte 0,15 mkp/min (Abb. 6). Obwohl die Atemarbeit in diesem Fall um 30% niedriger war, befand sich das Kind an der Grenze der respiratorischen Dekompensation.

Der Maßstab für die ventilatorische Leistungsreserve ist also nicht die Atemarbeit, sondern die transpulmonale Oesophagusdruckamplitude. Dabei darf man davon ausgehen, daß die an diesem Parameter gemessene Leistungsgrenze für alle Altersstufen in der gleichen Größenordnung liegt. Das wird sofort verständlich, wenn man bedenkt, daß Druck das Resultat aus Kraft durch Fläche ist. Offensichtlich ist aber die Lungenoberfläche des Säuglings wesentlich kleiner als die Oberfläche zum Beispiel eines 6jährigen Kindes. Deshalb benötigt der Säugling gegenüber einem älteren Kind eine viel kleinere Kraft seiner Atemmuskulatur, um den Strömungswiderstand eines adäquaten Endotrachealkatheters zu überwinden.

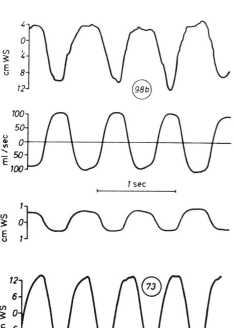

Abb. 5. Pneumotachogramm und transpulmonale Druckamplitude bei einem Säugling während Maskennarkose: Th. A., 3,5 Mo., 6,7 kg. f = 84/min, $\dot{V}_E$ = 2,44 l/min, Druckamplitude = 12,8 cm WS, Atemarbeit = 0,21 mkp/min

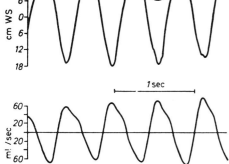

Abb. 6. Pneumotachogramm und transpulmonale Druckamplitude bei einem Säugling während Maskennarkose: St. G., 3 Mo., 6,1 kg. f = 100/min, $\dot{V}_E$ = 1,5 l/min, Druckamplitude = 30 cm WS, Atemarbeit = 0,15 mkp/min

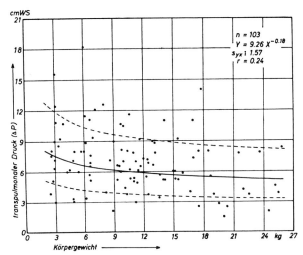

Abb. 7. Die transpulmonale Druckamplitude bei Kindern bis zum 6. Lebensjahr unter Spontanatmung während Maskennarkose

So erklärt es sich, daß die ventilationsbedingte intrathorakale Druckamplitude keine Korrelation zum Alter aufweist (Abb. 7). Sie bewegt sich bei Spontanatmung im Durchschnitt um 6 cm Wassersäule. Die beträchtlichen Schwankungen nach oben bis zu Werten zwischen 12 bis 18 cm Wassersäule sind auf anatomische Atemwegsbehinderungen unter Spontanatmung zurückzuführen, die bei Maskennarkosen typischerweise wegen Instabilität des Zungengrundes oder der Epiglottis sowie des Kehlkopfgerüstes auftreten können und die sich klinisch durch einen Stridor und paradoxe Bewegungen der Thoraxwand manifestieren. Dabei können auch Säuglinge Druckamplituden von mehr als 20 cm Wassersäule aufbringen. Die bei Narkosen im Kindesalter auftretenden apparativen Strömungswiderstände liegen also weit innerhalb der ventilatorischen Leistungsreserve und haben keinen nennenswerten Einfluß auf die Ventilation. Von größter Bedeutung ist dagegen das Totraumproblem. Deshalb sei abschließend noch einmal wiederholt, daß Kinder bis etwa zum 3. Lebensjahr während Narkosen, die länger als 15 bis 20 Minuten andauern, grundsätzlich assistiert oder kontrolliert beatmet werden sollten.

Literatur

1. Wawersik J (1967) Ventilation und Atemmechanik bei Säuglingen und Kleinkindern unter Narkosebedingungen. Anaesthesiologie und Wiederbelebung, Bd 24, Springer, Berlin Heidelberg New York
2. Wawersik J (1973) Voraussetzungen für die Durchführung der Anaesthesie bei Neugeborenen und Säuglingen. In: Ahnefeld FW, Halmagyi M (Hrsg) Anaesthesie und Wiederbelebung bei Säuglingen und Kleinkindern. Anaesthesiologie und Wiederbelebung, Bd 71, Springer, Berlin Heidelberg New York
3. Wawersik J (1976) Respiratorische Probleme bei der Säuglingsnarkose. In: Ahnefeld FW, Bergmann H, Burri C, Dick W, Halmagyi M, Rügheimer E (Hrsg) Der Risikopatient in der Anaesthesie. 2. Respiratorische Störungen. Klinische Anaesthesiologie und Intensivtherapie, Bd 12, Springer, Berlin Heidelberg New York
4. Wawersik J, Strüwing HW (1966) Intubationsnarkosen bei Säuglingen und Kleinkindern. Z prakt Anaesth 4:215

Narkosesysteme

M. Semsroth, H. Benzer und N. Mutz

Einleitung

Die große Vielfalt der in den vergangenen Jahren konstruierten Kinder-Narkosesysteme mit immer wieder neuen Modifikationen spricht allein schon dafür, daß die Anforderungen an diese Geräte noch nicht optimal und ausreichend erfüllt werden konnten. Dabei ist hervorzuheben, daß Entwicklungen in allen drei Gruppen der vorhandenen Kindersysteme betrieben wurden. Zu diesen drei Gruppen gehören einmal halboffene Systeme als Modifikation des Ayre'schen T-Stückes. In der zweiten Gruppe sind halboffene Systeme mit Nichtrückatmungsventilen und zur dritten zählen halbgeschlossene Systeme mit Kohlendioxyd-Absorbern (Tabelle 1).

Terminologie

Wir glauben, daß die uneinheitliche, vielfältige Terminologie in der ersten Gruppe leicht zur Verwirrung beigetragen hat. Teilweise klingen die Bezeichnungen widersprüchlich, wie

Tabelle 1. Kindernarkosesysteme

I. Gruppe: *Halboffene Systeme*
Rees-System
Kuhn-System
Bain-System

II. Gruppe: *Halboffene Systeme mit Nichtrückatmungsventil*
Stephen-Slater
Sierra
Lewis-Leigh
Ruben
Laerdal
Paedi-Ambu

III. Gruppe: *Halbgeschlossene Systeme mit CO_2-Absorption*
Ohio-Kinderzirkel
Bloomquist-Kinderzirkel
Adaptierter Erwachsenenzirkel
Erwachsenenzirkel

Tabelle 2. Kindernarkosesystem I. Gruppe

Rückatmungssysteme
Partielle Rückatmungssysteme
Nichtrückatmungssysteme
Spülgassysteme
Ayre'sches T-Stück und seine Modifikationen
Halboffene Narkosesysteme

---

z.B. Rückatmungs- und Nichtrückatmungssysteme. In der Tabelle 2 sind die im internationalen Sprachgebrauch üblichen Termini für ein und dieselbe Systemgruppe zusammengestellt. Die Standpunkte beziehen sich einerseits auf Funktionsmerkmale, die die CO_2-Verteilung bzw. Eliminierung betreffen. Dazu gehören:

1. Rückatmungs- bzw. partielle Rückatmungssysteme,
2. Nichtrückatmungssysteme und
3. Spülgassysteme.

Andererseits werden Konstruktionsmerkmale zum Ausdruck gebracht, wie

1. Ayre'sches T-Stück und seine Modifikationen und
2. halboffene Systeme.

Um zu einer einheitlichen Bezeichnung zu kommen, möchten wir den Terminus halboffene Systeme vorschlagen. Dieser Ausdruck beinhaltet nicht die Variable Frischgasflow und läßt sich am logischsten in die Gesamtheit der Kindernarkosesysteme einordnen.

Anforderungen an Kindernarkosesysteme

Wie es immer bei einem nehmenden (Kind) und einem gebenden Teil (Arzt) verschiedene Gesichtspunkte gibt, so müssen auch hier die Anforderungen von zwei Seiten her betrachtet werden — selbstverständlich immer mit Priorität für den Patienten.

Als Beispiel möchte ich hier nur an das Rees-System erinnern. In seinem bestechend einfachen, ventillosen Aufbau ist es ein sehr sicheres, für Störungen weitgehend unanfälliges und ausgesprochen handliches System. Für den Anaesthesisten selbst führt der benötigte hohe Frischgasflow und die damit verbundene Luftkontamination der Narkosegase zu keinen guten Arbeitsplatzbedingungen. Die hierfür angeführten Forderungen betreffen die Sicherheit, den Beatmungskomfort, die Handhabung und die Arbeitsplatzbedingungen.

Sicherheit

Unkontrollierte Rückatmung bedeutet zweifellos eine große Gefahr für das Kind. Die drei Ventilationsformen sind bei den heutigen Narkosemitteln Voraussetzung für die Praktikabilität. Die fortlaufende Überwachung des manuell erzeugten Beatmungsdruckes und möglichst auch des Exspirationsvolumens sollten zum unerläßlichen Monitoring eines modernen Anaesthesiesystems zählen. Durch versehentliche Obstruktion der Abgasöffnung können intolerabel hohe Druckwerte entstehen. Bei Neugeborenen entstehen während eines artifiziellen Verschlusses bei einem Frischgaszufluß von 2 l/min innerhalb von 2 Sekunden Drucke von etwa 280 mmHg. Ein einwandfrei funktionierendes Überschußventil kann diese Gefahr leicht verhindern.

Die Möglichkeit, Inspirationsgase anfeuchten und anwärmen zu können, sollte immer bei länger als einer Stunde dauernden Narkosen zum Einsatz kommen. Neugeborene sollten überhaupt nur mit diesem „Beatmungskomfort" narkotisiert werden.

Die Beatmung mit regulierbarem PEEP ist in der Kinderanaesthesie oftmals erforderlich. Da beim Säugling die funktionelle Residualkapazität im Verhältnis zur alveolären Ventilation mit 1:5 physiologisch schon bedeutend kleiner ist als beim Erwachsenen mit 1:1,5, wird der Gasaustausch mit PEEP-Beatmung bei einer zusätzlichen Einschränkung deutlich verbessert.

Die Möglichkeit, das Beatmungsmuster variieren zu können, ist eine weitere Forderung für die Beatmungstechnik. Durch Verlängerung der Inspiration und entsprechende Verkürzung der Exspiration bis hin zu einer Umkehr des I:E-Verhältnisses können bei Verteilungsstörungen „langsame" Alveolen effektiver am Gasaustausch teilnehmen [2].

Die unter Handhabung angeführten Punkte, wie gute Handlichkeit und Flexibilität im Bereich der Konnektionen sind für den Routinebedarf Voraussetzungen. Die unbestritten schädliche Bedeutung einer chronischen Kontamination mit Narkosegasen trifft auch für den Kinderanaesthesisten zu. Narkosegase absaugen zu können muß als dringende Schutzmaßnahme für das exponierte Personal gelten.

Spezielle Systeme

Es soll nun auf einige spezielle Systeme eingegangen werden. Für kurze Narkosen verwenden wir ein System nach Rees. Das T-Stück ist aus Plastik. Die Maske oder Tube wird mit einem speziellen Adapter fixiert. Um bei Neugeborenen den Totraum noch zu verkleinern, kann das Frischgas auch direkt durch ein speziell angefertigtes Bohrloch in den Adapter eingeleitet werden. Der Exspirationsschlauch sollte so lang sein, daß er in etwa das Tidalvolumen fassen kann. Mit angepaßter Atembeutelgröße kann bei einem Frischgasflow (FGF), der dem doppelten AMV entspricht, eine adäquate Ventilation erreicht werden.

Eine einfache Absaugmöglichkeit, die das Prinzip des Rees-Systems nicht antastet, besteht in einem am Ausgang des Beatmungsbeutels fixierten Adapter (DUPACO). An diesen kann die Absaugleitung angeschlossen werden. Der beim Kuhn-System häufig verwendete Beutel-im-Beutel stellt ein einfaches Prinzip dar. Die Handlichkeit leidet hierbei aber schon beträchtlich. Das von Link modifizierte Kuhn-System mit Beatmungsdruckmesser und Überschußventil mit Absaugmöglichkeit ist als Weiterentwicklung zu werten, allerdings ebenfalls unter Verlust der Handlichkeit. Bei diesen einfachen halboffenen Systemen können Narkosegase mit neueren Kaskadenbefeuchtern angefeuchtet und adäquat auf etwa 32 °C angewärmt werden. Eine Zunahme der Systemcompliance ist dabei aber nicht zu vermeiden.

Bain-System

Ein besonders in Kanada und zunehmend in Amerika und Europa verbreitetes Gerät ist das von Bain modifizierte Mapleson-D-System [1, 5]. Die geringe Aufwendigkeit dieses Systems ist bestechend. Da die Frischgaszuleitung coaxial den gesamten Ausatemschenkel durchzieht und unmittelbar vor dem Ansatz zur Maske oder Tubus endet, braucht nur ein leichtgewichtiger Faltenschlauch gehandhabt zu werden. Inspirationsgase sind durch den besonderen Aufbau bereits angefeuchtet und erwärmt.

Eine potentielle CO_2-Retention besteht natürlich auch bei diesem System. Wir haben bei 10 intubierten lungengesunden Kindern unter 10 kg, die zur Herniotomie kamen, unter Halothan-Lachgas-Sauerstoff und kontrollierter manueller Beatmung mit einem FGF von 1000 ml + 100 ml/kg KG arterielle Blutgase überprüft. Gleichzeitig wurden endexspiratorische CO_2-Werte mit einem Kapnographen der Firma Kontron gemessen. Die arteriellen CO_2-Werte lassen auf ausreichenden FGF schließen. Die enge Korrelation der simultan gemessenen $P_E CO_2$-Werte (Abb. 1) ermöglicht eine kontinuierliche Überwachung der Beatmung.

Wir verwenden dieses System in der Routine in allen Altersgruppen. Bevorzugt wird es aber bei diagnostischen Eingriffen mit Strahlenexposition eingesetzt. Durch den beliebig langen Exspirationsschlauch kann sich der Anaesthesist möglichst weit aus dem Strahlenfeld entfernen, ohne dabei den Ballon aus der Hand zu geben.

Paedi-System

In der Gruppe der halboffenen Systeme mit Nichtrückatmungsventilen möchten wir auf das Paedi-System, das für Kinder bis 20 kg geeignet ist, eingehen [3]. Das Frischgas wird über den Inspirationsschlauch mit Beatmungsdruckmesser und durch die Inspirationsöff-

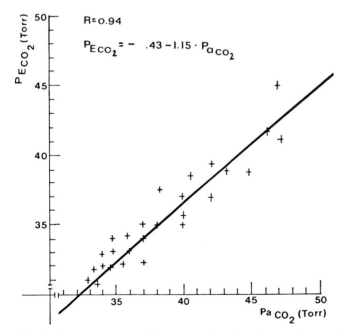

Abb. 1. Korrelation von arteriellem und endexspiratorischem P_{CO_2} bei Kindern < 10 kg KG – Bain-System. n = 10

nung bis unmittelbar vor den Patienten geführt. Die Exspiration erfolgt durch die Auslaßöffnung des Ventils. Ein Überschußventil ist mit dem Exspirationsteil kurzgeschlossen, so daß überschüssiges Frischgas zusammen mit dem Spül- und dem Beatmungsgas hier abgesaugt werden kann.

Zunächst öffnet der Gasstrom den Ventildeckel am Inspirationsteil und schließt gleichzeitig den Weg zum Ausgangsstutzen. Bei Beendigung der Inspiration oder Insufflation kehrt die Membran in die Ausgangsstellung zurück und verschließt somit diesen Teil des Ventils. Das Exspirationsgas kann in den Ausgangsteil gelangen. Während der endexspiratorischen Pause durchspült nach Füllung des Reservoirbeutels das überschüssige Frischgas das Ventil, indem der Ventilkörper in eine Mittelstellung geht und in Richtung Ausgangsstutzen gleich wieder verläßt. Die ausgezeichnete Handlichkeit und Flexibilität im klinischen Gebrauch sind hervorzuheben. Der Ventil-Totraum ist mit 0,8 ml minimal.

Schwierigkeiten treten mit diesem System dann auf, wenn es bei assistierter oder kontrollierter Maskennarkose nicht gelingt, eine absolute Dichtheit zu erreichen. Der Beatmungsdruck reicht dann nicht zu einer suffizienten Umschaltung des Ventils aus. Die doppelte Funktion des inspiratorischen Teils des Ventilkörpers besteht einerseits darin, In- und Exspirationsphase zu trennen, andererseits unter bestimmten Bedingungen den FGF passieren zu lassen. Gerade diese Doppelfunktion des Ventils hat sich als entscheidender Schwachpunkt des Systems herausgestellt. Die Möglichkeit einer langsamen „bedarfsadaptierten" Inspirationsphase ist nicht möglich. Bei einem eingestellten Flow von 1–3 l/min war eine Beatmung ohne Auftreten eines Vibrationsgeräusches im Ventilteil praktisch nicht möglich. Auslösendes Moment zu einer genaueren Untersuchung war schließlich eine wiederholt aufgetretene komplette Okklusion des Ausatemteils während der Einleitungsphase.

Im Simulationsmodell konnten wir unter verschiedenen Parametervariationen erhebliche Ausatmungsbehinderungen beobachten. Massenspektrometrische Untersuchungen lassen auf Rückwärtsleakagen während klinisch auftretender Vibrationsgeräusche im Ventil schließen.

Als Erklärung könnte folgender Mechanismus zugrunde liegen: Das Gas streift während des Exspiriums nicht nur durch den Ausgangsstutzen des Ventils, sondern möglicherweise auch auf die Inspirationsseite. Dadurch entsteht für den Ventildeckel die „Konfliktsituation": In- oder Exspiration. Die Folge ist unserer Erfahrung nach eine Behinderung des Exspiriums durch den am Ausgangsstutzen anliegenden Inspirationsventildeckel.

Adaptiertes Zirkelsystem

In jüngster Zeit benutzen wir bei Kindern bis etwa 15 kg das Zirkel-System mit CO_2-Absorption. Allerdings in adaptierter Form [4]. Kleinlumige Latex-Spiralschläuche wie beim Paedi-System haben eine äußerst niedrige Systemcompliance (ca. 0,2 ml/mbar). Der dazugehörige Y-Adapter hat einen sehr kleinen Totraum und bei Verwendung von kleinen Beatmungsbeuteln (0,5 l) ist es möglich, auch Säuglinge und Kleinkinder mit diesem System gut zu beatmen. Der Absorber war der gleiche wie für Erwachsene. Auf Tabelle 3 sind Blutgaswerte von 10 Kindern unter 10 kg KG, die während Maskennarkose mit diesem Gerät entnommen wurden, dargestellt. Auch sind unter Intubationsnarkose die Blutgase in der gleichen Altersgruppe unauffällig (Tabelle 4).

Tabelle 3. Adaptiertes Zirkelsystem. Blutgase und pH-Werte bei Kindern bis 10 kg unter Maskennarkose mit Halothan-Lachgas-Sauerstoff (m ± sd)

	5 min nach Einleitung	45 min nach Einleitung
Assistiert n = 12		
$PaCO_2$	34 ± 5	38 ± 6
PaO_2	87 ± 11	90 ± 9
pH	7,32 ± 0,1	7,36 ± 0,2
°C	36,6 ± 0,3	36,5 ± 0,3
Kontrolliert n = 12		
$PaCO_2$	36 ± 7	35 ± 8
PaO_2	89 ± 13	92 ± 11
pH	7,32 ± 0,2	7,38 ± 0,2
°C	36,6 ± 0,2	36,2 ± 0,4

Tabelle 4. Adaptiertes Zirkelsystem. Blutgase und pH-Werte bei Kindern bis 10 kg unter Intubationsnarkose mit Halothan-Lachgas-Sauerstoff (m ± sd)

	5 min nach Einleitung	45 min nach Einleitung
Assistiert n = 10		
$PaCO_2$	33 ± 6	35 ± 6
PaO_2	89 ± 7	92 ± 6
pH	7,34 ± 0,1	7,33 ± 0,1
°C	36,5 ± 0,2	36,2 ± 0,4
Kontrolliert n = 10		
$PaCO_2$	34 ± 7	36 ± 6
PaO_2	90 ± 5	105 ± 11
pH	7,33 ± 0,1	7,35 ± 0,2
°C	36,6 ± 0,2	36,0 ± 0,3

Die gleichzeitige Anfeuchtung und Anwärmung der Gase, die Möglichkeit, den Beatmungsdruck messen zu können zusammen mit der Absaugmöglichkeit, lassen vermuten, daß dieses allen vertraute, einfach zu handhabende und sichere System halboffene Geräte vom Rees- und Kuhn-Typ verdrängen kann.

Zusammenfassung

1. Die eingangs dargestellten Anforderungen an Systeme für die Kinderanaesthesie setzen hohe, aber doch reale Ziele.
2. Wir möchten feststellen, daß sowohl halboffene Systeme, wie das Rees- oder Bain-System, mit Absaugmöglichkeit für den Routinebedarf brauchbare Bestecke sind.
3. Das Paedi-System ist im Ansatz äußerst angenehm, doch halten wir es mit diesem Ventil für unausgereift, unsicher und daher für den klinischen Gebrauch unserer Erfahrung nach zur Zeit noch ungeeignet.

4. Hingegen ist der adaptierte Zirkel eine gute Alternative für die Beatmung von Kindern bis etwa 15 kg KG.

5. Bei größeren Kindern (> 15 kg KG) kann die Anwendung gebräuchlicher Erwachsenenzirkelsysteme mit entsprechendem Beatmungsbeutel empfohlen werden.

Literatur

1. Bain JA, Spoerel WE (1977) Carbon dioxide output and elimination in children under anaesthesia. Can Anaesth Soc J 24:533
2. Baum M, Benzer H, Mutz N, Pauser G, Tonczar L (1980) Inversed ratio ventilation (IRV) – Die Rolle des Atemzeitverhältnisses in der Beatmung beim ARDS. Anaesthesist 29:592
3. Dick W, Altemeier KH, Schöch G (1977) Das Paedi-System – ein neues Narkosesystem für Säuglinge und Kleinkinder. Anaesthesist 25:369
4. Paravicini D, Vietor G (1981) Erste Erfahrungen mit dem neuen Dräger-Narkosekreissystem für Säuglinge und Kleinkinder. Anästh Intensivther Notfallmed 16:219

Narkosen im Kindesalter – Narkotika

W. Dick

Versucht man die Bedeutung bestimmter Anaesthetika gravimetrisch nach den vorliegenden Publikationen zu bewerten, so scheinen zwei Substanzen besonderes Interesse zu verdienen, Ketamin und Ethrane. Bei näherer Durchsicht zeigt sich jedoch, daß die Fülle der Publikationen wohl eher dadurch bedingt ist, daß für beide Substanzen recht kontroverse Standpunkte vertreten werden.

Erörterungen über Wirkungen und Nebenwirkungen von Anaesthetika und Anaesthesieadjuvanzien im Kindesalter sind in der Regel dadurch gekennzeichnet, daß dem Säugling und Kleinkind völlig unerwartete Reaktionen auf sonst gut bekannte Substanzen zur Last gelegt werden. Die Gründe für diese Anschuldigung liegen recht einfach in einigen wenigen Besonderheiten des Neugeborenen und Säuglings gegenüber dem älteren Kind und dem Erwachsenen. Sie konzentrieren sich insbesondere auf die unterschiedlichen Flüssigkeitsräume.

Nicht nur Extrazellulärraum und Blutvolumen geben einen erhöhten Verteilungsraum für Anaesthetika ab, auch die erforderliche Dosierung pro kg KG erhöht sich damit, pro m² Körperoberfläche würde sie zum Teil kaum vom Erwachsenenalter differieren. Die relativ erhöhte Durchblutung der verschiedenen Körperregionen – auch als Kompartimente bezeichnet – wirken sich in einer raschen Aufnahme und erhöhtem Umlauf der verabreichten Substanzen aus [6, 10]. Auf der anderen Seite sind Fett und Muskelmasse als Auffang-

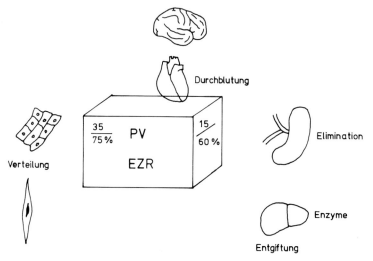

Abb. 1. Allgemeine pharmakologisch wichtige Besonderheiten des Kindesalters

kompartimente des Neugeborenen und Säuglings noch gering ausgeprägt, es besteht folglich eine limitierte Pufferkapazität zur Inaktivierung zugeführter Substanzen, verhältnismäßig höhere Plasmaspiegel als beim Erwachsenen sind die Folge.

Die Inaktivierung applizierter Substanzen durch Bindung an Glukuronsäure, Essigsäure und Aminosäuren ist in den ersten drei Lebensmonaten etwas behindert, kann jedoch induziert werden. Eine geringe Unreife zeigen auch glomeruläre Filtration und tubuläre Funktion. Die Filtrationsraten erreichen zwischen der dritten Woche und dem dritten Monat die Relationen des Erwachsenen, die tubuläre Funktion mit dem vierten oder fünften Lebensmonat. All diese Besonderheiten sind besonders ausgeprägt bei Frühgeborenen mit einer verständlichen Unreife aller Systeme inklusive der neuromuskulären Endplatte [6, 17] (Abb. 1).

Ein ideales Anaesthetikum für das Kindesalter sollte nach Smith [30] hypnotisch, analgetisch und reflexneutral wirken, den Patienten relaxieren und immobilisieren, dabei sicher und billig sein und ohne Nadelstiche oder Masken appliziert werden können.

Dieses Anaesthetikum gibt es bis heute nicht. Vielmehr stehen – ähnlich wie beim Erwachsenen – grundsätzlich Barbiturate, Ketamin, Benzodiazepine, Etomidate und Analgetika für die intravenöse Narkoseeinleitung und -unterhaltung sowie Stickoxydul, Halothan und Ethrane als Inhalationsanaesthetika zur Verfügung.

Unter den Barbituraten werden vorwiegend Thiopental und Methohexital zur Einleitung verwendet. Sie sind im frühen Säuglingsalter stärker wirksam als später, da die Bluthirnschranke für Barbiturate erhöht durchgängig ist, Barbiturate werden aber außerordentlich gut toleriert [17]. Die verminderte Entgiftungsfunktion der Leber wurde bereits erwähnt [17, 30, 32].

Die Plasmahalbwertszeiten kurzwirksamer Barbiturate verlaufen beim Neugeborenen wie bei älteren Kindern und wie bei Erwachsenen [16].

Die Atemwege werden unter dem Einfluß von Barbituraten leicht irritierbar. Alle Barbiturate haben eine Atemdepression zur Folge, während Kreislaufdepressionen erst bei höheren Dosierungen auftreten. Die Substanzen senken zuverlässig den intraokulären und den intrakraniellen Druck [6, 30, 32].

Unter Thiopental schlafen die Kinder ruhig ein und erwachen ebenso ruhig wieder. Unter Methohexital können Schluckauf, unbewußte Muskelbewegungen, Unruhe, Muskelzuckungen, etc. das Einschlafen stören, der Injektionsschmerz ist ausgeprägter als bei anderen Barbituraten (Abb. 2).

Burckart [4] hat zur Sedierung von Kindern für Computertomogramme die rektale Applikation von Thiopental in einer Dosierung von 25–40 mg/kg empfohlen. Dabei waren 97% der untersuchten Kinder für zweieinhalb bis drei Stunden zufriedenstellend sediert

1. STÄRKERE WIRKSAMKEIT - REDUZIERTE ENTGIFTUNG

2. KURZE PLASMAHALBWERTSZEITEN

3. LEICHTE IRRITIERBARKEIT DER ATEMWEGE

4. ATEMDEPRESSION

5. SENKUNG DES IOD UND ICD

6. ANGENEHMES EINSCHLAFEN UND AUFWACHEN

ANWENDUNG WIE BEIM ERWACHSENEN

Abb. 2. Barbiturate für die Kinderanaesthesie 1

	THIOPENTAL	METHOHEXITAL
EINLEITUNG	ANGENEHM	ZUM TEIL UNANGENEHM
ERWACHEN	ANGENEHM	ANGENEHM, KURZ
DOSIS: I.V.	4 - 5 MG/KG	1 - 1,5 MG/KG
REKTAL	25 - 40 MG/KG	25 MG/KG

Abb. 3. Barbiturate zur Kinderanaesthesie 2

[12]. Der kürzlich angegebenen intramuskulären Applikation von Methohexital möchten wir wegen der starken Alkalität der Barbituratlösungen nicht das Wort reden [2] (Abb. 3).

Barbiturate zur Prämedikation sind nach Ansicht vieler Kinderanaesthesisten bis heute von keiner anderen Substanz übertroffen worden [17].

An Benzodiazepinen stehen zur Narkoseeinleitung Diazepam (Valium) und Flunitrazepam (Rohypnol) zur Verfügung [3, 30, 32]. Vom Neugeborenen ist bekannt, daß nach Applikation von Diazepam an die Mutter postpartal längere lethargische Zustände sowie für Tage Störungen der Wärmeregulation auftreten können. Andererseits kann Valium einen erhöhten Schutz gegen Krämpfe und Hypoxie bedeuten. Säuglinge und Kinder schlafen angenehm und ruhig innerhalb von 60 s mit beiden Substanzen ein, verglichen mit etwa 40 s Einschlafzeit unter Thiopental [3], die Aufwachphase ist jedoch unterschiedlich lang, mindestens 30 min gegenüber nur 20 min bei Thiopental. Die Plasmahalbwertszeiten sind altersabhängig und liegen beim älteren Säugling und Kleinkind um 24 h, bei Frühgeburten wurden selbst nach 48 h noch steigende Plasmaspiegel beobachtet [6]. Steward [32] verweist darauf, daß beim Kind recht hohe, unkalkulierbare Dosen notwendig seien, um eine ausreichende Schlaftiefe herbeizuführen. Diazepam und Flunitrazepam verursachen in höherer Dosierung eine Atemdepression, die in niedrigerer Dosierung jedoch nur geringgradig ist. Kardiozirkulatorische Nebenwirkungen in Form von Blutdruckabfällen treten nach Diazepam erst jenseits der 0,1-mg/kg-Grenze auf. Die empfohlene Dosierung für Diazepam liegt bei 0,2–0,3 mg/kg, diejenige für Flunitrazepam bei 0,03 mg/kg (Abb. 4).

Sehr widersprüchlich sind die Ansichten bezüglich des Einsatzes von Ketamin, insbesondere als Alternative zu anderen Substanzen. Ketamin bewirkt eine sogenannte dissoziative Anaesthesie und eine ausgeprägte somatische Analgesie, beschränkt auf Haut, Muskulatur und Knochen. Es fehlt jedoch die viszerale Analgesie [1, 6, 30, 32]. Betont werden immer wieder stabile Respiration und Kardiozirkulation. Am denervierten Herzen kommt es durch Ketamin zwar zu einer Abnahme der Kontraktionskraft, am intakten Herzen jedoch durch die Freisetzung von Katecholaminen zur Kompensation dieser Erscheinungen.

```
ANGENEHME EINLEITUNG      LANGE AUFWACHPHASE
(CA. 60 SEC)              (37 MIN >)
PLASMAHALBWERTSZEIT ALTERSABHÄNGIG (→24 - 72 H)
GERINGE RESPIRAT. UND KARDIOZIRKULAT. NEBENWIRKUNGEN
(STÖRUNGEN DER WÄRMEREGULATION)

DOSIERUNGEN: DIAZEPAM       0,2 - 0,3  MG/KG
             FLUNITRAZEPAM     0,03 MG/KG
```

Abb. 4. Benzodiazepine für die Kinderanaesthesie

Ketamin soll eine antiarrhythmische Aktivität besitzen. Der Pulmonalarteriendruck kann durch hohe Dosen von Ketamin gesteigert werden.

Erhaltung der Larynxreflexe bzw. Larynxirritabilität sind Wirkungen, die positiv oder negativ bewertet werden können. Eine häufige Begleiterscheinung der Ketaminanaesthesie im Kindesalter ist eine verstärkte Salivation.

Träume und Wahrnehmungsstörungen sind Nebenwirkungen, die besonders vom Erwachsenen her bekannt sind [11, 36]. Sha et al. [29] haben bei 28 Kindern, die 436mal einer Radiotherapie unter Ketamin unterzogen wurden, keine Halluzinationen beobachtet. Von anderen Autoren werden psychomimetische Symptome und Persönlichkeitsveränderungen noch 12 Monate nach der Anaesthesie berichtet. In einer Vergleichsstudie zwischen Ketamin und Halothan mit jeweils 50 Kindern konnte Modvig [22] keine unterschiedlichen Persönlichkeitsveränderungen innerhalb des ersten Monats nach der Anaesthesie beobachten. Eine adäquate Prämedikation, insbesondere mit Benzodiazepinen, kann die psychomimetischen Ketaminnebenwirkungen nahezu vollständig unterdrücken (neben Diazepam, Droperidol, Megaphen und Morphin, insbesondere Pentazocin 0,65 mg/kg) [29].

Intrakranielle Druckerhöhungen und Erhöhungen des intraokulären Drucks sind Nebenwirkungen, die in der Neurochirurgie unerwünscht und in der Ophthalmochirurgie kontrollierbar sein müssen. Die intrakraniellen Drucksteigerungen halten zwischen 5 und 15 min nach der Applikation an, die intraokulären Drucksteigerungen zwischen 15 und 30 min [20, 33]. Vielfach wird empfohlen, vor Ketaminnarkosen die Atropinmedikation zu reduzieren oder auszulassen. Apivor [1] konnte nachweisen, daß ein okulokardialer Reflex bei 19 von 25 Kindern zwischen ein und 10 Jahren auftrat, wenn Ketamin ohne Atropin verabreicht wurde, bei atropinisierten Kindern jedoch in keinem Falle. Jenseits des ersten Lebensjahres werden 2 mg/kg i.v. empfohlen, unter dem sechsten Lebensmonat muß diese Dosis auf 3–4 mg/kg erhöht werden. Die Kinder schlafen in ca. 60 s ein und wachen nach 5–75 min auf [5, 6] (Abb. 5).

Wirkungen und Nebenwirkungen von Ketamin im Vergleich zu Thiopental lassen sich aus einer Übersicht von Sarnivaara [28] zusammenfassen. Danach trat eine Apnoe bei nur 10% der Ketaminkinder gegenüber 30% der Thiopentalkinder auf. Augenbewegungen und Lidreflexe waren in beiden Gruppen nahezu gleich häufig. Die Faszikulationen nach Succinylcholin waren mäßig bei 90% der Ketaminkinder, hingegen stark bei 75% der Thiopentalkinder. Arrhythmien traten gleich häufig auf, ebenso wie Hautrötungen (Abb. 6).

In den letzten Jahren wird zunehmend über Narkoseeinleitungen mit Etomidate berichtet. Kay et al. [14a] referieren bei rund 60% der Kinder über angenehmes Einschlafen und eine ausreichende Anaesthesie, während rund 40% der Kinder nur mäßige Anaesthesiebedin-

1. DISSOZIATIVE ANÄSTHESIE - SOMATISCHE ANALGESIE
2. STABILE RESPIRATION UND ZIRKULATION (KATECHOLAMINE)
3. LARYNXIRRITABILITÄT - SALIVATION
4. TRÄUME, WAHRNEHMUNGSSTÖRUNGEN (4 %)
5. IC-DRUCKERHÖHUNG 5 - 15 MIN / IO-DRUCKERHÖHUNG 15 - 30 MIN
6. TEMPERATURANSTIEG, EEG-VERÄNDERUNGEN

    2 MG/KG I.V.   E-ZEIT 60 SEC   AWZ 5 - 75 MIN
(5 - 10 MG/KG I.M.)   E-ZEIT 8 MIN   ——————————➤

Abb. 5. Ketamin für die Kinderanaesthesie

	RUHIGES EINSCHLAFEN	APNOE	FASCICULATION MÄSSIG	STARK	AUFWACHZEIT
KETAMIN 2 MG/KG	75 %	10 %	70 %	0	29 - 48 MIN
THIOPENTAL 4 MG/KG	92 %	34 %	24 %	75 %	21 - 29 MIN

Abb. 6. Ketamin für die Kinderanaesthesie (nach Sarnivaara)

gungen aufwiesen. Stabile Atem- und Kreislaufverhältnisse machen die Substanz bei Risikopatienten besonders geeignet. Nausea, Erbrechen, Laryngospasmus oder allergische Reaktionen sind dank fehlender Histaminfreisetzung selten, häufig wird jedoch über Myoklonie und
Injektionsschmerz geklagt, Erscheinungen, die auch vom Erwachsenen her geläufig sind.
Die Substanz senkt zuverlässig den intrakraniellen Druck [7, 14a]. In einer Dosierung von
0,2–0,3 mg/kg – kombiniert mit 25 μg/kg Fentanyl – schlafen die Kinder ruhig in ca. 30 s
ein. Kay [14b] hat Etomidate als 1%ige Lösung mit einer Geschwindigkeit von 30 μg/kg/min
über längere Zeit infundiert und kurze Erholungszeiten – 1–2 min – beobachtet (Abb. 7).

Die Substanzen zur Neuroleptanaesthesie beinhalten neben den Neuroleptika und den
Tranquilizern insbesondere Analgetika. Krebs [17] merkt an, daß Tranquilanzien und Neuroleptika im klinischen Gebrauch bei Kindern, insbesondere wegen der außerordentlich großen
interindividuellen Unterschiede, enttäuschende Ergebnisse erbracht haben.

Morphin eignet sich nach Smith [30] ausgezeichnet zur Sedierung und Analgesie während der Narkose. Die Atemdepression ist besonders bei Säuglingen und Neugeborenen ausgeprägt, die intravenöse Morphinapplikation wird immer zur Intubation und kontrollierten
Beatmung Anlaß geben müssen [6, 14a, 17, 30, 32]. Die Plasmahalbwertszeiten entsprechen
etwa denen des Erwachsenen. Als Einzeldosis soll 0,5–1 mg appliziert werden, gegebenenfalls wiederholt, bis der gewünschte Effekt eingetreten ist. Da in diesen Dosierungen Morphin
außerordentlich kreislaufstabile Anaesthesien herbeiführt, ist die Substanz auch für die
Herzchirurgie häufig verwendet worden in Dosierungen von 0,1 mg/kg z.B. in Kombination
mit Ketamin (Abb. 8).

Pethidin folgt im Prinzip den gleichen Kriterien wie Morphin, der sedierende und
analgetische Effekt ist gut, die Atemdepression entspricht etwa der von Morphin bei äqui-
potenter Dosierung. Die Kreislaufreaktionen sind schlecht abschätzbar, gelegentlich können
Tachykardie und leichte Hypertension auftreten, häufig jedoch auch Tachykardie und Hypotension. Die Plasmahalbwertszeiten sind jedoch nahezu doppelt so lang wie bei Morphin.

1. ANGENEHMES EINSCHLAFEN (60 %)

2. STABILE RESPIRATION UND ZIRKULATION

3. KEINE HISTAMINFREISETZUNG

4. KURZE AUFWACHZEITEN (1 - 2 MIN)

5. SENKUNG DES ICD

6. INJEKTIONSSCHMERZ UND MYOKLONIE (27 BZW. 10 %)

0,2 - 0,3 MG/KG MIT 25 μG/KG FENTANYL

E-ZEIT 30 SEC   AWZ 1 - 2 MIN

Abb. 7. Etomidate zur Kinderanaesthesie

MORPHIN: I.V.

SEDIERUNG UND ANALGESIE

ATEMDEPRESSION > BEI NEUGEBORENEN UND SÄUGLINGEN

HALBWERTSZEIT WIE BEIM ERWACHSENEN

0,5 – 1 MG ALS ED MIT BEATMUNG

HERZCHIRURGIE: 0,1 MG/KG Z. B. MIT KETAMIN

Abb. 8. Analgetika für die Kinderanaesthesie

Besonders gebräuchlich ist in den letzten Jahren Fentanyl für alle Formen der Neuroleptanaesthesie im Kindesalter geworden. Die Kriterien der respiratorischen Depression und der zentralen Wirksamkeit sind identisch denen von Morphin oder Pethidin. Die Substanz ist wesentlich kürzer wirksam, solange hohe Dosen nicht erreicht werden. Ein ausgesprochen bradykarder Effekt der Substanz kann bei fehlender Kompensation durch eine Herzfrequenzsteigerung zur deutlichen Hypotension im Kindesalter führen. Als Einzeldosen sollten 25 μg/kg verabreicht werden, gegebenenfalls repetiert (Abb. 9).

Alle Nebenwirkungen der Substanzen treten nach intravenöser Injektion innerhalb der ersten 5–20 min auf, der analgetische Effekt von Morphin jedoch später als der von Pethidin oder Fentanyl. Für mindestens 4–5 h muß nach Morphin und Dolantin mit einer möglichen Atemdepression gerechnet werden.

Gar mancher Anaesthesist wird den älteren Inhalationsanaesthetika wie Äther und Cyclopropan mit einem weinenden Auge lebewohl gesagt haben. Penthrane hat sich in der Kinderanaesthesie wie in der Erwachsenenanaesthesie aus verschiedenen Gründen nie recht durchsetzen können. Über Forane oder andere neuere Substanzen liegen noch nicht hinlänglich genügend Erfahrungen vor, um endgültige Aussagen treffen zu können.

Ganz allgemein werden Inhalationsnarkotika im frühen Kindesalter rascher aufgenommen als bei älteren Kindern und Erwachsenen, weil das Verhältnis von alveolärer Ventilation zu funktioneller Residualkapazität größer ist als beim Erwachsenen. Damit ist die Pufferkapazität des funktionellen Residualvolumens kleiner als im späteren Lebensalter, so daß Konzentrationsänderungen verhältnismäßig rasch ankommen. Dadurch sind Inhalationsnarkosen besser steuerbar als beim Erwachsenen, Konzentrationsänderungen wirken sich aber auch um so rascher aus. Die minimalen alveolären Konzentrationen, die zur Myokarddepression erforderlich sind, und damit die Narkosebreite, sind deutlich geringer [6, 30].

PETHIDIN: 1 MG/KG I.V.

SEDIERUNG UND ANALGESIE

ATEMDEPRESSION ∽ MORPHIN

HALBWERTSZEIT 2 X ERWACHSENE

HYPOTENSION / TACHYKARDIE

FENTANYL: 0,025 MG/KG I.V.

     KURZ WIRKSAM

     BRADYKARDIE ⟶ HYPOTENSION   **Abb. 9.** Analgetika für die Kinderanaesthesie

Stickoxydul ist als geruchlose und darum für die Kinderanaesthesie recht geeignete Substanz bekannt. Sie entfaltet einen verhältnismäßig guten analgetischen und einen mäßigen hypnotischen Effekt ohne Atem- oder Kreislaufdepression. Bei Säuglingen unter einem Monat ist die Substanz zur alleinigen Narkoseeinleitung schlecht geeignet, da sie nicht die gleiche Effizienz zeigt wie bei älteren Kindern. Zu beachten ist bei der Anwendung von Lachgas der sogenannte Zweitgaseffekt gegenüber Halothan oder Ethrane und die zu Stickstoff differenten Löslichkeitsverhältnisse.

Halothan und Ethrane sollen einem kurzen Vergleich unterzogen werden. Die minimalen alveolären Konzentrationen, die bei 50% der Kinder eine Reaktion auf den Hautschnitt vermeiden lassen, liegen bei Säuglingen und Kleinkindern deutlich höher als bei älteren Kindern und Erwachsenen. Die MAC für Ethrane beträgt ungefähr das Doppelte der MAC für Halothan. Mit diesen Einleitungskonzentrationen wird die Narkoseeinleitung in 2–8 bzw. 3–10 min möglich. Eine Reaktion auf das Einlegen des Guedeltubus tritt in gleichem Umfang auf, ebenso die Reaktion auf die Inzision, wenn die jeweiligen Substanzen mit Thiopenthal kombiniert wurden. Unruhig waren ebenfalls gleich viele Patienten [8, 13, 19, 23, 30, 34] (Abb. 10).

Die Apnoezeit nach Ende der Beatmung war bei Halothan etwas kürzer als bei Ethrane. Reaktionen auf die Extubation traten bei Ethrane in mehr Fällen auf als bei Halothan, die Zeit von der Extubation bis zum Öffnen der Augen auf Anruf war wiederum bei Ethrane kürzer als bei Halothan. Nausea und Erbrechen traten bei Halothan häufiger auf, Fälle von Halothanzittern waren auch in der Ethranegruppe deutlich vorhanden [19]. Unter Halothan kommt es schon bei leichten Anaesthesiestadien zur Atemdepression, zu negativ inotropen Wirkungen, zum Blutdruckabfall, bei Ethrane erst in höheren Konzentrationen. Die Katecholaminfreisetzung wird frühzeitig reduziert, so daß keine kompensatorischen Effekte wirksam werden können. Hingegen steigt die Sensibilisierung gegenüber Katecholaminen mit der Dosierung an.

Die Myokardfunktion kann unter Halothan plötzlich beeinträchtigt werden. Ohne Atropinisierung werden durch Halothan Kreislaufveränderungen mit 1–1,5 Vol.-% hervorgerufen, die mit Atropinprämedikation erst bei 2–3 Vol.-% auftreten [30]. Dies ist im ersten Trimenon durch das Überwiegen des Parasympathikustonus bei nahezu fehlender Sympathikusaktivität besonders deutlich, wenn ein Atropineffekt kaum erreichbar ist [17]. Bradykardien sind deutlicher ausgeprägt bei Halothan als bei Ethrane. Bei Ethrane kommt es in 78% der Fälle eher zu einer Pulsbeschleunigung. Arrhythmien sind verhältnismäßig selten (Abb. 11).

	MAC_{50} %	EINLEITUNG (MIN)	REAKTION AUF GUEDEL	INZISION	UNRUHE
HALOTHAN					
0 - 3 JAHRE	1,08	3 - 10	0 - 8 PAT.	0 - 4 PAT.	15 - 17 PAT.
3 - 10 JAHRE	0,95				
(ERWACHSENE)	0,76				
ETHRANE					
0 - 3 JAHRE	2,0	2 - 8	0 - 8 PAT.	4 PAT.	8 - 29 PAT.
3 - 10 JAHRE	2,5				
(ERWACHSENE)	1,7				

$MAC_{95} = 1,2 \times MAC_{50}$

Abb. 10. Inhalationsanaesthetika zur Kinderanaesthesie 1

	APNOE NACH ENDE BEATMUNG	REAKTION EXTUBATION	EXTUB. BIS AUGENÖFFNEN	NAUSEA ERBRECHEN	SHIVERING
HALOTHAN	37 – 45 SEC	0 – 4 PAT.	29 – 34 MIN	0 – 12 PAT.	4 – 21 PAT.
ETHRANE	97 – 100 SEC	4 – 8 PAT.	16 – 24 MIN	0	4 – 25 PAT.

Abb. 11. Inhalationsanaesthetika zur Kinderanaesthesie 2

Der intrakranielle Druck steigt unter Halothan, bedingt durch die Perfusionsdruckzunahme erheblich an, wesentlich schwächer unter Ethrane. In beiden Fällen kann durch Hyperventilation der intrakranielle Druckanstieg zum Teil kompensiert werden, bei Ethrane sogar voll. Der intraokuläre Druck fällt unter Halothan wie unter Ethrane deutlich ab. Bei normalen Ausgangswerten um etwa 3 mmHg, bei Glaukomen um 10 mmHg [7].

Halothan wird zu 25% abgebaut, Ethrane geht nur zu 2,5% in die Biotransformation ein [30]. Die Gefahr einer Halothanhepatose im präpubertären Alter ist extrem gering. Die bisher bekannten Fälle sind nicht eindeutig belegbar [30]. Pratilas [25] hat über Säuglinge berichtet, die unzählige Narkosen mit Halothan erhalten haben und in keinem Falle eine sogenannte Halothanhepatitis oder -hepatose bekamen. Hepatopathien nach Ethrane sind bisher extrem selten und nie einwandfrei dem Ethrane zur Last legbar gewesen.

Dafür zeigen Kinder, die höhere Konzentrationen von Ethrane erhalten – als Grenzkonzentrationen werden 3–4% genannt – deutlich epileptoide Potentiale im EEG, die durch Hyperventilation noch verstärkt werden können [15, 24]. Rosen [27] und Söderberg [31] haben derartige Krampfpotentiale bei 4% Ethrane und einem PCO_2 von 30 mmHg oder bei 3% Ethrane und einem PCO_2 von 27 mmHg beobachten können. Es sollten daher unter Ethrane besonders auf normale PCO_2-Werte und eine Grenzkonzentration von 2,5 Vol.-% geachtet werden (Abb. 12).

Zusammenfassend darf ich Herrn Wawersik aus dem Jahre 1964 zitieren: „Die Handhabung zahlreicher Anaesthesieprobleme bei Säuglingen und Kleinkindern ist im einzelnen noch nicht widerspruchsfrei festgelegt, aber die wesentlichen praktischen Schwierigkeiten dürften als gelöst betrachtet werden. Alle Möglichkeiten moderner Anaesthesieverfahren, die sich bei Erwachsenen bewährt haben, können prinzipiell auch bei Kindern angewendet werden", dies trifft auch auf Anaesthetika zu [35].

	HALOTHAN	ETHRANE
ATEMDEPRESSION	++	+
KREISLAUFDEPRESSION	++	+
ICD / IOP	++ / –	+ / –
BIOTRANSFORMATION	25 %	2,5 %
"HEPATITIS"	(+ / –)	(–)
KRAMPFPOTENTIALE	–	> 3 % +

Abb. 12. Inhalationsanaesthetika zur Kinderanaesthesie 3

Literatur

1. Apivor D, Ravi PK (1976) Ketamine and the oculocardiac reflex. Dysrhythmia in pediatric strabismus surgery: The role of intravenous atropine. Anaesthesia 31:18
2. Bauer-Miettinen U, Gruber R (1980) Das polytraumatisierte Kind – eine multidisziplinäre Aufgabe. Anaesthesiologie und Intensivmedizin 3:81
3. Brock-Utne JG, Norbury AG, Holloway AM, Drowning JW (1980) Flunitrazepam for the intravenous induction of anaesthesia in children. S Afr Med J 57:986
4. Burckart GJ, White TJ, Siegle RL, Jabbour JT, Ramey DR (1980) Rectal thiopental versus an intramuscular cocktail for sedating children before computerized tomography. Am J Hosp Pharm 37:222
5. Cohenour K, Gamble JW, Metzgar MT, Ward RL (1978) A composite general anesthesia technique using ketamine for pediatric outpatients. J Oral Surg 36:594
6. Cook DR (1976) Paediatric Anaesthesia: Pharmacological Considerations. Drugs 12:212
7. Cunitz G, Soerensen N (1978) Control of intracranial pressure during pediatric neurosurgery anesthesia. Child's Brain 4:205
8. Davidson SH (1978) A comparative study of halothane and enflurane in paediatric outpatient anaesthesia. Acta Anaesth Scand 22:58
9. Diaz JH, Lockhart CH (1979) Is halothane really safe in infancy? Anesthesiology 3:313
10. Dick W, Ahnefeld W (1978) Kinderanaesthesie. Springer, Berlin Heidelberg New York
11. Elliott E, Hanid TK, Arthur LJ, Kay B (1976) Ketamine anaesthesia for medical procedures in children. Arch Dis Child 51:56
12. Goresky GV, Steward DJ (1979) Rectal methohexitone for induction of anaesthesia in children. Can Anaesth Soc J 26:213
13. Govaerts MJ, Sanders M (1975) Induction and recovery with enflurane and halothane in paediatric anaesthesia. Br J Anaesth 47:877
14a. Kay B (1976) A clinical assessment of the use of etomidate in children. Br J Anaesth 48:207
14b. Kay B (1978) Total intravenous anesthesia with etomidate. II. Evaluation of a practical technique for children. Acta Anaesth Belg 28:115
14c. Kay B (1973) Neuroleptanesthesia for neonates and infants. Anesthesia and Analgesia Curr Res 52:970
15. Klose R, Herrmann G, Brands W (1975) Ethrane in der Kinderanästhesie. Prakt Anästh 10:265
16. Kosaka Y, Takahashi T, Mark LC (1970) Intravenous thiobarbiturate anesthesia for cesarean sectio. Anesthesiology 31:489
17. Krebs R (1976) Pharmakologie der Anaesthesie. In: Dick W, Ahnefeld FW (eds) Kinderanaesthesie. Springer, Berlin Heidelberg New York, p 39
18. Levin RM, Seleny FL, Streczyn MV (1975) Ketamine-pancuronium-narcotic technic for cardiovascular surgery in infants – A comparative study. Anesth Analg 54:800
19. Lindgren L (1981) Comparison of halothane and enflurane anaesthesia for otolaryngological surgery in children. Br J Anaesth 53:537
20. Marynen L, Libert (1977) Ocular tonometry in the child under general anesthesia with i.m. ketamine. Acta Anaesth Belg 27:29
21. Meyers EF, Charles P (1978) Prolonged adverse reactions to ketamine in children. Anesthesiology 49:39
22. Modvig KM, Nielsen SF (1977) Psychological changes in children after anaesthesia: A comparison between halothane and ketamine. Acta Anaesth Scand 21:541
23. Morris P, Tatnall ML, West PG (1979) Breath-by-breath halothane monitoring during anaesthesia. A study in children. Br J Anaesth 51:979
24. Neundoerfer B, Klose R (1977) EEG-Veränderungen bei Kindern während Enflurane-Anästhesie. Prakt Anaesth 10:271
25. Pratilas V, Pratila MG (1978) Multiple halothane anesthesias in child: A case report. Mt Sinai J Med 45:480
26. Radnay PA, Hollinger I, Santi A, Nagashima H (1976) Ketamine for pediatric cardiac anesthesia. Anaesthesist 25:259
27. Rosen I, Haegerdal M (1976) Electroencephalographic study of children during ketamine anesthesia. Acta Anaesthesiol Scand 20:32

28. Saarnivaara L (1977) Comparison of thiopentone, althesin and ketamine in anaesthesia for otolaryngological surgery in children. Br J Anaesth 49:363

29. Shah SC, Savant NS, Elavia MH (1979) Ketamine HCl as sole anaesthetic agent for children under going radiotherapy. Indian J Cancer 15:60

30. Smith RM (1980) Anesthesia for infants and children. CV Mosby Company, St Louis Toronto London

31. Soederberg M, Grattidge P (1976) A clinical trial of enflurane in children. Acta Anaesth Scand 19:355

32. Steward DJ (1979) Manual of pediatric anesthesia. Churchill Livingstone, New York Edinburgh London

33. Urban EC, Mutz ID, Muntean W, Fritsch G (1980) Ketaminanaesthesie für ambulante Eingriffe bei Kindern. Monatsschr Kinderheilkd 128:177

34. Vivori E, Bush GH (1977) Modern aspects of the management of the newborn undergoing operation. Br J Anaesth 49:51

35. Wawersik J (1974) Aktuelle Narkoseprobleme bei Säuglingen und Kleinkindern. Der Anaesthesist 13:228

36. Welborn SG (1977) Anesthesia for EMI scanning in infants and small children. South Med J 69:1294

37. Yamazaki T, Naito H, Nakumara K, Yasukawa K, Dohi S, Yoshikawa O (1975) Lactate, pyruvate, and excess lactate during ether and halothane anesthesia in infants and children. Anesthesiology 43:410

Muskelrelaxantien in der Kinderanaesthesie

F. T. Schuh

Für die Anwendung von Muskelrelaxantien im Frühkindesalter gilt seit etwa 20 Jahren die klinische Erfahrung und Lehrmeinung (Niederer 1977, Wawersik 1970), daß besonders Neugeborene, aber auch Säuglinge, resistent sind gegenüber Succinylcholin (SuCh), d.h. gegenüber depolarisierenden Relaxantien und empfindlich gegenüber Curare, d.h. gegenüber nicht-depolarisierenden Blockern. Um also einen bestimmten Relaxationsgrad zu erzielen, sind im Frühkindesalter höhere Dosen von SuCh und geringere Dosen von Curare-artigen Muskelrelaxantien als im Erwachsenenalter notwendig. Dieses charakteristische frühkindliche Verhalten wird als „Myasthenie-artig" bezeichnet; denn auch neurologische Patienten mit einer Myasthenia gravis sind vergleichsweise gegenüber SuCh resistent und gegenüber Curare hochempfindlich.

Historische Aspekte

Stead (Liverpool) berichtete 1950, daß mit einer Succinylcholin-Dosis von 0,8 mg/kg bei 15 Neugeborenen nur ein Atemstillstand im Mittel von 50 s Dauer erreicht werden konnte (Abb. 1). Im Gegensatz dazu war von vorausgegangenen Untersuchungen an Erwachsenen bekannt (Foldes et al. 1952, Mayrhofer 1952, Thesleff 1952), daß bereits wesentlich kleinere Dosen von SuCh einen wesentlich längeren Atemstillstand bewirken können. Der Befund der kindlichen Resistenz gegenüber SuCh wurde von Telford und Keats (1957) bestätigt. Diese Autoren bestimmten die SuCh-Dosis, die pro Minute infundiert werden muß, um

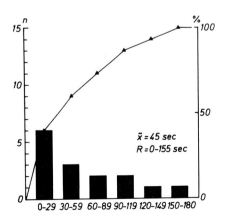

Abb. 1. Histogramm der Dauer des Atemstillstandes bei 15 Neugeborenen nach Succinylcholin 0,8 mg/kg. Median = 45 s, Spannweite = 0–155 s. Nach Stead (1955)

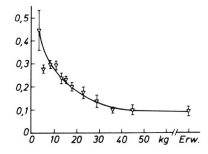

Abb. 2. Die zur Aufrechterhaltung eines Atemstillstandes notwendige Succinylcholindosis (mg/kg × min) in Abhängigkeit vom Gewicht der Patienten. Nach Telford und Keats (1957)

einen bereits durch SuCh erzielten Atemstillstand aufrechtzuerhalten (Abb. 2). Sie fanden, daß dafür besonders in den ersten beiden Lebensjahren höhere Dosen von SuCh nötig waren.

Die Erfahrung, daß Neugeborene empfindlicher gegenüber Curare sind, geht ebenfalls auf Stead (1955) zurück. Er berichtete über zwei Neugeborene mit Ileus im Alter von einem bzw. vier Tagen; bei diesen Kindern bewirkte Curare 0,08 mg/kg eine ausgeprägte Atemdepression. Diese Dosis hat beim Erwachsenen (entsprechend etwa 5–6 mg) kaum eine Wirkung auf die Atemmuskulatur. Bush und Stead (1962) zeigten später an einem größeren Krankengut von 215 Neugeborenen, daß in den ersten 10–20 Lebenstagen erheblich weniger Curare zur Relaxation benötigt wird als bei Säuglingen und älteren Kindern (Abb. 3).

Auf diese drei zitierten Arbeiten von Bush und Stead (1962), Stead (1955) sowie Telford und Keats (1957) beruht die Erkenntnis, daß Säuglinge vergleichsweise resistent gegenüber SuCh und empfindlich gegenüber Curare sind. In der Folgezeit wurden zahlreiche weitere Untersuchungen zu diesem Thema publiziert; auf sie kann im Rahmen dieses Aufsatzes im einzelnen nicht eingegangen werden. Sie bestätigen und ergänzen im wesentlichen die zitierten primären Befunde.

Methodische Besonderheiten

Den frühen Publikationen sind zwei methodische Merkmale gemeinsam:
1. Als Meßgröße und Beurteilungskriterium werden klinische Parameter verwendet, nämlich die Atemfunktion oder die Operationsbedingungen für den Chirurgen. Es ist bekannt, daß gerade diese beiden Parameter auch durch andere Faktoren als die Relaxantien beeinflußt werden können; sie spiegeln nicht unbedingt die spezifische Hemmwirkung von Muskelrelaxantien an der neuromuskulären Synapse wider.
2. Das zweite gemeinsame Kennzeichen der frühen Arbeiten ist die Dosierung der Muskelrelaxantien auf der Basis des Körpergewichtes (mg/kg).

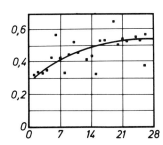

Abb. 3. Die für eine klinisch ausreichende Relaxation notwendige Curare-Dosis (mg/kg) in Abhängigkeit vom Lebensalter bei Neugeborenen. Nach Bush und Stead (1962)

Dosierung von Pharmaka im Kindesalter

Pharmaka können (1) auf der Basis des Körpergewichts, (2) auf der Basis der Körperoberfläche sowie (3) nach Sonderregeln dosiert werden (Weingärtner 1976). Unter praktischen
Bedingungen bietet sich das Körpergewicht als Bezugsgröße an, da es einfach zu ermitteln
ist. Für die Ermittlung der Körperoberfläche O (Documenta Geigy 1968) müssen entweder
ein Nomogramm oder die komplizierte mathematische Formel nach DuBois, in die Körper-
größe (H in cm) und Gewicht (G in kg) eingehen, angewendet werden:

$$O = G^{0,425} \times H^{0,725} \times 71,84$$
$$\log O = \log G \times 0,425 + \log H \times 0,725 + 1,8564$$

Allgemein kann gesagt werden, daß sich für Pharmaka, die sich im Gesamtkörperwasser
verteilen, also im Extra- und Intrazellulärraum, das Körpergewicht als Bezugsgröße für die
Dosierung empfiehlt. Dagegen hat sich für Pharmaka, die sich nur im Extrazellulärraum verteilen, die Körperoberfläche für die Dosierung am genauesten erwiesen. Der Grund dafür ist,
daß das Verhältnis von Extrazellulärraum zur Körperoberfläche durch alle Lebensalter annähernd konstant ist, nämlich etwa 6–8 l/m². Das Verhältnis von Extrazellulärraum zu
Körpergewicht nimmt dagegen mit zunehmendem Alter und Gewicht ab; der Extrazellulärraum beträgt bei Frühgeborenen etwa 60% des Körpergewichts, bei Neugeborenen und Säuglingen etwa 40–50% und bei Schulkindern und Erwachsenen etwa 20–30%. Ähnlich ist es
mit dem Verhältnis von Körperoberfläche zu Körpergewicht (Abb. 4). Der Quotient wird
mit zunehmendem Lebensalter kleiner. Die Abnahme ist besonders ausgeprägt in den ersten
zwei Lebensjahren.

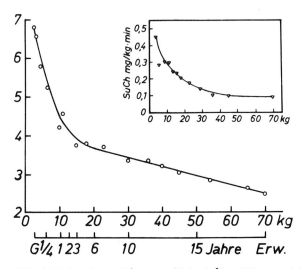

Abb. 4. Verhältnis von Körperoberfläche (m²) zu Körpergewicht (kg) in Abhängigkeit vom menschlichen
Gewicht bzw. Alter. Nach Weingärtner (1976). Zum Vergleich ist Abb. 2, die zur Aufrechterhaltung
eines Atemstillstandes notwendige Succinylcholin-Dosis in Abhängigkeit vom Gewicht, eingetragen

Dosierung von Succhinylcholin

Muskelrelaxantien sind polare, hydrophile Pharmaka, die sich ausschließlich im Extrazellulärraum verteilen. Für eine exakte und vergleichbare Dosierung sollte darum idealerweise die Körperoberfläche angewendet werden. Wird jedoch aus praktischen Gründen auf der Basis des Körpergewichts dosiert, dann muß im Frühkindesalter notwendigerweise eine Unterdosierung resultieren. Das Verdünnungsvolumen des im Säuglingsalter relativ großen Extrazellulärraumes wird nicht mitberücksichtigt (Cook 1981). Die Resistenz gegenüber Succinylcholin (SuCh) ist also nur eine „Pseudoresistenz" (Gattiker 1980). Sie resultiert aus der klinisch üblichen Dosierung der Muskelrelaxantien nach mg/kg Körpergewicht; die Resistenz gegenüber SuCh ist nicht mehr nachzuweisen, wenn nach Körperoberfläche, d.h. mit $30-40 \text{ mg/m}^2$ dosiert werden würde.

Messung der neuromuskulären Blockade

Von viel größerer klinischer Bedeutung ist der Befund, daß Neugeborene gegenüber nichtdepolarisierenden Relaxantien empfindlicher sind. Bei einem derartigen Verhalten besteht immer die Gefahr der Überdosierung und der postoperativen „Restrelaxation" und Ateminsuffizienz. Es ist ohne weiteres einsehbar, daß mit den klinischen Beurteilungskriterien der Spontanatmung und der Operationsbedingungen der eigentliche Effekt der Muskelrelaxantien, die Blockade der neuromuskulären Transmission an der motorischen Endplatte, nicht quantitativ beurteilt werden kann. Dieses ist nur möglich mit Hilfe der elektrischen Reizung eines motorischen Nervs und der Messung der resultierenden Muskelantwort, entweder des Aktionspotentiales im Elektromyogramm oder der Kontraktion im Mechanomyogramm. Eine derartige Meßmethodik ist bei Neugeborenen und Säuglingen wegen der anatomischen Größenverhältnisse sehr schwierig anzuwenden. Lange Jahre hindurch unterblieb deshalb die direkte und objektive Messung der Wirkung von Muskelrelaxantien bei Kleinkindern, im Gegensatz zu den Erwachsenen.

Hier hat sich nun besonders die Arbeitsgruppe von Goudsouzian in Boston große Verdienste erworben. Goudsouzian et al. (1974, 1975) untersuchten erneut die Wirkung von Curare und Pancuronium bei Neugeborenen und Säuglingen, diesmal jedoch an indirekt über den N. ulnaris gereizten Handmuskeln. Mit Hilfe dieser objektiven Methode ließ sich nicht bestätigen, daß in umgekehrter Relation zum Alter eine größere Empfindlichkeit der motorischen Synapse gegenüber nichtdepolarisierenden Muskelrelaxantien besteht (Abb. 5). Vielmehr fanden Goudsouzian et al., daß auch gegenüber curareartigen Substanzen eher eine Resistenz festzustellen ist.

Besonderheiten der frühkindlichen Atemmechanik

Es besteht demnach eine Diskrepanz zwischen klinischen Kriterien, die eine erhöhte Empfindlichkeit anzeigen, und der direkt und quantitativ gemessenen neuromuskulären Blockade, die eher auf eine Resistenz hinweist. Diese Diskrepanz läßt sich mit anatomisch-physiologischen Besonderheiten des frühkindlichen Organismus, insbesondere des Atemapparates, erklären.

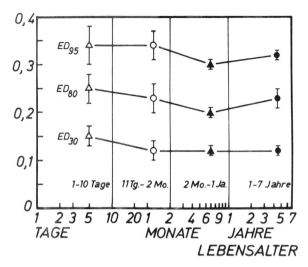

Abb. 5. Die ED_{30}, ED_{80} und ED_{95} von Curare (mg/kg) in den ersten sieben Lebensjahren. Die neuromuskuläre Blockade wurde direkt und objektiv an über den N. ulnaris indirekt stimulierten Handmuskeln gemessen. Nach Goudsouzian et al. (1957)

Drei Charakteristika machen diese Besonderheit der frühkindlichen Atemmechanik aus (Gattiker 1980, Wawersik 1967):

1. Die besondere Elastizität und Instabilität der Thoraxwand; sie bedingt eine Verschlechterung des Wirkungsgrades vor Erreichung der Leistungsgrenze der Atemmuskulatur.

2. Die unökonomische Atemarbeit bei großer Totraumventilation und großem Sauerstoff-Verbrauch.

3. Das hohe alveoläre „Closing volume", wodurch bereits eine geringe Herabsetzung des Atemzugvolumens zu Atelektasebildung führt.

Aufgrund dieser Besonderheiten wird die frühkindliche Spontanatmung durch ein nichtdepolarisierendes Muskelrelaxans sehr leicht und dann auch langanhaltend beeinträchtigt. Besonders Neugeborene müssen deshalb als empfindlich imponieren, wenn ihre Spontanatmung als Beurteilungskriterium für die Muskelrelaxation benutzt wird. Bei einer Dosierung der nichtdepolarisierenden Blocker auf der Basis der Körperoberfläche wäre die klinische Empfindlichkeit noch stärker ausgeprägt. Daneben beeinflussen das Narkoseverfahren (Barbiturate, Inhalationsnarkotika, Opioide, Hyperventilation, Körpertemperatur) sowie der körperliche Gesundheitszustand des Kindes die Funktion der Skelettmuskulatur.

Es kann also festgehalten werden, daß die große Empfindlichkeit eines Neugeborenen gegenüber curareartigen Muskelrelaxantien eine „Pseudoempfindlichkeit" ist. Sie ist von erheblicher praktischer Relevanz und immer dann festzustellen, wenn klinische Kriterien (Atemfunktion, Operationsbedingungen etc.) zur Beurteilung der Muskelrelaxation herangezogen werden. Die erhöhte Empfindlichkeit kann mit funktionellen Besonderheiten des frühkindlichen Organismus erklärt werden. Sie ist nicht zu beobachten, wenn die neuromuskuläre Blockade direkt gemessen wird.

Praktische Anwendung

Bei der speziellen Narkoseführung im Frühkindesalter können für Neugeborene, Säuglinge und Kleinkinder grundsätzlich dieselben Muskelrelaxantien wie für Erwachsene verwendet werden. Jedoch sollte für die Dosierung das „Myasthenie-artige" Verhalten berücksichtigt und Succinylcholin eher etwas höher und curareartige Relaxantien eher etwas niedriger dosiert werden. Die Nebenwirkungen unterscheiden sich nicht von denen beim Erwachsenen. Es ist Ermessenssache, ob für lange Narkosen eine kontinuierliche Relaxation mit einem lang-wirkenden Muskelrelaxans vom nichtdepolarisierenden Typ durchgeführt wird, oder ob nur eine punktuelle Relaxation durch die intermittierende Injektion von SuCh bevorzugt wird. Für beide Anwendungsweisen lassen sich gewichtige Argumente anführen.

Anwendung von Succinylcholin

Wenn keine operationsbedingte Notwendigkeit zur kontinuierlichen Muskelrelaxation be-steht, bevorzugen wir im Regelfall die intermittierende Applikation von Succinylcholin (SuCh). Wir sehen den Vorteil dieser Narkoseführung darin (Wawersik 1970), daß der Muskeltonus erhalten bleibt und daß die Fähigkeit zur Spontanatmung nicht für die Dauer des gesamten Eingriffes unterbrochen ist. Nach Beendigung der kontrollierten Beatmung kehrt die Spontanatmung sofort wieder; sie ist für den klinisch Erfahrenen, zusammen mit dem Muskeltonus, ein guter Hinweis auf den Allgemeinzustand des Kindes und die richtige Narkosetiefe. Speziell gegenüber den langwirkenden curareartigen Relaxantien ergibt sich außerdem folgender Vorteil: Bei eventuellen postoperativen Störungen der Atmung ist eine protrahierte Restrelaxation ausgeschlossen, es sei denn, SuCh wurde bis zum Dual- oder Phase-II-Block überdosiert. Mit dem Auftreten dieses Phase-II- oder Dualblockes muß immer dann gerechnet werden, wenn mehr SuCh als 5−8 mg/kg intermittierend injiziert wurde; bei SuCh-Infusionen ist diese Gefahrenschwelle noch niedriger, sie liegt bei etwa 3 mg/kg. Ein weiterer Vorteil von SuCh besteht darin, daß es, wenn kein Venenweg vorhanden ist, initial auch intramuskulär appliziert werden kann (Abb. 6). Im Vergleich mit der intra-venösen Applikation ist dann der Wirkungseintritt verzögert und die Wirksamkeit abge-schwächt. Die Wirkungsdauer ist verlängert. Die intramuskuläre Dosis von SuCh sollte darum

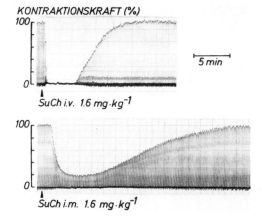

Abb. 6. Wirkung von Succinylcholin (1,6 mg/kg) bei intravenöser (oben) und intramuskulärer (un-ten) Applikation auf die Kontraktionskraft der Handmuskeln nach elektrischer Stimulation des N. ulnaris

mindestens 2–3 mg/kg betragen. Als klinisch relevante Nebenwirkung von SuCh muß die negativ-chronotrope Wirkung auf das Herz genannt werden und die Neigung, Arrhythmien zu induzieren. Diese Nebenwirkungen sind besonders bei wiederholter Injektion zu beobachten. Sie lassen sich sicher durch Atropin aufheben. Wenn man sich die Strukturformel von SuCh in Erinnerung ruft, dann ist diese Substanz ein spiegelbildlich doppeltes Acetylcholin-Molekül; es ist also nicht verwunderlich, wenn SuCh noch eine schwache Acetylcholin-Wirkung hat und eine Bradykardie hervorrufen kann.

Aufhebung der Resthemmung

Bei Narkoseende ist es von größter Wichtigkeit, daß die Kinder wieder eine einwandfreie Spontanatmung haben. Auf die geringe Kompensationsbreite des frühkindlichen Organismus gegenüber Störungen der Atemfunktion wurde bereits hingewiesen. Es ist deshalb unbedingt erforderlich, daß alle Kinder, die mit den langwirkenden nichtdepolarisierenden Substanzen relaxiert wurden, Neostigmin zusammen mit Atropin erhalten. Die Dosierung beträgt: Neostigmin 0,02 mg/kg und Atropin 0,01 mg/kg. Nur durch Gabe von Neostigmin oder einem anderen Cholinesterasehemmstoff ist es möglich, eine eventuell noch bestehende Restrelaxation aufzuheben und die in jedem Fall noch vorhandene Besetzung der Rezeptoren an der motorischen Synapse im Sinne einer Dissoziation zu beeinflussen.

Schlußbetrachtung

Bei der Anwendung von Muskelrelaxantien in der Kinderanaesthesie ist zu beachten, daß in den ersten Lebensmonaten die Dosierung dem frühkindlichen Myasthenie-artigen Verhalten angepaßt wird. Dabei ist es weitgehend Ermessenssache, ob punktuell mit Succinylcholin oder kontinuierlich mit nichtdepolarisierenden Blockern relaxiert wird. Die Nebenwirkungen entsprechen denen beim Erwachsenen. Auf eine einwandfreie Atemfunktion bei Narkoseende muß unbedingt geachtet werden. Unter diesen Voraussetzungen sind Muskelrelaxantien auch für die spezielle Narkoseführung in der Kinderananaesthesie als Bereicherung des pharmakologischen Spektrums zu beurteilen.

Literatur

1. Bush GH, Stead AL (1962) The use of d-tubocurarine in neonatal anaesthesia. Brit J Anaesth 34:721–728
2. Cook DR (1981) Muscle relaxants in infants and children. Anesth Analg 60:335–343
3. Documenta Geigy (1968) Körperoberfläche Erwachsener und von Kindern. Wissenschaftliche Tabellen, 7. Aufl, p 533–534
4. Foldes FF, McNall PG, Borrego-Hinojosa JM (1952) Succinylcholine: A new approach to muscular relaxation in anesthesiology. New Eng J Med 247:596–600
5. Gattiker R (1980) Muskelrelaxantien im Kindesalter, insbesondere auch bei Kleinkindern und Säuglingen mit angeborenen Herzfehlern. In: Muskelrelaxantien. Klinische Anaesthesiologie und Intensivtherapie, Bd 22, Springer, Berlin Heidelberg New York, pp 175–198
6. Goudsouzian NG, Donlon JF, Savarese JJ, Ryan JF (1975) Re-evaluation of dosage and duration of action of d-tubocurarine in the pediatric age group. Anesthesiology 43:416–425

7. Goudsouzian NG, Ryan JF, Savarese JJ (1974) The neuromuscular effects of pancuronium in infants and children. Anesthesiology 41:95–98
8. Mayrhofer O (1952) Self experiments with succinylcholine. Brit Med J 1:1334–1352
9. Niederer W (1977) Die Anaesthesie im Kindesalter. In: Benzer H, Frey R, Hügin W, Mayrhofer O (Hrsg) Lehrbuch der Anaesthesiologie, Reanimation und Intensivtherapie, 4. Aufl, Springer, Berlin Heidelberg New York, pp 536–557
10. Stead AL (1955) The response of the newborn infant to muscle relaxants. Brit J Anaesth 27:124–130
11. Telford J, Keats AS (1957) Succinylcholine in cardiovascular surgery of infants and children. Anesthesiology 18:841–848
12. Thesleff S (1952) An investigation of the muscle-relaxing action of succinylcholine iodide in man. Acta Physiol Scand 25:348–367
13. Wawersik J (1967) Ventilation und Atemtechnik bei Säuglingen und Kleinkindern unter Narkosebedingungen. Anaesthesiologie und Wiederbelebung, Bd 24, Springer, Berlin Heidelberg New York
14. Wawersik J (1970) Anaesthesiemethoden bei Säuglingen und Kleinkindern. In: Breitner B (Hrsg) Chirurgische Operationslehre, Bd II, Urban und Schwarzenberg, München Berlin Wien, pp 1–26
15. Weingärtner L (1976) Die besondere Situation des Kindesalters. In: Kuemmerle HP, Garret ER, Spitzy KH (Hrsg) Klinische Pharmakologie und Pharmakotherapie, 3. Aufl, Urban und Schwarzenberg, München Berlin Wien, pp 1151–1168

Anaesthesia for Paediatric Out-Patient Surgery

D. J. Steward

Surgery as an out-patient is particularly advantageous for infants and children for the following reasons.
1. The emotional consequences of hospitalization are largely avoided.
2. The risk of hospital acquired infection is minimized.
3. The cost of treatment is reduced.
    In accepting patients for out-patient anaesthesia the following criteria should be considered [1]:
1. The proposed surgical procedure should be appropriate for out-patient management.
a) There should be nothing serious to go wrong afterward and no marked physiological disturbance.
b) No special post-op care should be required — other than can be given by the mother.
c) No special drugs or procedures should be required post-operatively.
2. The overall risk must not be affected by the "out-patient" mode of treatment.
3. The parents must be capable, reliable, and preferably enthusiastic about surgery as an out-patient for their child.
4. Home facilities should be adequate and the residence should be within 1 h travel time from the out-patient surgical facility.
    Having met these criteria all age groups, including young infants, can be considered for out-patient surgery. ASA Class I status is not essential, and indeed some children with chronic diseases under good control may benefit very much from being treated as an out-patient (e.g. the child with congenital heart disease avoids the risks of hospital acquired infection and the emotional upset of yet another period of separation from his family). One exception is the ex-premature infant who should not undergo general anaesthesia as an out-patient during the first months of life. The incidence of post-operative complications (including apnea) in this group of patients is very high [2].

Essentials of Anaesthetic Management

1. *Pre-Operative Preparation*
a) This must be mainly delegated to the parents. They must be provided with clear written instructions (Fig. 1).
b) A complete medical history must be obtained and this can be most easily achieved by reviewing a previously completed health questionnaire form (Fig. 2).

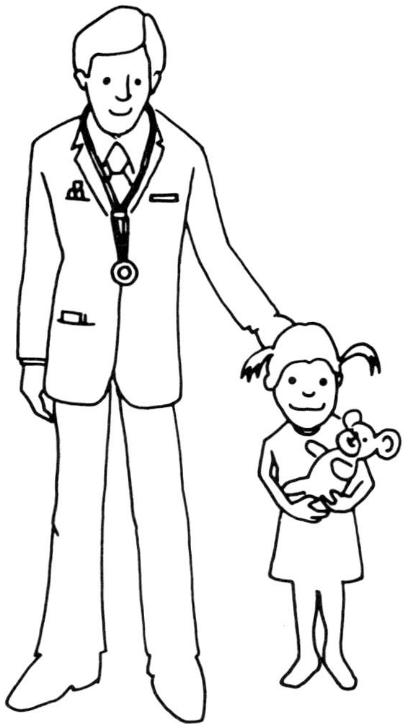

How You Can Help

Your child will be having an operation which will necessitate a general anaesthetic.

You should explain to him (or her) why he is coming to the Hospital and tell him what will happen. Tell him that at the Hospital you will help him undress and get into pyjamas (or a nighty). A nurse will prick his finger and suck up a little drop of blood for a test. Later a nurse will take him to the room for his operation. Here he will be given a little scratch on the back of the hand...and fall into a pleasant deep sleep. When the operation is over, but not before, he will wake up back in bed, ready to go home in a little while.

The Day Before the Operation

If your child has a cough, cold or fever, please phone your surgeon's office for advice.

Please make sure that your child does not eat or drink anything after bedtime until the time of the operation.

Children under two years of age may have clear fluids (soft drinks, apple juice, sugar solution or water – BUT NOT MILK or ORANGE JUICE) up to four hours before the time of the operation.

The Day of the Operation

Please bring a fresh specimen of your child's urine in a CLEAN bottle.

Come to the Gerrard Street entrance (just east of University Avenue). The receptionist at the Information Desk will direct you to the Emergency Department where you will register.

Please be punctual. The anaesthetist will ask a few important questions about your child. Has he or she had any serious illnesses, previous anaesthetics, allergies to drugs? Does the child take any medicine? Has he ever had cortisone?

A Consent Form for surgery must be signed by a PARENT or LEGAL GUARDIAN for any patient under 18 years. Grandparents or other relatives may not sign, unless they are legal guardians. If you are unable to come to the Hospital, please complete the form and send it with the person who brings your child.

After registration you can wait with your child in the Pre-Op Room where there are toys and books. It will be important for the child that you are near and that you appear calm and confident.

After the Operation

Immediately after the operation the surgeon will come to speak with you.

Your child will remain in the Recovery Room for one to four hours depending on the type of operation he or she has had. Usually you may sit with the child after the first hour. In very rare cases the doctor may suggest admission to the Hospital for a brief stay, but this doesn't happen very often.

Upon discharge an adult MUST accompany your child. Transportation by car or taxi is recommended in all cases. The "escort" should preferably NOT be the driver of the car.

Your child should not ride a bicycle or drive a car for 24 hours after the operation. Unless special instructions about fluids and foods are given by your surgeon, you should encourage the child to drink clear fluids until appetite returns to normal.

If your child has any problems after the operation or if you have any questions, phone your surgeon. (If you cannot reach him call the Hospital at 597-1500, local 1371).

THE HOSPITAL FOR SICK CHILDREN

Fig. 1. Your child's out-patient operation

HOSPITAL FOR SICK CHILDREN

AMBULATORY SERVICES
OUT-PATIENT SURGERY

INSTRUCTIONS:
— CHECK ONE ANSWER TO EACH QUESTION
— PLEASE COMPLETE THIS SIDE ONLY
— PLEASE BRING THIS FORM WITH YOU ON THE DAY OF SURGERY

	YES	NO	DON'T KNOW
1. HAS YOUR CHILD EVER BEEN IN HOSPITAL?	☐	☐	☐
2. HAS HE BEEN IN THIS HOSPITAL BEFORE?	☐	☐	☐
3. HAS YOUR CHILD EVER HAD AN ANAESTHETIC?	☐	☐	☐
4. DID YOUR CHILD HAVE ANY PROBLEMS WITH THE ANAESTHETIC?	☐	☐	☐
5. DOES YOUR CHILD HAVE ANY ALLERGIES?	☐	☐	☐
6. WAS THE ALLERGY DUE TO:			
a) A DRUG OR MEDICINE?	☐	☐	☐
b) ANY TYPE OF FOOD?	☐	☐	☐
c) OTHER THINGS?	☐	☐	☐
7. IF HE HAD AN ALLERGY, DID HE HAVE:			
a) A SKIN RASH OR HIVES?	☐	☐	☐
b) WHEEZING OR TROUBLE BREATHING?	☐	☐	☐
c) HAY FEVER OR A RUNNY NOSE?	☐	☐	☐
d) A HIGH FEVER?	☐	☐	☐
8. HAS THIS CHILD HAD A HEAD COLD OR COUGH WITHIN THE PAST WEEK?	☐	☐	☐
9. DOES YOUR CHILD WEAR A DENTAL PLATE OR BRIDGE?	☐	☐	☐
10. HAS YOUR CHILD HAD A CORTISONE TYPE DRUG WITHIN THE PAST TWO YEARS?	☐	☐	☐
11. IS YOUR CHILD RECEIVING ANY MEDICINE JUST NOW?	☐	☐	☐

	YES	NO	DON'T KNOW
12. IS THERE ANYONE IN THE FAMILY WITH A BLEEDING PROBLEM?	☐	☐	☐
13. HAS THE PATIENT HAD ANY MINOR INJURIES, OPERATIONS, OR TOOTH EXTRACTION FOLLOWED BY AN UNUSUAL AMOUNT OF BLEEDING?	☐	☐	☐
14. DOES THE CHILD BRUISE EASILY ON BODY AREAS OTHER THAN THE LEGS?	☐	☐	☐
15. HAS YOUR CHILD BEEN EXPOSED TO ANY INFECTIOUS DISEASE WITHIN THE PAST MONTH?	☐	☐	☐
16. HAS YOUR CHILD EVER HAD:			
DIABETES	☐	☐	☐
ASTHMA	☐	☐	☐
CYSTIC FIBROSIS	☐	☐	☐
TUBERCULOSIS	☐	☐	☐
RHEUMATIC FEVER	☐	☐	☐
RHEUMATISM	☐	☐	☐
HEART DISEASE	☐	☐	☐
LIVER DISEASE	☐	☐	☐
ANEMIA	☐	☐	☐
CONVULSIONS OR FITS	☐	☐	☐
GLAUCOMA	☐	☐	☐
JAUNDICE	☐	☐	☐
17. IS THERE ANY PROBLEM ABOUT YOUR CHILD NOT MENTIONED SO FAR?	☐	☐	☐
18. HAS ANYONE IN YOUR FAMILY EVER HAD A PROBLEM WITH AN ANAESTHETIC?	☐	☐	☐

IF ANY QUESTIONS ABOVE RECEIVED A "YES" ANSWER GIVE DETAILS BELOW:

DATE COMPLETED: _____ SIGNATURE OF PARENT: _____

3300-3649-6

Proposed Procedure: _____

History of Present Illness: _____

Physical Examination:

Under 6 years — length _____ cm   Over 6 years — height _____ cm

Weight: _____   Blood Pressure: _____

Temperature: _____   Hemoglobin: _____ gm %

Pulse: _____   Sickle Cell Test: _____

Respirations: _____   Urinalysis: _____

Nose and Throat: _____

Heart: _____

Lungs: _____

Other Physical Findings: _____

Diagnosis: _____

Date: _____   Physician Signature: _____

Fig. 2. Health questionnaire form

c) A physical examination must be made by the anaesthetist to determine the child's fitness to anaesthesia and exclude acute illnesses.

d) Routine hemoglobin estimation, urinalysis (and sickle cell test if indicated), should be performed.

2. *Premedication*

Sedative premedicant drugs are unnecessary and contraindicated for the out-patient. They increase the incidence of post-operative complications (e.g. vomiting) and may delay recovery [3]. Atropine should be administered to all infants and children but is best given intravenously at induction of anaesthesia.

Anaesthesia Techniques for Out-Patient Children

The essentials in planning an anaesthetic technique are:

1. A rapid and pleasant induction.
2. Maintenance using agents which will:

a) ensure a rapid recovery

b) result in minimal post-anaesthetic sequelae.

For induction of anaesthesia the choice of method is determined by the child's age:

a) Under six months — inhalation induction using nitrous oxide and halothane results in the most rapid post-operative recovery and is well accepted by infants.

b) Six months to three years — rectal barbiturate (methohexital) is a pleasant way to induce anaesthesia and the parents can remain with the child until he is asleep. This must be closely supervised by the anaesthetist [4].

c) Over four years — intravenous thiopental skillfully administered using a very small needle (i.e. 27 gauge) while distracting the child is demonstrated to cause less psychological distrubance than an inhalation induction [5]. The use of thiopentone does not delay recovery or add to the morbidity after discharge from the out-patient surgery facility [6].

For maintenance of anaesthesia inhalation agents are preferred to intravenous agents as recovery is more rapid and certain. Halothane is the most widely used agent and is considered closest to the ideal. Enflurane has no advantage over halothane: induction may take longer [7] and there is a higher incidence of coughing and laryngospasm [8]. Isoflurane may be suitable for out-patients as it is followed by a very rapid and uncomplicated recovery [9]. Ketamine should not be used for out-patients as recovery may be extremely slow.

Intubation of the trachea is performed when indicated, taking great care to be gentle and avoid the use of too large an endotracheal tube — which is the commonest cause of post-intubation stridor [10]. Children who have been intubated should be observed in the recovery room for 1½ hours and after that time, if no complications have occurred, may be allowed to proceed home. Succinylcholine, if given to ambulatory children, should be preceded by d-tubocurarine 0.05 mg/kg i.v. to prevent post-operative muscle pains.

Post-Operative Care

A well staffed and equipped recovery room is essential. Parents may be allowed to sit with their children as soon as they are awake. All patients should stay at least one hour and then must be signed out by the anaesthesiologist. An objective method to score and record the patient's recovery is important and should be included in the recovery room record [11].

The management of post-operative pain is important. Narcotic analgesics should not be ordered unless they are really necessary. Small infants will not require any analgesic but will usually settle happily if nursed and given a bottle to drink when they are completely awake. Older children who have had painful procedures can often be managed by the use of a regional analgesic administered during the anaesthesia. Bupivacaine 0.5% used to block peripheral nerves will provide 5–6 h of post-operative pain relief after herniotomy or circumcision. The use of regional analgesia rather than narcotic analgesics decreases post-operative morbidity and results in an earlier return to normal activity and appetite [12]. If analgesics are required codeine phosphate 1.5 mg/kg i.m. is suitable for use after most forms of minor surgery of infants and children.

A post-operative follow-up service must be provided after the child leaves the out-patient facility.

1. A routine telephone call should be made to the parents on the day following surgery to document the child's recovery.

2. A telephone number should be provided to the parents to call for advice if needed.

References

1. Lawrie R (1964) Operating on children as day cases. Lancet 2:1289–1291
2. Steward DJ Complications occur more frequently following minor surgery of infants born prematurely. Anesthesiology, accepted for publication
3. Booker PD, Chapman DH (1974) Premedication of children undergoing day care surgery. Brit J Anaes 51:1083–1087
4. Goresky GV, Steward DJ (1979) Rectal methohexital for induction of anaesthesia in children. Can Anaes Soc J 26:213–215
5. Kay B (1966) Out-patient anaesthesia – especially for children. Acta Anaes Scand [Suppl] 24:421–425
6. Steward DJ (1973) Experiences with an out-patient anaesthesia service for children. Anaes Analg (Cleve) 52:877–880
7. Steward DJ (1977) A trial of enflurane for paediatric out-patient anaesthesia. Can Anaes Soc J 24:603–608
8. Horne JA, Ahlgren EW (1973) Halothane, enflurane, and isoflurane for out-patient surgery, a paediatric case series. Abstracts, American Society of Anesthesiologists Meeting, pp 269–270
9. Steward DJ (1981) Isoflurane for paediatric out-patients. Can Anaes Soc J 28:500
10. Koka BV, Jeon IS, Andre JM, MacKay I, Smith RM (1977) Post-intubation group in children. Anaes Analg (Cleve) 56:501–505
11. Steward DJ (1975) A simplified scoring system for the post-operative recovery room. Can Anaes Soc J 22:111–113
12. Shandling B, Steward DJ (1980) Regional analgesia for post-operative pain in paediatric out-patient surgery. J Paed Surg 15:477–480

Narkoseführung bei Eingriffen im Thorax- und Abdominalbereich

K. Mantel

Der folgende Beitrag stellt einige praktische Aspekte der prä-, intra- und postoperativen Kinderanaesthesie zur Diskussion. Als Leitsatz gilt, daß sich alle Maßnahmen individuell dem einzelnen Kind und der jeweiligen Erkrankung (Operation) anzupassen haben.

Präoperative Maßnahmen

Mit dem Fortschritt der Neonatologie im letzten Jahrzehnt müssen heute zunehmend einstige Risiko-Neugeborene und Frühgeborene nach maschineller Langzeitbeatmung narkotisiert werden. Solche Kinder tolerieren Eingriffe im Thorax- und Abdominalbereich weniger gut. Sie müssen präoperativ besonders sorgfältig untersucht werden (Blutgase, Röntgen-Thoraxaufnahme, Diff.-Blutbild) und falls möglich, eine nicht dringliche Operation verschoben werden.

Kinder, die häufig narkotisiert werden müssen, sollten unbedingt präoperativ ausreichend sediert sein. Hier ist nicht selten eine individuelle Dosiserhöhung notwendig. Seit vielen Jahren hat sich uns die Prämedikation mit Thalamonal und Atropin bewährt.

Insbesondere bei Operationen im Abdominalbereich ist präoperativ der Elektrolythaushalt zu kontrollieren. Ein uns zur Ileusoperation zuverlegtes Schulkind hatte in Wirklichkeit nach einer vorangegangenen Operation einer perforierten Appendicitis eine schwere Hypokaliämie. Mit deren Substitution kam auch die Peristaltik.

Bei allen Passagestörungen des Gastrointestinaltraktes muß präoperativ eine ausreichend große Magensonde gelegt werden. Eine präoperative Ateminsuffizienz muß rechtzeitig erkannt und sofort durch Atemhilfen oder die maschinelle Beatmung des Kindes behandelt werden. Tachycardie und Tachypnoe, verbunden mit pathologischen Thoraxexcursionen weisen u.U. eher auf die Atemstörung hin, als Veränderungen der Blutgase, weil Kinder diese noch durch Tachypnoe lange Zeit im Normbereich halten.

Intraoperative Maßnahmen

Das Gros der kleinen und mittleren Eingriffe wird in Halothane/N_2O/O_2 Narkose durchgeführt, weil dieses Narkoseverfahren ideal zu steuern ist. Insbesondere bei ambulanten Narkosen ist dies vorteilhaft. Große Eingriffe im Thorax- und Abdominalbereich führen wir in Neuroleptanaesthesie und gleichzeitiger maschineller Beatmung durch. Hier sind wir dann auch großzügig in der Indikation zur postoperativen maschinellen Beatmung. Besonders Risikopatienten können so schonend narkotisiert werden.

Bei Eingriffen am offenen Thorax müssen Operateur und Anaesthesist besonders gut zusammenarbeiten: Bei schwierigen Präparationen, etwa bei einer Ösophagotrachealfistel eines Neugeborenen, muß der Anaesthesist notfalls die maschinelle Beatmung unterbrechen und das Kind vorsichtig von Hand beatmen. Er erleichtert damit dem Chirurgen die Präparierarbeit. Umgekehrt muß das Operationsteam darauf achten, daß Herz, Lungen und große Gefäße nicht zu sehr durch Spatel komprimiert werden.

Routinemäßig wird bei jeder Narkose der EKG-Monitor angeschlossen, und es werden bei allen maschinell beatmeten Kindern arterielle Blutgasanalysen durchgeführt. Die Blutdruckmessung bei Frühgeborenen, Neugeborenen, Säuglingen und Kleinkindern führen wir mit einem Gerät durch, welches nach dem Doppler-Prinzip arbeitet (Arteriosonde, Firma Kontron). Selbst Blutdruckwerte um 20–30 Torr können damit noch erfaßt werden.

Cavakatheter zur Überwachung des ZVD werden bei Eingriffen gelegt, die u.U. zu einem größeren Blutverlust führen. Zusätzlich liegen mindestens zwei Kunststoffkanülen in peripheren Venen für die Flüssigkeitssubstitution. Über einen Blasenkatheter wird die Diurese überwacht.

Eine intraoperative Bronchoskopie führen wir bei zwei Krankheitsbildern durch. Einmal bei Neu- und Frühgeborenen mit Ösophagusatresien und Ösophagotrachealfisteln. Nach der Gastrostomie wird der Endotrachealtubus durch das Neugeborenenbronchoskop ersetzt. Über eine Lumina-Optik und den Demonstrationsansatz wird dem Operateur die exakte Lage der Fistel in der Trachea gezeigt. Je nachdem, ob sie Bifurkations-nah oder Larynx-nah gelegen ist, wählt er seine Schnittführung. Außerdem wird die Bronchoskopie bei Gefäßkompressionen der Trachea dann durchgeführt, wenn die Fixation des Gefäßes am Sternum unmittelbar bevorsteht. Der Operateur sieht so, ob die Raffung ausreicht.

Postoperative Maßnahmen

Die intraabdominelle Druckerhöhung nach Eingriffen im Abdominalbereich kann Ursache postoperativer Atemstörungen sein. Daher hat sich nach derartigen Eingriffen — etwa einer Omphalocele oder Gastrochisis — die maschinelle Beatmung bewährt. Wir sind heute großzügig in der Indikation zur postoperativen maschinellen Beatmung nach großen Eingriffen im Thorax- und Abdominalbereich, weil dadurch eine Normoventilation gewährleistet wird und eine ausreichende analgetische Behandlung der Kinder möglich wird. Voraussetzung ist eine gut funktionierende kinderchirurgische Intensiveinheit.

Spezielle Narkosetechnik bei neurochirurgischen Operationen und der Versorgung von Schädel-Hirn-Traumen

J. Schulte am Esch

Für Techniken der Anaesthesie zu neuropädiatrischen Eingriffen gelten allgemeine Regeln der Kinderanaesthesie; die Narkosetechnik wird bestimmt durch die Art und Dauer des Eingriffs und vor allem durch das Lebensalter des Kindes. Spezielle Gesichtspunkte treten dann in den Vordergrund, wenn eine Verminderung der intrakraniellen Compliance angenommen werden muß [5, 10].

Die Tabelle 1 faßt einige typische Eingriffe für verschiedene kindliche Altersgruppen zusammen und gibt deren Häufigkeit sowie allgemeine und spezielle Maßnahmen an, welche hierbei beachtet werden müssen. Im Früh- bzw. Neugeborenenalter bieten Myelo- bzw. Myelomeningocelen sowie Encephalocelen mit ca. 5% des neuropädiatrischen Operationsgutes die häufigsten Indikationen. Es gelten hierbei allgemein anaesthesiologische Gesichtspunkte, wobei der unzureichenden Temperaturregulation eine große Bedeutung beizumessen

Tabelle 1. Altersverteilung neuropädiatrischer Operationen

Altersgruppe	Typische Eingriffe (%)	Gesichtspunkte	
		Allgemein	Speziell
(Früh-)Neugeborene Säuglinge	bei (Myelo-)Meningocelen (4%) Encephalocelen (0,7%) Impressionsfrakturen	Kinderanaesthesie (Temp., Resp. Reserve, BV, Lagerung)	Weitere Anomalien
Kleinkinder	Ventrikulo-atrialer, -peritonealer Shunt bei Hydrocephalus (40%)	Kinderanaesthesie	evtl. ICP ↑
	Craniectomie bei Kraniosynostose oder -stenose (19%)	bes. Blutverlust	evtl. ICP ↑
Kinder (4–14 Jahre)	Craniotomie (20%) davon hint. Schädelgrube (9%) bei Tumoren, SHT etc.	Kinderanaesthesie	intracranielle Compl. ↓ ICP ↑, lokale Irritation, Sitz. Pos.
Kinder (alle Altersgruppen)	neuroradiologische Eingriffe (CT, Angiogramm)	Kinderanaesthesie	evtl. ICP ↑

SHT = Schädel-Hirn-Trauma

ist, aufgrund des hohen Oberflächen-Volumen-Verhältnisses, des Wärmeverlustes über die Atemwege und unzureichend erwärmter Operationsräume kommt es schnell zu Wärmeverlusten und unerwünschter Hypothermie, als deren Folge energieliefernde Systeme durch die Katecholaminausschüttung aktiviert werden; die Sauerstoffaufnahme steigt somit bei Temperaturabfall [4]. Weiterhin ist die geringe respiratorische Reserve zu berücksichtigen sowie das kleine zirkulierende Blutvolumen, welches eine äußerst genaue Registrierung und den exakten Ausgleich von Blutverlusten notwendig macht. Aufgrund der geringen Körperdimension können sich Lagerungsprobleme einstellen. Spezielle Gesichtspunkte stellen für diese Gruppe der Mißbildungen weitere Anomalien z.B. des Herzens dar.

Dominierend in der Gruppe der Kleinkinder sind die Anaesthesien zu Shunt-Operationen, hier stehen ventrikulo-atriale und ventrikulo-peritoneale Shunts bei Hydrocephalus im Vordergrund, welche ca. 40% des gesamten neuropädiatrischen Operationsgutes ausmachen. Bei diesen Operationen sind vor allem kinderanaesthesiologische Gesichtspunkte allgemein zu beachten, jedoch sollte präoperativ immer nach Zeichen einer allgemeinen Steigerung des intrakraniellen Drucks (ICP) geforscht werden, um das Anaesthesieverfahren anpassen zu können.

Bei den Kindern mit Craniosynostosen bzw. Craniostenosen, die eine Craniektomie erhalten, muß sich der Anaesthesist vor allem allgemein auf die zum Teil erheblichen Blutverluste konzentrieren [3, 10], hierbei kann eine hypotensive Anaesthesie nur bedingt empfohlen werden [3, 5]. Speziell ist bei der Craniektomie in einer Reihe von Fällen eine ICP-Steigerung zu erwarten, der mit den noch zu besprechenden Anaesthesietechniken zu begegnen ist. Der ICP-Anstieg ist durch die vorzeitige Verknöcherung der Schädelnähte mit der damit verbundenen chronischen intrakraniellen Drucksituation hervorgerufen. Aus der Literatur sind auch von diesen Eingriffen Luftembolien bekannt.

Kinder aller Altersgruppen können neuroradiologischen Untersuchungen unterzogen werden, wobei das Computer-Tomogramm als Untersuchungsmethode ganz im Vordergrund steht und in selteneren Fällen, z.B. bei Gefäßmißbildungen die cerebrale Angiographie. Bei älteren und einsichtigen Kindern wird eine Sedierung oftmals der Allgemeinanaesthesie vorgezogen, bei unruhigen, kleinen oder bewußtseinseingetrübten Kindern wird die Allgemeinanaesthesie angewendet. Kann eine ICP-Steigerung ausgeschlossen werden, wird mancherorts eine Ketamin-Narkose, in allen anderen Fällen sowie bei der Angiographie eine Kombinationsnarkose mit endotrachealer Intubation und Hyperventilationsbeatmung unter Einsatz ICP-senkender Anaesthetika durchgeführt.

Die meisten speziellen anaesthesiologischen Maßnahmen in der Neurochirurgie sind in der Gruppe der Kinder, welche craniotomiert werden müssen, notwendig. Craniotomien bei Kindern kommen in ca. 20% der Fälle vor, vor allem bei Tumoren, hierbei überwiegend bei Revisionen der hinteren Schädelgrube (ca. 9% des Gesamtoperationsgutes) sowie bei Schädel-Hirn-Traumen. Neben allgemeinen kinderanaesthesiologischen Gesichtspunkten liegen als spezielle Probleme vor: Lagerungsprobleme durch Bauchlagerung oder sitzende Position bei Eingriffen in der hinteren Schädelgrube, wobei die Luftembolie bei sitzender Position eine gefürchtete Komplikation darstellt [2, 6]; es müssen prophylaktische Maßnahmen wie Erhöhung des ZVD durch Volumengabe sowie PEEP-Beatmung und Reduzierung des N_2O-Anteils im Beatmungsgemisch auf maximal 50% ergriffen werden.

Weiterhin muß vor allem bei Behinderungen des Liquorabflusses über den Aquädukt mit Verminderung der intrakraniellen Compliance durch Verschiebung der Druck-Volumen-Beziehung in den aufsteigenden Schenkel der Druck-Volumen-Kurve (nach Langfitt [7]) und damit mit einem ICP-Anstieg gerechnet werden.

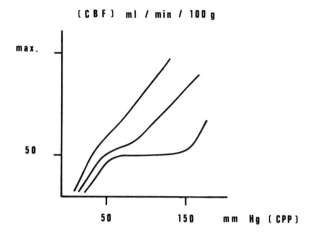

Abb. 1. Abnahme der Autoregulation der cerebralen Durchblutung (CBF) unter Inhalationsanaesthetika [14]. CPP = cerebraler Perfusionsdruck

In diesem Zusammenhang soll auf die Autoregulation des Gehirnkreislaufs eingegangen werden (Abb. 1). In einem Bereich des cerebralen Perfusionsdrucks (CPP) von ca. 50–150 mmHg wird durch Vasokonstriktion bzw. -dilatation im arteriellen Schenkel eine nur geringfügige Änderung der cerebralen Durchblutung unter normalen Bedingungen eingehalten und damit ein konstantes Sauerstoffangebot für das Gehirn gesichert. Beim Kind nimmt altersabhängig abfallend durch z.B. Inhalations-Anaesthetika oder Hypoxie die Fähigkeit zur Autoregulation ab, so daß die cerebrale Durchblutung (CBF), wie auch die Abb. 1 zeigt, zunehmend blutdruckabhängig wird [8, 13]. Dies bedeutet, daß der Blutdruckanstieg zunehmend unmittelbar auf das Gehirn wirksam werden kann; durch Zunahme des intrakraniellen Blutvolumens steigt der ICP. Die Abb. 2 gibt nun den sich hieraus ergebenden Circulus vitiosus in der cerebralen Notfallsituation bei verminderter intrakranieller Compliance wieder [14]. Steigerungen des intrakraniellen Blutvolumens durch Hypercapnie, lage-

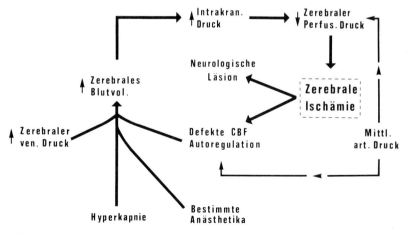

Abb. 2. Circulus vitiosus in der cerebralen Notfallsituation bei verminderter intrakranieller Compliance [14]

rungsbedingte Beeinträchtigung des venösen Abflusses und Pharmakaeinfluß, hier besonders durch Anaesthetika, welche über den cerebro-vaskulären Wiederstand auf das intrakranielle Blutvolumen wirken, können als Folge ICP-Steigerungen haben. Hierdurch nimmt der CPP ab, das hat weniger für das Gesamtgehirn als für perifokale regionale Bereiche Schäden zur Folge. Durch eine Abnahme des mittleren arteriellen Blutdrucks (MABP) wird dieser Effekt verstärkt, so daß es durch weitere cerebrale Ischämie zur Vergrößerung der schon vorhandenen neurologischen Läsion und darüber hinaus zur Steigerung des Defektes in der Autoregulation der CBF kommt. Damit ist der Kreis geschlossen, das intrakranielle Blutvolumen und der ICP nehmen weiter zu. Hier setzen nun die Maßnahmen der Anaesthesie gezielt ein: Durch leichte Kopfhochlagerung bzw. Senkung intrathorakaler Drucksteigerungen wird der venöse Abfluß verbessert, durch Hyperventilationsbeatmung — in Zukunft wird vielleicht die high frequency positiv pressure ventilation diskutiert [15] — werden das intrakranielle Blutvolumen verkleinert sowie eine lokale cerebrale metabolische Azidose kompensiert, und durch geeignete Anaesthetikakombinationen werden ICP und die Stoffwechselrate (CMR-O_2) gesenkt.

In diesem Zusammenhang soll etwas näher auf die Anaesthetikawirkungen eingegangen werden. Die Tabelle 2 gibt die qualitativen Wirkungen auf den MABP, die CBF, den ICP, den CPP und die CMR-O_2 wieder. Thiopental und Etomidate senken die CBF, das intrakranielle Blutvolumen, den ICP und die CMR-O_2. Dabei senkt Thiopental den Blutdruck deutlicher in vergleichbarer Dosierung als das Etomidate, so daß eine CPP-Senkung für Thiopental errechnet werden kann. Ketamine ist die einzige intravenöse Substanz, welche die neuronale Aktivität im Gegensatz zu anderen Injektionsanaesthetika wie den Barbituraten, Etomidate und den Benzodiazepinen steigert [9]; Ketamin ruft eine anhaltende Steigerung des CBF, eine Zunahme des intracerebralen Blutvolumens, ICP-Steigerung und CPP-Abnahme hervor, bei einem leicht gesteigerten cerebralen Stoffwechsel [9, 11, 14]. Ketamine ist für Narkosen bei Kindern mit verminderter intrakranieller Kompensationsfähigkeit nicht geeignet und sollte dabei nicht angewendet werden.

Tabelle 2. Qualitative Wirkungen von Anaesthetika auf den Blutdruck (MABP), die Gehirndurchblutung (CBF), den intrakraniellen Druck (ICP), den cerebralen Perfusionsdruck (CPP) und die O_2-Aufnahme des Gehirns (CMR-O_2)

Anaesthetika	MABP	CBF	ICP	CPP	CMRO$_2$
Thiopental	↓	↓↓	↓↓	↓	↓↓
Etomidate	−↓	↓↓	↓↓	−↑	↓↓
Propanidid	↓	↓	−↑	−↓	
Ketamine	↑↓	↑↑	↑↑	↓↓	↑
DHB	↓	(↓)	−(↑)	−	(↓)
Fentanyl	−	(↓)	−(↑)	−	↓
Diazepam	(↓)	↓	↓	(↑)	(↓)
Flunitrazepam	↓		↓	(↓)	
Midazolam	(↓)	↓	↓	(↓)	
Halothan	↓↓	↑↑	↑↑	↓↓	↓
Enfluran	↓↓	↑(↑)	↑(↑)	↓(↓)	↓
Methoxyfluran	↓	↑↑	↑↑	↓↓	(↓)
Isofluran	↓	↑(↑)	↑↑	↓↓	↓
Stickoxydul	(↓)	↑	↑(↑)	↓	(↓)

Tabelle 3. Notwendige Voraussetzungen für die Restitution des traumatisierten Gehirns

1. Mittelgradige Hyperoxie PaO_2 100 mmHg
2. Mittlere Hyperventilation $PaCO_2$ 25–35 mmHg
3. Normaler ICP 10–15 mmHg
4. Stabilisierung des MAP auf 90–100 mmHg
5. Normothermie
6. Normaler SB- und Wasser-El.-Haushalt
7. Ausreichendes Nährstoffangebot

Dehydrobenzperidol und Fentanyl haben nach eigenen Beobachtungen nur unter deutlich verminderter intrakranieller Compliance ICP-steigernde Wirkung; in der Literatur werden überwiegend CBF- und ICP-senkende Wirkungen für beide Substanzen beschrieben [9]. Die Benzodiazepine können beim neuropädiatrischen Risikopatienten eingesetzt werden in Dosierungen, welche noch keine wesentliche Kreislaufdepression bewirken. Dabei haben Flunitrazepam sowie das neue Midazolam ebenso wie Diazepam geringe CBF- und ICP-senkende Eigenschaften [9, 14].

Die Inhalationsanaesthetika (im unteren Abschnitt der Tabelle 3) steigern durch Verminderung des cerebrovaskulären Wiederstandes die CBF, das intracerebrale Blutvolumen und damit den ICP. Es kommt zur unterschiedlich ausgeprägten Kreislaufdepression mit Schlagindex- und Blutdruckabfall, so daß der CPP in nahezu allen Fällen zum Teil bedrohlich gesenkt wird [12]. Dabei kommen dem Isofluran offenbar keine günstigeren Eigenschaften im Vergleich zu anderen Inhalationsanaesthetika einschließlich dem Stickoxydul zu [9]. Für die Durchführung der Anaesthesie ist die Kombination und Reihenfolge der Anaesthetika in Abhängigkeit von deren Wirkung auf die Komponenten des Schädelinhalts zu beachten, um auch evtl. Pharmaka mit gegensätzlichen Wirkungen auf den cerebrovaskulären Wiederstand und die CBF in einer Weise einsetzen zu können, ohne das Gehirn weiter zu schädigen [12]. Als Beispiel (Abb. 3) wird die Wirkung von 0,3 mg/kg Etomidate bzw. 6 mg/kg Thiopental auf den ca. 60%igen Stickoxydul-bedingten ICP-Anstieg bei Kindern mit verminderter intrakranieller Kompensationsfähigkeit wiedergegeben. Etomidate wie Thiopental haben die der Tabelle 3 entsprechenden Wirkungen auf den ICP, der in den Ausgangsbereich vor der Stickoxydulverabreichung zurückgeführt wird, wobei sich beim Thiopental durch den MABP-Abfall die schon erwähnte Senkung des CPP ergibt.

Aufgrund der Wirkungen von Inhalationsanaesthetika auf das intrakranielle Milieu (ICP, CBF) und andererseits auf den Kreislauf (Kontraktilität, MABP) sowie besonders beim Kind auf die Autoregulationsfähigkeit des CBF sollten die volatilen Anaesthetika und ebenso das Stickoxydul nur nach Stabilisierung der Kreislaufverhältnisse, einer mittleren Hyperventilationsbeatmung und einer Normalisierung des ICP nach Einsatz anderer ICP-senkender Maßnahmen wie Anaesthetika (Thiopental, Etomidate) mit $CMRO_2$ mindernden Eigenschaften, evtl. Corticoiden sowie hyperosmolaren Lösungen (Mannit, Sorbit) angewendet werden. Auf den Einsatz eines intensiven evtl. auch invasiven Monitorings kann an dieser Stelle lediglich hingewiesen werden.

Beim Schädel-Hirn-Trauma hat die enge Verknüpfung von Atmung, Kreislauf und Bewußtseinslage vielfach über den unfallbedingten Primärschaden am Gehirn hinaus sekundäre Schäden durch Hypoxie zur Folge. In der Tabelle 3 wurden die notwendigen und günstigen Voraussetzungen für die Restitution des traumatisierten Gehirns zusammen-

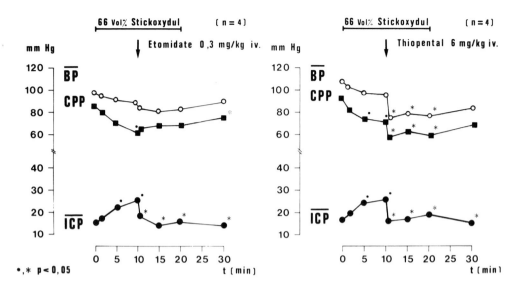

Abb. 3. Vergleich der Wirkungen von Etomidate und Thiopental auf den N_2O-bedingten ICP-Anstieg. BP = mittlerer arterieller Blutdruck, ICP = mittlerer intrakranieller Druck

gestellt. Beim bewußtlosen Schädel-Hirn-Trauma ist in jedem Falle die endotracheale Intubation durchzuführen. Wenn es die Zeit vor der operativen Maßnahme der operationsbedürftigen intrakraniellen Hämatome bzw. der extrakraniellen Verletzung zuläßt, sollten neben der Hyperventilation mit O_2-angereichertem Gasgemisch eine intensive Schocktherapie mit Stabilisierung des Kreislaufs sowie Normalisierung des Säurebasenhaushalts Voraussetzung sein. Bei der Narkose sollten zur Verbesserung der cerebralen bzw. intrakraniellen Situation über das zu den speziellen Anaesthesietechniken bei Craniotomien Gesagte hinaus möglichst die in Tabelle 4 aufgeführten gehirnorientierten Maßnahmen beim Schädel-Hirn-Trauma ergriffen werden [1]. Neben der das Gehirn entlastenden Operation stehen als operative Maßnahme die Frühstabilisierung von Frakturen im Vordergrund, welche die pharmakologische Deafferenzierung mit Sedativa, Analgetika und vegetativ blockierenden Pharmaka vereinfacht. Weiterer sekundärer cerebraler Hypoxie wird neben der Hyperventilationsbeatmung und Kopfhochlagerung mit Dexamethason und in Akutsituationen mit Osmodiuretika begegnet. Darüber hinaus werden als spezielle Maßnahmen Barbiturate eingesetzt bzw. neuerdings das Hypnotikum Etomidate per infusionem, welches in bezug

Tabelle 4. Gehirnorientierte Maßnahmen beim SHT

Entlastende Operation
Beatmung (Hyperventilation)
Pharmakologische Deafferenzierung
Kopfhochlagerung (ca. 15–20°)
Dexamethason
Evtl. Osmodiuretika
Barbiturate oder Etomidate
Chirurgische Frühstabilisierung von Frakturen

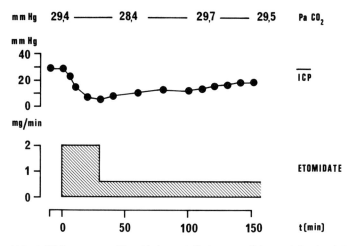

Abb. 4. Wirkungen von Etomidate per infusionem auf den gesteigerten intrakraniellen Mitteldruck (ICP). $PaCO_2$ = arterielle Kohlensäurespannung

auf CBF, ICP und $CMR-O_2$ vergleichbarer Wirkungen wie die Barbiturate hat [11, 12]. Als Beispiel für die evtl. auch intraoperative Anwendung gibt die Abb. 4 Wirkungen von Etomidate per infusionem in einer anfänglichen loading dose und einer sich anschließenden Erhaltungsdosis wieder, welche zu einer 2,5stündigen ICP-Senkung bei unveränderter Kreislaufsituation führt.

Die abschließende Tabelle 5 faßt nochmals zusammen, daß bei der Anaesthesie zu neuropädiatrischen Eingriffen überwiegend allgemein kinderanaesthesiologische Techniken im Vordergrund stehen, während spezielle Gesichtspunkte vor allem bei cerebralen Risikopatienten mit evtl. gesteigertem ICP durch Tumor oder Schädel-Hirn-Trauma zu beachten sind. Der Anaesthesist muß spezielle Kenntnisse in der Beurteilung der cerebralen Vitalfunktionen haben und bei der Auswahl der Anaesthetika und deren Kombinationen sowie der Anaesthesietechniken immer Kreislaufwirkungen und Beeinflussung der intrakraniellen Milieus berücksichtigen. Es sollte die Indikation zur Anwendung von Inhalationsanaesthetika vor Einsatz anderer ICP-senkender Maßnahmen streng gestellt und während des Eingriffs besonders ICP-senkende Anaesthetika eingesetzt werden, um dem Gehirn evtl. verlaufsbestimmende sekundäre Hypoxien zu ersparen.

Tabelle 5. Anaesthesie bei neuropädiatrischen Eingriffen

Überwiegend allg. Kinder-anaesthesiologische Techniken bei extracerebralen Eingriffen
Bei cerebralen Risikopatienten mit evtl. gesteigertem ICP (Tumor, SHT)
Auswahl geeigneter Anaesthetika, Anaesthetikakombinationen und Anaesthesietechniken
Strenge Indikationsstellung primär für Inhalationsanaesthetika
ICP-senkende, evtl. hirnprotektive Maßnahmen mit Anaesthetika

Literatur

1. Barker GA, Conn AW, Edmons JF (oJ) The principles of management of acute brain injury in children. Excerpta medica, Intern Congr Ser, No 538, Amsterdam
2. De Bros FM (1981) The pathophysiology of the sitting position during anaesthesia, a review. ZAK 81, Abstracts E 10.3, Berlin
3. Diaz JH, Lockhart CH (1979) Hypotensive anaesthesia for craniectomie in infancy. Br J Anaesth 51:233
4. Goudsouzian NG, Ryan JF (1976) Recent advances in pediatric anesthesia. Pediatr Clin North Am 23:345
5. Hatch and Summer (1981) Neonatal anaesthesia. Edward Arnold Verlag
6. Krier L, Wiedemann K (1978) Luftembolie: Eine Komplikation bei neurochirurgischen Eingriffen in sitzender Position. Prakt Anaesth 13:386
7. Langfitt TW (1968) Increased intracranial pressure. Clin Neurosurg 16:436
8. Lou HC, Lassen NA, Friis-Hansen B (1979) Impaired autoregulation in the distressed newborn infant. J Pediat 94:118
9. McDowall DG (1978) Neurosurgical anaesthesia and intensive care. In: International Anaesthesiology Clinics, Vol 16 (1), Little, Brown & Co, Boston
10. Rosales JK, Hannallah RS (1977) Anesthesia for pediatric neurological surgery. In: Anaesthesia for Neurological Surgery. Int Anesthesiol Clin 15:265
11. Schulte am Esch J, Pfeifer J, Thiemig I, Entzian W (1978) The influence of intravenous anaesthetic agents on primarily increased intracranial pressure. Acta Neurochir 45:15
12. Schulte am Esch J, Thiemig I, Entzian W (1980) Wirkungen von Etomidat und Thiopental auf den stickoxydulbedingten intrakraniellen Druckanstieg. Anaesthesist 29:525
13. Shapiro HM, Todd MM, Tommasino C, Goddard J (1981) Local cerebral blood flow autoregulation in newborn dogs. Anesthesiology 55:225
14. Shapiro HM (1975) Intracranial hypertension: Therapeutic and anesthetic considerations. Anesthesiology 43:443
15. Todd MM, Toutant SM, Shapiro HM (1981) The effects of high-frequency positive pressure ventilation on intracranial pressure and brain surface movements in cats. Anesthesiology 54:596

Special Problems in ENT-Surgery and Related Fields

T. Suutarinen

In the field of paediatric anaesthesia a vast number of anaesthetics are given annually for oto-rhino-laryngolocigal procedures, often by anaesthetists not having special experience in this field. The anaesthetic situation however, can suddenly become quite complicated, and only good experience and anaesthetic skill can safely help the patient out of danger.

In otolaryngological anaesthetic work certain requirements have to be fulfilled in order to provide safety and proper surgical conditions. The most important and most challenging is the establishment and maintenance of a free airway. The other requirements are: complete immobility of the operating field, complete analgesia throughout the operation, while relaxation should be as light as possible. Anaesthesia should give protection against the vagal reflex and straining and vomiting during recovery should be avoided. The anaesthetic management should not obstruct the operative field. Rapid postoperative recovery protects from airway problems as the patient is able to cough up mucus and blood that may have accumulated. Needless to say, the postoperative pain must be managed well.

Anxiety, emotional disturbances, restlessness and vomiting during recovery are seen in connection with otolaryngological surgery. The recognition of these signs and symptoms have given rise to several studies at the otolaryngological hospital of our University. Certain studies were specially directed at comparing of different premedication agents. The anxiolytic effects of various premedicants can be seen in Table 1. When comparing pethidine, diazepam and flunitrazepam given i.v. or triclofos, diazepam and flunitrazepam given orally, the primary finding was the difference in reaction in different age groups. In the group of children

Table 1. Anxiolytic effects of premedication (Lindgren 1980)

Drug mg/kg		Route of administration	Anxiolytic effect	
			Children less than 5 years	Children 5 years and older
Pethidine	1	i.m.	fair	good
Diazepam	0.25	i.m.	poor	good
Flunitrazepam	0.02	i.m.	fair	good
Triclofos	70	oral	good	good
Diazepam	0.25	oral	fair	good
Flunitrazepam	0.02	oral	poor	good

Table 2. ECG changes (%) during different methods of anaesthesia (Lindgren 1980)

Method of anaesthesia	ECG changes		
	Junctional rhythm	BBB	BBB + aberration
Adenotomy			
Thiopentone + halothane	7	0	10
Thiopentone + enflurane	16	0	0
Althesin + halothane	16	4	4
Althesin + enflurane	4	0	0
Adenotonsillectomy			
Thiopentone + halothane	33	4	11
Thiopentone + enflurane	14	0	0

older than five years, all premedicants had a good anxiolytic effect, while in younger children, marked differences between the various drugs were observed. In the whole study oral triclofos was superior to diazepam or flunitrazepam (Rohypnol).

High incidence of electrocardiographic changes and arrhythmias have been observed during adenotomy and adenotonsillectomy in children. In Dr. Lindgren's study concerning ECG changes during these operations (Table 2) junctional rhythm was observed from 4 to 16% in the adenotomy group, and from 14 to 33% in the adenotonsillectomy group. When calculating the changes in Q–T interval, it was observed, that thiopentone, suxamethonium and enflurane significantly prolonged the Q–T time, while Althesin and Halothane had no significant effect on this parameter. In spite of the prolongation of the Q–T interval, however, neither BRB or BBB + abberration was seen during enflurane anaesthesia. Lindgren's conclusion from these studies was, that enflurane has antidysrhytmic properties. Thus, enflurane is superior to halothane as regards cardiac dysrhytmias during otolaryngological surgery. On the whole, enflurane has gained increasing interest as an inhalation agent for otolaryngological surgery, where earlier Halothane has been the most popular agent.

Anaesthetic Techniques

Some of most demanding situations in otolaryngological anaesthesia are the procedures involving the airway, i.e. operations on the larynx and trachea, diagnostic and therapeutic laryngo- or bronchoscopies and specially removal of foreign bodies. For these procedures a variety of anaesthetic techniques is used, depending on the procedure and local special demands (Table 3). The ventilation during such anaesthesia can be spontaneous with either i.v. or inhalation induction combined with halothane, enflurane or ether. In controlled ventilation, additional instrumentation is needed.

For laryngeal or tracheal surgery, anaesthesia methods have to provide good working conditions for the surgeon and at the same time adequate ventilation. To achieve this, controlled ventilation has been mostly used with continuous overpressure in the airway, in order to prevent mucus, blood or foreign material from entering the trachea. Technically this has been achieved by endotracheal intubation or tracheostomy, but nowadays it is

Table 3. Anaesthetic techniques for procedures on the larynx and upper airway

A. Spontaneous ventilation		
Induction		Inhalation agent
1. Intravenous		
– Thiopentone	+	Halothane
– Althesin		Enflurane
		Ether
2. Inhalation		
– Halothane	+	Ether
– Enflurane		
B. Controlled ventilation		
– Intubation or tracheostomy		
– Ventilating bronchoscope		
– Inflation via a catheter		
– Jet insufflation		
– HFPPV (several types)		

more often done using higher pressure insufflation via nasotracheal catheter or different types of high pressure jet insufflation systems. The introduction of the laser has resulted in new problems and modifications in anaesthetic technics, because lasers burn any soft material. The burning problem has been resolved by using protective aluminium tape around the tube or flexible metal endotracheal tubes.

Removal of foreign bodies from the larynx, trachea or bronchi can be quite complicated and dangerous. Here anaesthesia is often started with Halothane 2–3% and when the anaesthesia is deep enough, laryngoscopy can be done, and bronchoscope is past through larynx under succinylcholine relaxation. If ether can be used the procedure specially on small babies could be done under spontaneous ventilation, but unfortunately ether is nowadays used only in very few hospitals. At the moment of removal the foreign body, however, the patient must be well relaxed in order to pull the foreign body out as smoothly as possible.

Diagnostic procedures, laryngoscopy and tracheostomy are commonly performed procedures in children. For bigger children the technique can be similar for removal of foreign bodies, but in neonates and young infants, examination under spontaneous respiration is often needed for complete diagnosis. The movements of pharynx and vocal cords, as well as movements of tracheal wall, i.e. in tracheomalacia can be best seen under spontaneous ventilation.

For tracheoscopies and bronchoscopies we nowadays often use magnifying optic instead of infant bronchoscope. Halothane, specially combined with ether gives excellent anaesthesia for these procedures. This technique allows very smooth and non damaging inspection of larynx, tracheal and bronchi protecting the tissue from postoperative edema caused by bronchoscope. By using this technique we have generally been able to avoid the postbronchoscopic intubation of infants and neonates, which sometimes must be done because of ventilatory obstruction.

High Frequency Positive Pressure Ventilation

As mentioned before, the ventilation for procedures on larynx or trachea can produce marked difficulties. To overcome these problems, various techniques have been developed, one of the latest and quite promising technique being the HFPPV.

For many years, paediatric anaesthetists have used rapid manual ventilation, 80–100–120/min, in order to stop the coughing after the intubation, or keep the ventilation stopped during the procedure. Now, this technique of HFPPV, produced mechanically by special ventilators with frequencies of 60–100 has been used for laryngeal and tracheal surgery for more than 10 years. More recently HF technique has been modified further using higher gas pressures and frequencies up to 3000/min.

Table 4. High rates – low volumes in mechanical ventilation

Frequency	Sjöstrand	Benzer
60– 100	HFPPV	HFPPV
100– 300	HFV	HFJV
300–3000	HFO	FDV

There are three main different types of HFV (Table 4), the main difference being of frequency. The slowest, with frequences from 60–100, is called HFPPV, while the ventilation with frequences 100–300 is either high frequency ventilation or high frequency jet ventilation. The most rapid ventilation (up to 3000) is called high frequency oscillation or forced diffusion ventilation.

The HFV has characteristics, which differ markedly from customarily artificial ventilation. These characteristics are seen in the next table. The most important from these are: (1) Smaller tidal volume, (2) lower airway pressure, (3) hemodynamic function not affected, (4) suppression of spontaneous respiration. All these effects make HFV specially suitable (Table 5) for laryngoscopy, bronchoscopy, laryngeal microsurgery and tracheal surgery. The HFV-technique, specially HFPPV with freq. 60–100 has been used on various centers successfully for several years. The technique is either direct insufflation through the larynx, via nasotracheal insufflation catheter or through the side arm of the ventilating bronchoscope.

Table 5. Use of HFPPV

1. Laryngoscopy
2. Bronchoscopy
3. Laryngeal surgery
4. Tracheal surgery
5. Others
   – Paediatrics
   – Chest injury etc.

The various HF-ventilation techniques have already brought in marked technical and clinical improvments in the management of otolaryngeal procedures. The technique however, is now under energic investigation and fast development, and there are still some technical problems to be resolved. But in the near future it certainly will be used routinely and will offer a big advancement not only in otolaryngology, but also on many other fields depending on artificial ventilation.

References

1. Baum M, Benzer H, Geyer A, Haider W, Mutz N (1980) Forcierte Diffussionventilation (FDV) Anaesthesist 29:586–591
2. Benzer H, Baum M, Corain F, Mutz N (1981) Die Wahl des Beatmungsmusters (I/E-Verhältnis, Frequenz). In: Tagungsbericht, 10. Internationaler Fortbildungskurs für klinische Anaesthesiologie, Verlag H Egermann, Wien, pp 109–110
3. Brown TCK, Fisk GE (1979) Anaesthesia for ear, nose and throat operations. In: Anaesthesia for children. Blackwell scientific publications. Oxford London Edinburgh Melbourne, pp 197–207
4. Lindgren L (1980) Anaesthesia for otolaryngological surgery in children. Academic dissertation. University of Helsinki
5. Sjöstrand U (1980) High-frequency positive-pressure ventilation (HFPPV): a review. Crit Care Med 8:345–364
6. Sjöstrand UH, Eriksson IA (1980) High rates and low volumes in mechanical ventilation – not just a matter of ventilatory frequency. Anesth Analg (Cleve) 59:567–576
7. Smith RM (1980) Anesthesia for ear, nose, and throat surgery. In: Anesthesia for infants and children. Fourth edition. The CV Mosby Company. St Louis Toronto London, pp 488–509

Spezifische Komplikationen: Maligne Hyperthermie und retrolentale Fibroplasie

K. Steinbereithner

Einleitung

Das „Schlußlicht" einer Referentenreihe befindet sich meist in einer wenig beneidenswerten Lage. Nicht nur ist bereits häufig Entscheidendes referiert (wie auf dieser Tagung über die maligne Hyperthermie durch Brückner), vielfach werden ihm auch Raritäten – um nicht zu sagen Kuriositäten – anvertraut, für die ihm mangels handfester Daten und Konzepte oder wegen oft zwangsläufig geringer Erfahrung nur bedingte Kompetenz zukommt. Obwohl sich der Verfasser zumindest teilweise einer solchen Situation gegenübersieht, sei im folgenden versucht, zwei bedrohliche Anaesthesiekomplikationen, von denen eine zum Tode, die andere zum Totalverlust eines Sinnesorgans führen kann, aus gegenwärtiger Sicht zu beleuchten und – nach dem Stand unseres Wissens – Wege zu ihrer Verhütung aufzuzeigen.

Maligne Hyperthermie (MH)

1. Zur *Pathophysiologie und Genetik* darf auf neuere Übersichten, etwa von Gronert 1980 (dort umfängliche Literatur) verwiesen werden. Dieser Autor spricht dabei pointiert von einer „best accepted theory", was den Problemstand wohl hinreichend beleuchtet. – Auch der bisher postulierte autosomal-dominante Erbgang erscheint nunmehr in Frage gestellt, eine Polygenie mit entsprechender Variation von Merkmalen wahrscheinlich gemacht (Ellis et al.).

2. *Epidemiologie und Klinik:* Das pharmakogenetische Syndrom – in allen Rassen auftretend – „befällt" vorwiegend das Kindes- und Jugendalter (Häufigkeit nach Kalow et al. 1:15 000 gegenüber 1:70 000–100 000 beim Erwachsenen), wobei das männliche Geschlecht (mehr als 70%) bevorzugt ist. Die jüngsten bisher im Schrifttum berichteten Fälle waren zwei und sechs Monate alt (Relton et al., Mayhew et al.). Auch im eigenen Beobachtungsgut (Tabelle 1, wie auch mehrere andere der Habilitationsschrift von Sporn entnommen) überwiegen leider bei den Verstorbenen Kinder und Jugendliche.

Unter den Triggeragentien (Tabelle 2) überwiegen Inhalationsanaesthetika und depolarisierende Relaxantien (zum Streßproblem kann hier nicht im Detail Stellung genommen werden). Die klinischen Frühsymptome zeigt Tabelle 3. – Das Vollbild, das mit einer Vielzahl biochemischer und respiratorischer Alterationen einhergeht (Tabelle 4), darf in diesem Kreise als bekannt vorausgesetzt werden. Das Ereignis tritt entweder bei der ersten Narkose – häufig bei Bagatelleingriffen – vielfach aber erst nach einer Reihe von „anstandslos" (?) vertragenen „Probenarkosen" (Püschel et al., Halsall et al., eigene Beobachtung) auf. Kri-

Tabelle 1. MH-Krisen und -Verdachtsfälle im eigenen Bereich vom 1.1.1975 bis 30.11.1980

Zuweisendes Krankenhaus	Zahl der Patienten	Davon Verstorbene
Universitätskliniken Wien	7	1
Kinderchirurgische Univ.-Klinik Graz	6	0
Universitätskliniken Innsbruck	2	1
Sonstige Krankenhäuser:		
Wien	6	2
Niederösterreich	8	2
Vorarlberg	1	0
Summe	30	6

Tabelle 2. Triggeragentien bzw. auslösende Mechanismen

A. Gesichert
Sämtliche potenten Inhalationsnarkotika und depolarisierenden Muskelrelaxantien
Lokalanaesthetika vom Amid-Typ
Phenothiazine
Tricyclische Antidepressiva und MAO-Hemmer
Streß
B. Fraglich
Stickoxydul
Nicht-depolarisierende Muskelrelaxantien
Ketamin
Alkohol
Vitamin E
Cytotoxische Substanzen

sen können mitigiert – abortiv verlaufen, in letzter Zeit werden sie erfreulicherweise mehr und mehr am Beginn abgefangen, das Vollbild führt in einem hohen Prozentsatz zum Tode [unter den 30 „eigenen Fällen" wurde bei 17 frühzeitig Verdacht geschöpft (Temperatur <38,5), 3 verliefen abortiv, für die restlichen (Vollbild) betrug die Mortalität 60%].

3. Diagnostische Probleme: Wie später noch zu demonstrieren, gibt es derzeit keine Möglichkeit, präoperativ eine MH auf einfache Weise verläßlich zu diagnostizieren. Während des Eingriffs sollten warnende Frühsymptome (Tachykardie, Rigidität nach Succinylcholin) und – nach Ausschluß anderer Hyperthermieursachen, speziell bei Kindern (Tabelle 5) – jeder Temperaturanstieg den Verdacht wecken; ausgeprägte Acidose und Hyperkapnie sind hingegen bereits unmittelbare Vorboten der Vollkrise. – Bei rechtzeitiger Frühbehandlung kann daher die Verdachtsdiagnose erst ex post (s. später) erhärtet werden.

4. Zur Therapie der manifesten Krise (Tabelle 6): Diese ist heute weitgehend standardisiert; wichtig erscheint geordnetes Vorhalten der erforderlichen Medikamente und Behelfe. – Einen entscheidenden therapeutischen Fortschritt stellt Dantrolen dar. Man vergesse aber nicht, daß von Bolusinjektionen eher abzuraten ist (vgl. Lou u. Wingard: Herzstillstand beim Schwein) und daß die Substanz muskelrelaxierend wirkt (Lee et al.).

Tabelle 3. Klinische Frühsymptome von MH-Krisen (nach Britt et al. 1977)

	Auftreten in %
Tachycardie	94,14
Muskelrigidität	83,63
Änderung des art. Druckes	85,52
Tachypnoe	85,84
Cyanose	71,08
Fieber	30,70

Tabelle 4. Laborbefunde bei MH-Krisen

Acidose (respiratorisch/metabolisch)
Hyperkaliämie
Hyperglycämie
Hyperphosphatämie
Hypermagnesiämie
Hypocalcämie
Hypernatriämie
Anstieg von CK, GOT, LDH, ALD im Serum
Evtl. disseminierte intravasale Gerinnung (in schwersten Fällen)
Evtl. Hämolyse

Tabelle 5. Differentialdiagnose der MH (modifiziert nach Pfaff u. Beyer 1981)

Wärmestauung (Abdeckung, Wärmematte, Atropin)
Zentrale Hyperpyrexie (SHT, Hirndruck, postop., Fettembolie, hohe Halsmarkläsion)
Pyrogene Reaktion (Infusionen, Blutkonserven)
Sepsis/Endotoxämie
Exsikkose (spez. Kinder)
Vergiftungen (Atropin, Salicylate, tricyklische Antidepressiva)
Thyreotoxikose

5. Anaesthesieregime bei MH-Anlageträgern: Das in Tabelle 7 empfohlene Vorgehen stützt sich neben Literaturberichten (Gronert 1980, 1981, Goudsouzian u. Ryan u.a.) auf eigene Erfahrungen bei 9 Patienten, darunter 6 Krisenfällen [39]. Die höher dosierte, aber verkürzte Dantrolen-Vorbehandlung basiert auf den Bericht von Fitzgibbons, die bei niedrigeren Dosen eine Krise beobachtete. — Betont sei, daß unbedingt eine ausreichende Narkosetiefe sicherzustellen ist, um mögliche Streßkrisen [40, 43] hintanzuhalten.

6. Prophylaxe: Da, wie schon ausgeführt, kein Routinediagnosetest derzeit zur Verfügung steht, bedarf es zur Vorbeugung heute einer systematischen Familienuntersuchung (Tabelle 8 gibt einen Überblick der eigenen „Testbatterie"; Myoglobinbestimmungen sind heute als obsolet anzusehen, neurophysiologische Tests können — speziell bei Kleinkindern, die bis 5a keine Muskelveränderungen zeigen, unterstützend herangezogen werden). Da die

Tabelle 6. Therapie der MH-Krise (Gronert 1980, Pfaff u. Beyer 1981, Purschke 1975, Britt 1972, Sporn u. Steinbereithner 1978 u.a.)

Rasches Absetzen ev. Triggeragentien
Operation ehestens beenden
Neuer Narkoseapparat, neue Schläuche
Beatmung mit 100% O_2 (halb-offen)
– hoher Gasfluß, erhöhtes AMV
Sofortige blinde Pufferung (Na-Bicarbonat 2–4 mmol/kg i.v.), weitere Korrektur nach Blutgaswerten
Dantrolen 1–3 (max.) 10 mg/kg Dantrolenlösung als Infusion (EKG-Kontrolle! evtl. Atmung beobachten)
Procain-HCl 1% 1–2 mg/kg/min als Infusion (EKG-Kontrolle; Stop, falls HR <100/min), evtl. Procainamid,
    kein Lidocain! Bei RR-Abfall Dopamin-Bypass
Rigorose Abkühlung
– Eis, Kühlelemente oberflächlich
– Magen- und Rektalspülung mit Eiswasser
– eisgekühlte Elektrolytlösung i.v. (30 ml/kg innerhalb 30 min, dann nach ZVD und Ausscheidung)
– evtl. Peritonealdialyse
– Herz-Lungen-Maschine (falls verfügbar)
Forcierte Diurese
– Furosemid (max. 3 mg/kg i.v.)
– Mannit 20% 5 ml/kg i.v.
Corticoidbolus (30 mg/kg Methylprednisolon)
Glukose-Insulin (60 E/500 ml 40% Dextrose)
– zur Reduktion der Hyperkaliämie
evtl. Heparin (100–120 E/kg i.v.) zur DIC- bzw. Verbrauchskoagulopathieprophylaxe

Tabelle 7. Anaesthesieregime bei MH (Gronert 1981, Rosenberg 1977, eig. Erfahrungen)

A. Vorbehandlung mit Dantrolen (4–8 mg/kg per os für 24 h in 3–4 Portionen)
B. Prämedikation: Tranquillizer (Diazepam), Barbiturate, evtl. Opiate (Cave Phenothiazine und
    Atropin!)
C. Einleitung mit Thiopental
    Intubation mit Alcuronium oder Pancuronium
    Narkoseführung: N_2O-O_2 (2:1), Fentanyl, DHB n.B. (Narkosegerät ohne Verdampfer;
    neue Schläuche)
D. Regionalanaesthesie (als Ausnahme! Cave Streß!)
    Nur Esterverbindungen, Amide notfalls in Minimaldosen)
E. Vorsorge für Akutbehandlung
    Medikamente (i.v. Dantrolen, Procain(amid), Corticoide, Mannit, Bicarbonat, Heparin usw.);
    Kühlung (Kühlelemente, Eis, kalte Infusionen)
F. Monitoring
    EKG
    Temperatur (kontinuierlich)
    RR – evtl. blutig (Blutentnahmen für Analysen)
    Blutgase (in kurzen Intervallen)
    (evtl. K, CK, BZ usw.)

Treffsicherheit der Einzeltests ungenügend ist (speziell CK, s. Tabelle 9), kann vor allem zur Aufdeckung nichtrigider Anlageträger (M-Form) auf die Screening-Palette nicht verzichtet werden. – Häufig ist es unendlich mühsam, Mißtrauen und Ablehnung, besonders bei Verwandten Verstorbener, zu überwinden. Wir meinen aber, daß in jedem Falle ein

Tabelle 8. MH-Familienscreening – durchgeführte Untersuchungen

1. In vitro-Kontraktionstests von Muskelproben
2. CK-Aktivität im Serum
3. CK-Isoenzymmuster in Serum und Skelettmuskelproben
4. Licht- (fallweise Elektronen-) Mikroskopie quergestreifter Muskulatur
5. ATP-Depletion-Test
6. Neurophysiologische Untersuchungen
7. Myoglobinbestimmung im Serum

Tabelle 9. Vergleich der Treffsicherheit der einzelnen MH-Tests

MH-Test	Zahl der getesteten MH-Anlageträger	positiv =	%
In vitro-Kontraktionstest mit Halothane	63	35	55,5
Histologie	61	34	55,7
Histologie + in vitro-Kontraktionstest	59	51	86,4
Serum-CK-Aktivität	66	23	34,8
Muskel-CK-Isoenzyme	45	27	60,0
Serum-CK-Isoenzyme	46	22	46,8
ATP-Depletion-Test	38	33	86,8

Familienscreening (bisher in 24 der 30 eigenen Beobachtungen durchgeführt) zu fordern ist, wobei Kinder bis 5a, sollten evtl. die Ergebnisse einer reduzierten Testkombination unbefriedigend ausfallen, später ergänzend nachzuuntersuchen wären. Die erschütternde „Wausau-Story" aus Wisconsin (Henschel u. Lochner: 30 Narkosetodesfälle in einer Familie) verbietet jede nachlässige Bagatellisierung. Das derzeitige Fehlen einer genügenden Zahl kompetenter Untersuchungszentren erfordert u.E. aktives Handeln.

Retinopathie (retrolentale Fibroplasie)

Silverman gibt 1980 seinem Lebenswerk über retrolentale Fibroplasie (RLF) den Untertitel: „Eine moderne Parabel" – in Nachschlagewerken ist dieser Ausdruck unter dem Oberbegriff: „Lehrhafte Dichtung" zu finden, was die Lückenhaftigkeit unseres Wissens wohl am besten kennzeichnet. Den Ernst der Situation beleuchtet die jüngste negativistische Evaluierung neonatologischer Intensivtherapie durch Sinclair et al., die aus der Statistik von Phelps den Schluß ziehen, die RLF-„Epidemie" habe das Ausmaß der Präintensivära 1942–53 wieder erreicht, wo nach Silverman kindliche Blindheit in bis zu 80% durch RLF bedingt war.

1. Zur Genese: a) Mutter und Kind: Von Dutzenden vermuteter Ursachen erhielten bei Auswertung zahlreicher retro- und prospektiver Studien (Silverman) nur jene Faktoren mütterlicherseits ätiologisches Gewicht, die evtl. die Reifung des Neugeborenen beeinträchtigen, wie: Placentaschäden, Schwangerschaftsblutungen usw., die Zahl der Schwangerschaften (Erstgeborene angeblich seltener betroffen) ist jedoch kaum von Belang.

Tabelle 10. Retinopathiehäufigkeit und Geburtsgewicht (Sammelstatistik 1969–1981 nach Merritt et al.)

Geburtsgewicht	<1000 g	1000–1500 g	>1500 g
Zahl der Fälle	267	1265	1775
Retinopathien	143	232	32
(%)	(51,8)	(18,3)	(1,8)

Kindlicherseits ist ein leichtes Überwiegen des männlichen Geschlechtes feststellbar. *Den* entscheidenden Faktor schlechthin stellt das Geburtsgewicht dar. Wie aus der Zusammenfassung einer Sammelstatistik von Merritt et al. (Tabelle 10) hervorgeht, sind extrem unreife Frühgeburten unverhältnismäßig stark gefährdet, was Heath schon 1951 veranlaßte, von einer „Retinopathie des unreifen Neugeborenen" zu sprechen.

b) Exogene Komponenten: Diese sind in Tabelle 11 aufgelistet. Sieht man von Ernährung und irriger medikamentöser Substitution ab, hängen alle Faktoren irgendwie mit Oxygenierungsproblemen zusammen, was für unser Fach von besonderer Relevanz ist. – Dies bedeutet allerdings nicht, daß hier eine Monokausalität statuiert werden soll, ist doch an der multifaktoriellen Genese des Leidens (Merritt et al.) heute nicht zu zweifeln.

Anscheinend fördern neben längerdauernder, evtl. mäßiger Hyperoxie auch – wie der Zwillingsvergleich bei Betts et al. zeigt – kurze „Spitzenwerte" (Wille u. Obladen, Aranda et al. 1971) eine Vasokonstriktion der unreifen Retinagefäße bzw. hemmen das Wachstum derselben („antivaskulogener" Effekt nach Silverman). – Verschiebungen des Halbsättigungsdruckes (P_{50}) kommt additive Wirkung zu (Merritt et al., Aranda et al. 1979). – Daß andererseits brüsker O_2-Entzug (wobei Korrelationen zur Zeitdauer der O_2-Applikation bestehen) ebenso deletäre Folgen hat, konnte Szewczyk zeigen. Hier ergeben sich Berührungen zur Problematik der kongenitalen bzw. bei schwerem O_2-Mangel (cyanotische Vitien, vgl. Kalina et al.) auftretenden Retinopathie.

2. Maßnahmen zur Verhütung: Diese gibt Tabelle 12 wieder. Hervorgehoben seien u.a.:
– entsprechende Ausrüstung des Anaesthesiegerätes, wie von Jones u. Hendershot, Smith u.a. wiederholt gefordert,
– konsequentes P_aO_2-Monitoring – auch heute aus arteriellem Blut (a. temporalis, a. radialis, da der Umbilicalkatheter ev. bei noch teilweise offenem Ductus arteriosus Shuntwerte

Tabelle 11. Ursachen der Retinopathie (Silverman 1980, Wille u. Obladen 1978, Betts et al. 1977 u.a.)

Eisensulfatmedikation
Gabe von H_2O-löslichen Vitaminen
Vitamin-E-Mangel
Dehydrierung, Hungerzustand
Hyperoxie-„Spitzen"
$P_aO_2 > 80–120$ durch längere Zeit
$F_IO_2 > (0,21) – 0,4 – 0,5$
Mütterliche und fetale Azidose (P_{50})
Fremdblutgaben (P_{50})
Zu brüske F_IO_2-Reduktion

Tabelle 12. Narkose- (und Beatmungs-)Regeln zur Verhütung einer Retinopathie des Früh- und Neugeborenen

---

Vermeide lange Trink- und Fütterungspausen
Narkosegerät mit Luft-O_2-Mischer und O_2-Analyzer
Vermeide F_IO_2 > 0,5 für Frühgeburten bis 3 Monate, normale Neugeborene bis 2 Wochen
Laufendes P_aO_2-Monitoring (transcutan und arteriell!)
Vermeide P_aO_2-Werte über 60–80 (–100) Torr
Vermeide auch Hyperoxie-„Spitzen" (intermittierend hohe F_IO_2 oder reiner O_2)
Verhüte brüsken F_IO_2-Abfall
Zurückhaltung mit Blutgaben

---

liefert; vgl. Murdock u. Swyer – übrigens fördert ein offener Ductus arteriosus nach Naiman et al. das Auftreten einer RLF)
– hinsichtlich Obergrenze des F_IO_2 sind manche Autoren noch rigoroser (Dick u. Ahnefeld: <1800 g: max. 0,4)
– auch ein P_aO_2-Abfall auf <60 Torr sollte unbedingt vermieden werden (Pulmonalisdruckanstieg evtl. Shuntumkehr bzw. verzögerte Kreislaufumstellung bei Frühgeburten; Chu et al.)

Leider kommt all diesen Regeln (die vor allem bei Geburten unterhalb der 40.–44. Woche streng beachtet werden sollen) nur Empfehlungscharakter zu. Dies scheint, obzwar glücklicherweise die RLF in etwa 80% (Silverman, Merritt et al.) zur Spontanremission neigt, angesichts der Phelps'schen Zahlen eher beklagenswert. Derzeit müssen wir uns aber mit der Feststellung von Duc bescheiden: „Optimal arterial PO_2 in newborns; the question persists".

Schlußbemerkungen

Wie einleitend bemerkt, erscheint jede der hier besprochenen Narkosekomplikationen dadurch gekennzeichnet, daß unser Wissen über Pathophysiologie bzw. Genese, Frühdiagnose und teilweise auch Behandlung noch mehr als lückenhaft ist. Dies, obschon im Schrifttum vereinzelt die Diskussion rechtsmedizinischer Implikationen (Gronert 1980, Püschel u. Brinkmann) einsetzt. Darum sollte gegenwärtig unser ganzes Streben auf die Verhütung schwerer Folgen gerichtet sein. Wachsamkeit und stetes Bereitsein im klinischen Alltag vermögen dabei sicher viel, daneben bedarf es aber ständiger – aktiver und passiver – Information und einer vertieften interklinischen Zusammenarbeit.

Literatur

1. Aranda JV, Saheb N, Stern L, Avery ME (1971) Arterial oxygen tension and retinal vasoconstriction in newborn infants. Amer J Dis Child 122:189
2. Aranda JV, Clark TE, Maniello R (1975) Blood transfusion: possible potentiating risk factor in retrolental fibroplasia. Pediatr Res 9:362
3. Betts EK, Downes JJ, Schaffer DB, Johns R (1977) Retrolental fibroplasia and oxygen administration during general anesthesia. Anesthesiology 47:518
4. Britt BA (1972) Zur Behandlung der Malignen Hyperthermie. Anaesthesist 21:201
5. Britt BA, Kwong FHF, Endrenyi L (1977) The clinical and laboratory features of malignant hyperthermia management – a review. In: Henschel EO (ed) Malignant hyperthermia: current concepts. Appleton-Century-Crofts, New York, pp 9 ff

6. Brückner JB (1981) Maligne Hyperthermie. Ref ZAK Berlin 15–19 September
7. Chu J, Clements JA, Cotton EK (1967) Neonatal pulmonary ischemia. Part 1: Clinical and physiological studies. Pediatrics 40:709
8. Dick W, Ahnefeld FW (ed) (1978) Kinderanaestheise, 2 Aufl, Springer, Berlin Heidelberg New York, pp 28 f
9. Duc G (1979) Optimal arterial pO_2 in newborns: The question persists. In: Thalhammer O, Baumgarten K, Pollak A (eds) Perinatal Medicine, 6th Europ Congr Vienna 1978. Thieme, Stuttgart, p 250 ff
10. Ellis FR, Cain PA, Harriman DGF (1977) Multifactorial inheritance of malignant hyperpyrexia susceptibility. In: Aldrete JA, Britt BA (eds) 2nd Internatl symposion on malignant hyperthermia. Grune & Stratton, New York, p 329 ff
11. Fitzgibbons DC (1981) Malignant hyperthermia following preoperative oral administration of Dantrolene. Anesthesiology 54:73
12. Goudsouzian NG, Ryan WF (1976) Recent advances in pediatric anesthesia. Pediat Clin N America 23:345
13. Gronert GA (1980) Malignant hyperthermia. Anesthesiology 53:395
14. Gronert GA (1981) Puzzles in malignant hyperthermia. Anesthesiology 54:1
15. Halsall PJ, Cain PA, Ellis FR (1979) Retrospective analysis of anaesthetics received by patients before susceptibility to malignant hyperthermia was recognized. Brit J Anaesth 51:949
16. Heath P (1951) Pathology of the retinopathy of prematurity: Retrolental fibroplasia. Am J Ophthalmol 34:1249
17. Henschel EO, Locher WG (1977) The Wausau story – malignant hyperthermia in Wisconsin. In: Henschel EO (ed) Malignant Hyperthermia: Current Concepts. Appleton-Century Crofts, New York, p 3 ff
18. Jones JF, Hendershot RJ (1977) Compressed air O_2 anesthetic mixtures for the neonate. Anesth Analg Curr Res 56:127
19. Kalina RE, Hodson WA, Morgan BC (1972) Retrolental fibroplasia in a cyanotic infant. Pediatrics 50:765
20. Kalow W, Britt BA, Terreau ME, Haist C (1970) Metabolic error of muscle metabolism after recovery from malignant hyperthermia. Lancet 2:595
21. Lee C, Durant NN, Au E, Katz L (1981) Reversal of Dantrolene sodium-induced depression of skeletal muscle in the cat. Anesthesiology 54:61
22. Lou CG, Wingard DW (1981) Asystole after intravenous Dantrolene sodium in pigs. Anesthesiology 54:527
23. Mayhew JF, Rudolph J, Tobey RE (1978) Malignant hyperthermia in a six month old infant: a case report. Anesth Analg Curr Res 57:262
24. Merritt JC, Sprague DH, Merritt WE, Ellis RA (1981) Retrolental fibroplasia: a multifactorial disease. Anesth Analg Curr Res 60:109
25. Murdock AI, Swyer PR (1968) The contribution to venous admixture by shunting through the ductus arteriosus in infants with the respiratory distress syndrome of the newborn. Biol Neonat 13:194
26. Naiman J, Green WR, Patz A (1979) Retrolental fibroplasia in hypoxic newborn. Am J Ophthalmol 88:55
27. Pfaff G, Beyer A (1981) Maligne Hyperthermie. Anästhesiol Intensivmed 22:67
28. Phelps DL (1981) Retinopathy of prematurity: an estimate of vision loss in the United States. Pediatrics 67:924
29. Purschke R (1975) Soforttherapie der malignen Hyperthermie. In: Anaesthesiol Wiederbel Bd 91, Springer, Berlin Heidelberg New York, pp 17 ff
30. Püschel K, Brinkmann B (1978) Tod durch Maligne Hyperthermie. Med Welt 29:522
31. Püschel K, Schubert-Thiele I, Hirth L, Benkmann HG, Brinkmann B (1978) Maligne Hyperthermie in der 13. Vollnarkose. Anaesthesist 27:488
32. Relton JES, Britt BA, Steward JD (1973) Malignant hyperpyrexia. Brit J Anaesth 45:269
33. Rosenberg H (1977) Malignant hyperthermia syndrome. Anesth Analg Curr Res 56:466
34. Silverman WA (1980) Retrolental fibroplasia: a modern parable. Grune & Stratton, New York London, pp 17 ff, 183 ff, 193 ff

35. Sinclair JC, Torrance GW, Boyle MH, Horwood SP, Saigal S, Sackett DL (1981) Evaluation of neonatal-intensive-care programs. N Engl J Med 305:489

36. Smith RM (1980) Anesthesia for infants and children. 4 ed Mosby, St Louis Toronto London, pp 290 f

37. Sporn P (1981) Maligne Hyperthermie – Ergebnisse von Familienuntersuchungen in Österreich. Wien Klin Wochenschr [Suppl] 93:132

38. Sporn P, Steinbereithner K (1978) Die Maligne Hyperthermie (zum gegenwärtigen Stand des Problems). Öst Ärzteztg 33:1341

39. Sporn P, Steinbereithner K, Mühlbacher F (1980) Anaesthetic management of patients susceptible to malignant hyperthermia. Abstr 7 World Congr Anaesth Hamburg Sept 14–21, 1980. Excerpta Medica Amsterdam, p 446

40. Sporn P, Steinbereithner K, Sluga E, Linsmayer H, Schenk E (1980) Tödliche maligne Hyperthermie-Krise in der Prämedikationsphase. Anaesthesist 29:85

41. Szewczyk TS (1952) Retrolental fibroplasia: Etiology and prophylaxis. Am J Ophthalmol 35:301

42. Wille L, Obladen M (1978) Neugeborenen-Intensivpflege – Grundlagen und Richtlinien. Springer, Berlin Heidelberg New York, S 81 ff

43. Wingard DW (1977) Malignant hyperthermia – acute stress syndrome of man? In: Henschel EO (ed) Malignant Hyperthermia – Current Concepts. Appleton-Century-Crofts, New York, pp 79 ff

Paneldiskussion

Leitung: J. Wawersik

N.N.: Es wurde vorhin gesagt, daß Ketamingabe für 12 Monate zu Wesensveränderungen führt, das hätte ich gerne näher erläutert!

Dick: Einerseits wird behauptet, daß Ketamin überhaupt keine Wesensveränderungen erzeugt, andererseits steht die Behauptung, daß so etwas für 12 Monate danach feststellbar ist. In dieser letzteren Arbeit wird über Verhaltensstörungen berichtet, die in Zusammenhang mit der Ketaminanaesthesie aufgetreten sind, wobei man dazu sagen muß, daß möglicherweise in dieser Frist auch noch andere Dinge stattgefunden haben können, die dafür verantwortlich zu machen sind. Mit anderen Worten: Sie können im Augenblick nichts Verbindliches darüber sagen, ob das stimmt oder nicht, das sind nur die Extreme, die derzeit angegeben werden.

Wawersik: Herr Dick, was hat Sie veranlaßt, in Ihrer Übersicht das Hexobarbital überhaupt nicht zu berücksichtigen?

Dick: Das waren zwei Gründe: einmal mußte ich mich auf 15 min Redezeit beschränken. Da habe ich ausgelassen, was dazu geeignet war und zweitens bin ich davon ausgegangen, daß Methohexital und Thiopental die beiden derzeit am häufigsten verwendeten Barbiturate sind.

N.N.: Ich möchte gerne zu Frau Semsroth und den Anaesthesiesystemen ergänzen, daß wir dieses Kreisteil modifiziert seit ca. 4 Jahren — zuerst experimentell und dann auch in der Klinik — benutzen und zu dem selben Ergebnis kommen. Wir haben vor allem vergleichende Untersuchungen gemacht, indem wir Säuglinge am Kuhn-System atmen ließen und das gleiche Kind im Anschluß und das Kreissystem gehängt haben oder umgekehrt. Gemessen wurden Blutgasanalysen und das transkutane PO_2. Es war kein Unterschied feststellbar, ob das Kind spontan am Kuhn-System atmete oder am Kreissystem und wir haben deswegen dieses Kreissystem seit 2 Jahren im Routineeinsatz und es erfüllt eigentlich die Bedingungen, mit denen wir zur Zeit zufrieden sein können. Wir sind vor allem in der Lage, durch die Ventilsysteme die Ventilation meßbar zu machen. Wir können das Exspirationsvolumen messen und wir können vor allem mit diesem System das endexspiratorische CO_2 messen, auch bei sehr kleinen Kindern. Ich sehe hier den ganz entscheidenden Vorteil darin, daß jetzt auch für den Säugling eine kontrollierbare Ventilation möglich wird.

Wie haben Sie, Frau Semsroth, beim Bain-System das endexspiratorische CO_2 gemessen? Bei Spülgassystemen haben Sie ja häufig eine Mischanalyse aus der Frischgaszufuhr und der Abatmung. Wo haben Sie gemessen?

Semsroth: Wir haben vor dem Beutel eine Plastiknadel reingesteckt und dann daran gemessen.

N.N.: Sie haben ja den kontinuierlichen Frischgasflow, so daß dies Probleme bei der Analyse ergibt.

Wawersik: Das würde ich in der Tat auch so sehen, wenn Sie mit der Maske beatmen, dagegen sehe ich keine Probleme beim intubierten Kind, um mit diesem System CO_2-Messungen zu machen. Bei Intubation können Sie den Absaugkatheter weit in den Endotrachealkatheter schieben, so daß Sie außerhalb des Mischgasflusses gelangen. Es sei im übrigen unterstrichen, daß auch ich die Messung des endexspiratorischen CO_2 als die wirksamste und einfachste, wie auch zuverlässigste Methode zur Kontrolle der Ventilation halte. Bei Verwendung des halboffenen Systems meine ich auch, daß man es nur dann anwenden kann, wenn man intubiert hat.

Semsroth: Das kann ich nur unterstützen. Wenn das CO_2 herunter geht, muß dies nicht immer ein Zeichen für eine Hyperventilation sein, das kann auch eine Zunahme des Totraums bedeuten. Der Vorteil ist in jedem Falle, daß man sofort sieht, wenn etwas mit der Atmung passiert und wird aufmerksam. Deswegen ist das eine sehr gute intraoperative Meßmethode.

Dick: Mir ist nicht ganz klar geworden, wie Sie mit dem Babysystem eine Blockade des Inspirationsteils erreichen können, denn Sie haben ja noch das Überdruckventil vorgeschaltet.

Semsroth: Das ist aber passiert bei einem Kind, das bei der Einleitung hustete, und dadurch ist es zu einem Atemstoß gekommen, der m.E. auch auf den Inspirationsteil gedrückt hat. Die Firma hat jetzt ein neues Ventil konstruiert, ich habe jedoch erst so wenig Narkosen damit gemacht, daß ich noch nichts endgültiges darüber sagen kann.

Wawersik: Was soll überhaupt der Vorteil dieses speziellen Ventils und dieses Systems sein? Ich sehe aufgrund der Überlegungen zum Widerstand überhaupt keinen Grund nicht von den Plättchenventilen Gebrauch zu machen, die absolut zuverlässig arbeiten. Sie können den Totraum mit einem adäquaten Y-Stück unabhängig von den übrigen Durchmesserverhältnissen des Gesamtsystems mühelos anpassen. Es geht lediglich darum, wie schwer ein solches System ist und wie leicht und wie schwierig es für das Personal mit der Handhabung wird, um die unmittelbare Narkose speziell bei zahlreichen Wechseln in einem OP-Programm wieder neu vorzubereiten. Worin liegt also nun der überzeugende Vorteil dieses PAEDI-Systems, wenn nicht darin, daß einmal mehr eine Alternative zur Disposition gestellt wurde?

Semsroth: Ich kann nur mit einer Gegenfrage antworten, ich weiß es auch nicht! Ich sehe keinen Vorteil, ich sehe nur im Vergleich Nachteile, ich kann weder das Atemminutenvolumen messen, im Ausatemteil messe ich ja mehr oder weniger den Flow.

Dick: Man muß allerdings dazu bemerken, daß hier z.T. auch Weltanschauungen eine Rolle spielen. Ich erinnere mich an eine Umfrage und an eine Diskussion vor ca. 2 Jahren, wo namhafte amerikanische Kinderanaesthesisten nach wie vor für das Jackson-Rees-System plädierten, dem man wohl auch keine besonderen Vorteile, abgesehen davon, daß sie den Anaesthesisten auf die Dauer ermüden, zusprechen kann. So ähnlich ist das wohl auch mit den halboffenen Ventilsystemen, es gibt eben Kollegen, die sie gerne nehmen und denen wird man wahrscheinlich etwas geben müssen, wobei ich Ihnen zustimme, daß das System sicher sein soll und dieser Forderung ist inzwischen durch die Neukonstruktion des Ventils ohne Vorwärtsflow bzw. -leckage Rechnung getragen worden. Wenn man es recht sieht, kann man seit Jahren feststellen, daß adaptierte Kreissysteme wohl die beste Angelegenheit darstellen.

Wawersik: Ich sehe im Augenblick kein System, das den unmittelbaren und zwanglosen Übergang von der manuellen auf die kontrollierte Beatmung gestattet, jedenfalls kein einfach konstruiertes und billiges System. Unter dem Aspekt: Einfachheit der Handhabung, niedrige Kosten und leichte Adaptierbarkeit, d.h. kein großes Gewicht, keine besonderen Zugkräfte am Endotrachealkatheter oder der Maske — unter diesem Aspekt scheint mir das halboffene System für die große Zahl der ja durchweg kurzen Narkosen das am besten geeignete zu sein. Aber ich würde zu den Narkosesystemen auch gerne die Meinung von Herrn Steward hören.

Steward: What you have just being described, the light weight system, that is very cheap and economical, that can not get wrong is the Jackson-Rees-System (Heiterkeit bei den Teilnehmern). I think it is true that in North America we don't like valves, so I was very interested to hear so many valves described. We almost exclusively in small children use a TP-System and we think if it is used properly it is the safest system there is nothing to go wrong, it has a very low dead space, it can be used for spontaneous or controlled ventilation, switching immediately one to the other and if it is used properly, it can be quite economically. I think one concept that Baine introduced is more important than his circuit: he reintroduced the concept of using low gas flows into a TP-circuit which is a safe thing to do during controlled ventilation. During controlled ventilation with a TP you can use a controlled low gas flow. This means that then if you overventilate a patient, you will overventilate him with his own exspired gases and you will not produce respiratory alcalosis. So you can have a normal PCO_2 whatever your ventilation is, if you have present the fresh-gas-flow. And this is what we are doing now most commonly in our hospital. It is economical of gas flows and we can predictively produce normocapnea and also use the circuit we like best. In older children (over 25 kg) I think probably the adult circle system is appropriate as any other.

Wawersik: Lassen Sie mich immerhin sagen, daß ich mit Ihnen völlig einer Meinung bin. Auch ich vertrete nach wie vor die Meinung, daß das halboffene System, also das Jackson-Rees- oder das Kuhn-System, das diesem weitgehend entspricht, die am besten geeigneten sind. Wir führen sicherlich 90% aller Narkosen im Kleinkindesalter mit diesem System durch. Hier gibt es in der Praxis offensichtlich gewisse Differenzierungen zwischen einzelnen Zentren, aber insgesamt ist es wohl eine Ermessensfrage, welches System man nimmt, wenn man den Totraumaspekt und adäquate Ventilation in bezug auf die Einstellung des Hubvolumens berücksichtigt.

N.N.: Ich möchte die Verwendung des Takaoka-Respirators zur Diskussion stellen. Mit seinen kleinen Venturiwirkungen bei Kinderbeatmung könnte er vorteilhaft sein.

Wawersik: Ich persönlich kann nicht über Erfahrungen mit dem Takaoka-System im Kindesalter berichten. Ich bin überzeugt, daß dieses System sich auch auf die Verhältnisse im Kindesalter adaptieren läßt, glaube aber, daß zum Umgang mit diesem System auch wieder besonderer Sachverstand und besondere Aufmerksamkeit gehört. Es verkompliziert sicherlich die technische Handhabung der Narkoseführung gegenüber ventillosen halboffenen Systemen, die gleichermaßen eine Spontanatmung wie eine adäquate manuelle künstliche Beatmung ermöglichen.

N.N.: Noch eine Bemerkung zu den halboffenen und den Kreissystemen. Was uns einnimmt für das halbgeschlossene System sind die gemessenen Werte für Anfeuchtung und Vorwärmung des Inspirationsgasgemisches. Wenn Sie einen normalen Absorber einschalten, liegen Sie bei Temperaturen von inspiratorisch 29–30 °C und einer relativen Feuchtigkeit von über 85%, ohne daß zusätzliche Anfeuchter benötigt werden. Das System feuchtet sich von selbst an und wärmt sich auch vor. Das ist ein Gesichtspunkt, der auch im Säuglingsalter eine Rolle spielt. Die Halboffenen brauchen, wenn der Flow etwas höherliegt, relativ gesehen Zusätze: bei einem Flow von 4–6 l haben Sie Raumtemperatur- und inspiratorische Feuchtigkeitswerte um 40–50%.

Wawersik: Ich teile Ihre Meinung, soweit es sich um Eingriffe handelt, in der Thoraxchirurgie oder andere, die sehr lange dauern. Hier dürfte die Anfeuchtung des Atemgemisches eine

Rolle spielen. Aber bei der Mehrzahl der Eingriffe bis zu 2 Stunden Dauer habe ich nach 20 Jahren Praxis in der Kinderanaesthesie keine wirklich überzeugend objektivierbaren Nachteile gesehen.

Steward: I agree that the circle system may have some minor advantage with humidification. To obtain this you have particularly to design the circle so that all the gases go through the CO_2-absorber before going to the patient. The normal configuration of the circle system is that the fresh gases come into the inspiratory line beyond the absorber. If that is the configuration you will not get very much humidity using this in pediatric patients. You have to modify this so that the fresh gases came in before the absorber. In fact no one has shown satisfactorily that there are any respiratory complications of using dry gases over a short period of time. It certainly has been shown that you can manage the temperature of your patient much better if you provide adequate humidity. So I think the principle reason we want to add humidity to our pediatric patients is to maintain their temperature. For short cases we use a very simple humidifier which just consists of a sterile bottle through which we bubble the gases through sterile water. For anything over the short cases and for the small infants we use a heated humidifier with a heated fresh gase line to the patients. We heat humidifier and fresh gas line. The one we use is made by Fisher and I don't know if it is available here. I think the humidification is done principally to keep the patients temperature up and it has not been demonstrated that respiratory complications follow the use of dry gases.

Wawersik: Herr Suutarinen hat das Problem der Rhythmusstörungen angeschnitten, das besonders häufig während Tonsillektomien zu beobachten ist. Ich habe eigentlich immer den Standpunkt vertreten, daß die überwiegende Mehrzahl dieser Arrhythmien reflektorisch auftritt und keine gravierende pathologische Bedeutung hat.

Graham: Das, was er betont hat, der AV-Knotenrhythmus, tritt sowieso bei Säuglingen und Kleinkindern häufig auf und hat überhaupt keine pathologische Bedeutung.

N.N.: Sicher ist die Überleitungsstörung, der AV-Rhythmus, die häufigste Erscheinung bei diesen Eingriffen.

Können Sie eine Empfehlung hinsichtlich der Inhalationsanaesthesie für diejenigen Kinder geben, die sich häufiger einer Narkose unterziehen müssen? Wie oft ist eine solche Narkose z.B. mit Halothan einem kleinen Kind zumutbar?

Wawersik: Mir sind keine statistischen Untersuchungen bekannt, ich könnte also hier nur spekulieren nach der eigenen Erfahrung.

Steward: I don't think that halothane-hepatitis has been convincingly described in anyone under the age of twelve. I don't think there are any cases in the world literature. There is one possible report in the Australian Medical Journal about 2 years ago, from a hepatologist concerning a child of 11 years who may have developed a problem with his liver following halothane exposure. This also is not really a convincing case. For some reason, the reason we don't know, children do not seem to get liver problems with halothane. We repeat halothane every time because we feel that the anaesthetic agent we might choose to replace halothane would not as good as halothane for other reasons.

Steinbereithner: Ich möchte versuchen, dies ein wenig in einem anderen Aspekt zu beleuchten, als wie Herr Steward es tat. Der einzige Fall, bei dem wir glauben — wir können es nicht beweisen — daß Halothan bei einem 4jährigen Kind Komplikationen erzeugte, war bei einer plastischen Operationsserie. Bei der 15. Narkose kam es innerhalb von 3 Tagen zum akuten Leberversagen und wir haben dann eine Lebertransplantation gemacht, die allerdings doch nicht gut ausging. Nach den Empfehlungen des Schrifttums der letzten

Jahre ist es vor allem das Intervall und die letzten 2 Narkosen wurden bei diesem Kind im Abstand von 8 Tagen gemacht und ich glaube, man sollte doch anstreben, für solche Eingriffe eine Art Narkosepaß zu haben und versuchen, daß die Pausen wenigstens einen Monat zwischen den Eingriffen betragen. Dann würde ich Herrn Steward zustimmen, daß repetitive Halothannarkosen bei Kindern nichts ausmachen.

Wawersik: Dr. Steward would you agree with Dr. Steinbereithner?

Steward: I hate disagreeing with people but I would not. We have had several children we have given halothane anaesthetics every day for several weeks for various reasons and we have not precipitated this. I don't know why but there is something different about the liver in children that they don't get this condition.

Steinbereithner: Just one question. Is it not a matter of MAC-hours? In plastic-cases if you do it for 5−7 hours than it might become dangerous. But your experience of course is much bigger than ours.

Steward: I'm really going on the world experience, where children do get a lot of anaesthetics. I feel if this were a real thing that children get halothane hepatitis, there should be many many cases reported in the literature I know and they are not.

Wawersik: Ich kann aus der eigenen Erfahrung auch hier nur einbringen, daß wir viele Einzelfälle übersehen, bei denen wir z.B. Bei Bougierungen oder plastischen Korrekturen unzählige Narkosen in sehr kurzen Abständen durchgeführt haben. Unzählig heißt hier: mehr als 30 Narkosen innerhalb eines Jahres. Ich kann mich nicht erinnern, irgend einen nachteiligen Erfolg gesehen zu haben, trotzdem gestehe ich, daß wir unter der in Deutschland ja auch forensisch an Gewicht gewinnenden Diskussion um den Halothanschaden mehr und mehr dazu übergegangen sind, bei Wiederholungsnarkosen Enflurane zu wählen. Ob damit das Risiko als solches geringer ist − ich erachte das Risiko schon vom Ansatz her als äußerst gering − das sei dahingestellt; jedenfalls möchte ich glauben, daß man sicherlich keine Limitierung der Narkosefrequenz festsetzen kann, es gibt auch keine Grundsatzregel hier, die forensisches Gewicht hätte, sofern die chirurgische Erkrankung den wiederholten Eingriff verlangt, um das Kind einer Heilung zuzuführen.

N.N.: Es gibt immer wieder Anaesthesisten, die wollen gerne intubieren, ohne vorherige Gabe von Muskelrelaxantien. Wie ist denn Ihre Meinung dazu?

Wawersik: Meine Meinung ist sehr dezidiert: ich halte es für einen Fehler, eine Intubation ohne Muskelrelaxantiengabe durchzuführen. Die Muskelrelaxation kann im Zweifelsfalle, wenn es Venenprobleme gibt, nach Inhalationseinleitung durch intramuskuläre Applikation von Relaxantien durchgeführt werden, man hat dann immer übersichtliche Verhältnisse·und schützt sich so am besten vor einer Verletzung der Kehlkopfregion. Es gibt andererseits, das sei nicht verschwiegen, selbstverständlich Situationen, in denen aus speziellen Gründen die Applikation von Muskelrelaxantien kontraindiziert ist, z.B. die anamnestische Gefährdung gegenüber einer malignen Hyperthermie. Dann ist es selbstverständlich durchaus möglich, mindestens auf Succinyl zu verzichten. Immerhin ist zu überlegen, inwieweit man auf nichtkompetetive Muskelrelaxantien zurückgreift. Wenn das auch aus bestimmten Gründen als nicht opportun erscheint, dann vertiefen Sie bitte die Narkose und machen Sie vor der Intubation eine ausgiebige örtliche Betäubung der Kehlkopfregion, gehen dann noch einmal zur Inhalation über, damit durch die Unterbrechung während des Sprayens nicht doch die Narkose wieder abflacht und führen dann in der Regel auch ohne Schwierigkeiten die Intubation durch. Aber dieses Verfahren ist ja doch deutlich umständlicher und langwieriger als die koinzidente Applikation von einem Muskelrelaxans mit Beginn der Narkoseeinleitung oder unmittelbar danach, sobald das Kind schläft, so daß man immer eine schonende Intubation durchführen kann. Ich glaube, daß die zahlreichen früher berichteten Komplikationen nach Intubationsnarkosen die Folge einer überhasteten oder mit unsachgemäßem Instrumentarium durchgeführten Intubation waren.

Steinbereithner: Herr Steward hat gerade gesagt: „I hate do disagree" and so do I! Ich möchte doch persönlich glauben, daß von den 6 Kindern, die wir mit massiver Krise erlebt haben, die maligne Hyperthermie immer erst nach Succinyl und nicht nach Halothan aufgetreten ist. Wenn wir also die Zahlen glauben, daß in 15 000 Narkosen einmal eine MH da ist, würde ich sagen, daß die Kombination Halothan plus Succinyl bei Kindern doch gewisse Gefahren hat.

Wawersik: Ich gebe zu, daß ich in diesem Punkt, nachdem wir eben im eigenen Arbeitsbereich eine MH mit tödlichem Ausgang trotz adäquater Therapie erleben mußten, zu Zugeständnissen bereit bin. Unter diesem Aspekt muß man die automatische gleichzeitige Anwendung von Halothan und Succinyl überdenken.

Steward: I think as far as malignant hyperthermia is concerned the crisis that one gets following succinylcholin and halothane is worse. It is more rapid, more fulminant than that what will follow just the halothane. Succinylcholin does make the situation worse, undoubtedly. Unfortunately, however, I always use succinylcholin to intubate unless there is a contraindication. I think most of us still do tend to use succinylcholine to get better conditions for endotracheal intubation unless there are other more common specific contraindications than the one that I most often see, that is the child with an abnormal airway, where I am not convinced that I can easily intubate him and in that case I want to give an inhalation induction and not stop his breathing and then see that I can really intubate him. I think, perhaps my friend here is right that we are adding a bit to the danger of MH the way I would handle this is by being very aware of the early signs of MH and the fact that if you do give succinylcholine the likelyhood is that you have an abnormal response in the patient with MH. If you see an abnormal response to succinylcholine then don't proceed with the anaesthetic. I believe it is true to say that no one has ever died just following a dose of succinylcholine. If you discontinue the anaesthetic at that stage, take the patient to the recovery room and manage them correctly and then further investigate them. So, if I give succinylcholine and if there is the slightest suggestion of an abnormal response to this I aboard the anaesthetic.

Wawersik: Wir haben die Zeit zur Diskussion jetzt schon um 15 Minuten überzogen. In den vergangenen Stunden haben wir uns bemüht, Ihnen einen einigermaßen geschlossenen Überblick über den augenblicklichen Stand der Kinderanaesthesie zu geben. Ich kann nur hoffen, daß uns dies gelungen ist. Ich bedanke mich außerordentlich bei den Referenten dieses Nachmittags, insbesondere bei unseren Gästen, die den z.T. außerordentlich weiten Weg nach Berlin auf sich genommen haben und schließe damit die Sitzung. Vielen Dank!

Freie Vorträge
Kinderanaesthesie

Veränderungen in der Blutzuckerregulation bei Kindern unter dem Einfluß von Narkose und Operation

K.-H. Altemeyer, E. Breucking, A. Grünert und W. Dick

Einleitung

Im Rahmen unserer Untersuchungen zur perioperativen Wasser- und Elektrolyttherapie im Kindesalter fanden wir regelmäßig folgendes charakteristisches Blutzuckerverhalten: Unter der Infusion der 5%igen Kohlenhydrat-Elektrolytlösungen blieben die Blutzuckerwerte bis zur Operation hin praktisch unverändert. Bei der Kontrolle postoperativ fanden sich unter der gleichen Kohlenhydratzufuhr regelmäßig Werte, die direkt postoperativ doppelt so hoch lagen und sich erst im Laufe der weiteren Infusionsbehandlung nach 12–24 h normalisierten. Durch den Einfluß von Narkose und Operation war es also bei diesen Kindern zu einer veränderten Blutzuckerregulation gekommen, die eine verringerte Glukosetoleranz zur Folge hatte.

Dieses Blutzuckerverhalten ist typisch für eine Stoffwechselreaktion, die mit den Begriffen Streß-Stoffwechsel, Postaggressions-Stoffwechsel oder posttraumatischer Stoffwechsel beschrieben wird. Als Ursachen für die verringerte Glukosetoleranz werden verschiedene Möglichkeiten diskutiert:
1. Ein erhöhter Insulinspiegel, der aber nicht wirksam ist.
2. Eine Suppression der Insulinsekretion.
3. Eine Erhöhung der antiinsulinären Hormone.

Da diese Interpretationen zum Teil widersprüchlich sind, interessierte uns die Frage, welchen Einfluß Narkose und Operation auf die Blutzuckerregulation bei gesunden Kindern ausüben.

Durchführung und Untersuchungen

Um diese Frage näher zu analysieren, haben wir folgende Größen bestimmt: Blutzucker, Insulin, Glukagon und freie Fettsäuren. Die Nüchternwerte zum Zeitpunkt „Null" wurden bei 30 gesunden Kindern im Alter von 3 Monaten bis 14 Jahren gewonnen. Bei einer zweiten Gruppe von 18 Kindern derselben Altersstufen wurden die gleichen Bestimmungen nach Narkoseeinleitung, Zeitpunkt N, am Operationsende, Zeitpunkt Op, 1, 2, 4 und 6 h postoperativ, das entspricht den Zeitpunkten 1, 2, 4 und 6, vorgenommen. Um ausschließlich die endogene Reaktion zu erfassen, erhielten alle Kinder intra- und postoperativ eine kohlenhydratfreie Infusion in Form von Ringer-Lösung. Die Prämedikation, die Narkoseeinleitung und die Narkoseart war bei allen Kindern gleich. Die Operationen bestanden aus relativ kurzen, vergleichbaren Eingriffen, wie z.B. Operation einer Leistenhernie, Nabelhernie oder Retentio testis.

Ergebnisse

Die Mediane der 30 Ausgangswerte für Insulin, Glukagon und Blutzucker zeigten in unserem
Kollektiv keine Altersunterschiede und konnten daher für den Zeitpunkt „Null" zusammengefaßt werden. Sie entsprechen dabei weitgehend den bekannten Nüchternwerten von Erwachsenen. Unter dem Einfluß von Narkose und Operation kam es bei den Insulinkonzen-
trationen praktisch zu keiner wesentlichen Veränderung, während dagegen das Glukagon
schon nach Narkoseeinleitung auf das etwa 5fache der Nüchternwerte anstieg und über 6 h
in dieser Höhe blieb. Der Blutzuckerspiegel zeigte nur einen geringen Anstieg in der ersten
Stunde postoperativ.

Die Triglyceride fielen nach Narkoseeinleitung leicht ab, in gleichem Maße stiegen die
freien Fettsäuren geringfügig an. Erst mit absinkenden Glukosekonzentrationen kam es
zu einem deutlicheren Anstieg der freien Fettsäuren.

Diskussion

Ganz im Vordergrund der Umstellungsreaktion, die durch Narkose und Operation in Gang
gesetzt wurde, stand der etwa 5fache Konzentrationsanstieg des Glukagons, der über den
gesamten Untersuchungszeitraum bestehen blieb. Das Insulin reagierte praktisch nicht.
Unter kohlenhydrat*freier* Infusion zeigte die Blutzuckerkonzentration nur einen geringen
und kurzzeitigen Anstieg 1 h nach Operationsende. Die sonst typische deutliche Blut-
zuckererhöhung blieb aus.

Fassen wir die Befunde zusammen, so läßt sich die Situation so charakterisieren: Unter
dem Einfluß von Narkose und Operation kommt es zu einem deutlichen Anstieg des
Glukagons, das als Antagonist des Insulins die insulinabhängige Glukoseaufnahme hemmt.
Das Gleichgewicht in der Glukoseregulation zwischen Insulin und antiinsulinären Hormo-
nen ist in dieser Situation eindeutig in Richtung antiinsulinäre Wirkung verschoben. Die
eingangs geschilderte verringerte Glukosetoleranz postoperativ wird durch diese hormonel-
le Umstellung hervorgerufen, die sich als relativer Insulinmangel charakterisieren läßt.
Diese Reaktion verhindert auf der einen Seite Hypoglykämien, kann aber auf der anderen
Seite zu Hyperglykämien führen, wenn in dieser Phase kritiklos größere Kohlenhydratmen-
gen appliziert werden. Ein Kohlenhydratzusatz von 5% in die altersentsprechende Elektrolytlösung ist nach unserer Ansicht die obere Grenze, die in dieser Stoffwechselsituation toleriert werden kann.

Trend Analysis of the Capnographic Curve During Anaesthesia in Childhood

G. Bogányi and T. Hirsch

Introduction

The Medicor Works would like to give complex service with their diagnostic and therapeutic equipments in the field of infant-care and pediatrics. Out of this range of subjects we should like to report on our modest results obtained by respiratory functional examinations during anaesthesia.

The examinations happened beside keeping spontaneous breathing in the maintaining phase of anaesthesia. Under these conditions the parallel measuring of gas exchange and ventilation, further the analysis of the obtained measuring results was realized.

According to data in literature it can be stated that the change of the capnogram detects the metabolic disturbances unanimously and sensitively. One aim of modern anaesthesia is to find the developing ventilatory and gas exchange disturbances in time and to avoid the complications following from these. The examinations were carried out by the aid of the measuring and data processing system to be seen in Fig. 1. The developed measuring system operates at the "Heim Pál" Hospital for Children in Budapest.

Measuring System

Transpulmonary pressure, tachogram, capnogram and oxygram were measured by the measuring system to be seen in Fig. 2. Transpulmonary pressure was measured on the ±5 kPa pressure-gauge channel of the respiratory monitor type RM-Ol, made by Medicor. The difference in pressure falling to the Fleisch tube was sensed by the ±200 Pa channel of the same equipment. Capnogram was measured by the Mark-2 capnograph and the oxygram by the Rapox of Godart. The four basic registrates were stored on an analogue recorder and they were visualized together with the spirogram on the six-channel display VM 62/A, made by Medicor.

Data Processing System

Real data processing was carried out on the computer type PDP 11/45, which operates at the Department of Measuring and Instrumentation at the Technical University in Budapest.

The stored signals were filtered by a lowpass filter with a cutting frequency of 13 Hz and then they were taken as samples through the periphery LPS 11. Sampling frequency was

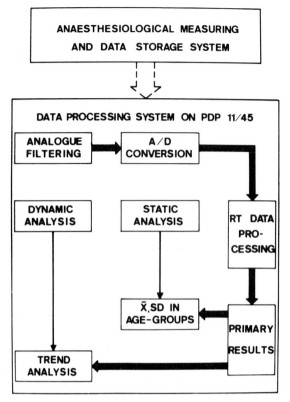

Fig. 1

200 Hz, which goes far beyond the lower principled limit. This value was determined on the basis of the relative error of time measuring and therefore it is less than 2%. The respiratory waveform analysis program operating in the operation system RSTS/E and written in Basic language recognizes every respiratory period. The physiological parameters measured directly or originated from the measuring results contain the results of ventilation, gas analytics, lung mechanics and dead space, too.

One important point of view of data processing is the establishment of the necessary data reduction. Therefore primarily the flow of the changes of physiological parameters must be considered — rational limits are to be set to the resolving power of data processing. Respiratory functional parameters do not change from one respiratory cycle to the other. Setting in of a new, steady-state conditon needs several minutes. One-minute-blocks were formed from the measuring results and those of identical type were averaged. According to our experiences this method does not suppress the fine changes, but it eliminates the noises appearing despite of the analogue filtering. The measured physiological parameters are characterized by registrates of samples, the length of which is equivalent to the minutes of surgical intervention. These are called Primer Results. All further data processing was carried out with data blocks of this structure.

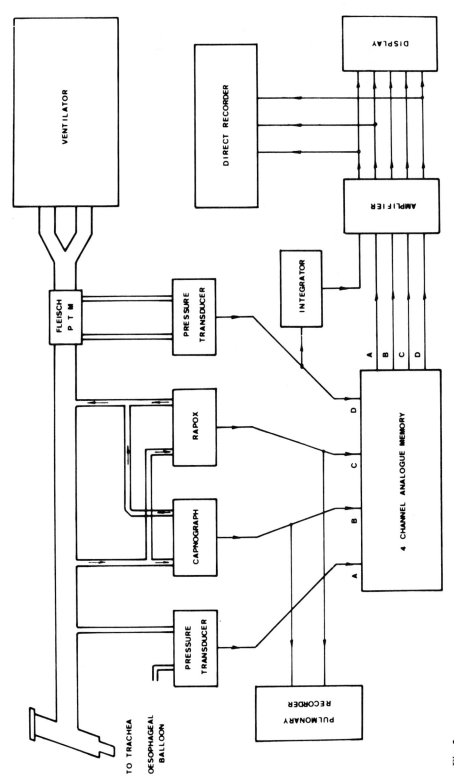

Fig. 2

Trend Analysis

During our examinations we were searching a mathematical method, which is simple and quick and which can be easily realized by microprocessor in future and which effectively characterizes the direction of the change of the chosen time funtion.

The basic idea of the trend analysis developed and applied by us is to determine the size and the direction of the significant changes between the phases of time functions characterizing anaesthesia by using the double t-test. As it is known the double t-test is a mathematical method suitable to keep or to cast off a hypothesis of the expectable values of two sample registrates.

The chosen sample registrate will be divided into K groups and these will be compared by the aid of the double t-test.

I should like to show the boundary conditions of using the double t-test by the following chain of ideas. Let us suppose, that the physiological process characterized by the $x_i \ldots x_j$ discrete time function during the chosen $t_i \ldots t_j$ $j > t$ time is of steady-state condition. $x_i \ldots x_j$ series of measurement is characterized by $x_{i,j}$ average and $\sigma_{x_{ij}}$ deviation. During surgical intervention, in the case of given environmental conditions x_{ij} average proved to be rather stable. This is the result of the organism's regulating ability and of the correctly led anaesthesia. But small swingings can be observed, which are represented by $\sigma_{x_{ij}}$. In the case of surgical intervention the multiple changes of the surrounding and the effects showing unknown inner physiological connections will be regarded as noise processes. This is the more complicated problem, because this process originates from the regulating mechanism of the organism, too. Its aim is to keep the given value of working point, but from this process it can be only admitted that it shows normal deviation around the working point.

Summarized it can be stated, that a phase of sample registrate characterizing a steady-state condition can be put down by $\bar{x}$ characterizing the organism's regulating mechanism and by σ_x deviation representing the outside, complicated environmental effects. According to this chain of ideas the output of the biological system is the statistical sum of a determinant and a stochastic process. I should like to show our method on an example taken at random.

The figure shows a pair of registrates obtained during an operation lasting 120 min. The introductory part is characterized by hypercapnia and hypoventilation. The pathologic state is positively influenced by the 1–1,5% increase of the administered narcotic gas. The end of the operation is also characterized by hypercapnia (Fig. 3).

The registrate was arbitrarily parted into ten minute blocks and the matrix of the double t-test was determined similarly to the correlation matrix. The signs of the concrete t-values show the direction of the change. This way every block will be compared with all other blocks. The main diagonal of the matrix consists of zero elements and it is real that $a_{ij} = -a_{ji}$. This last characteristic represents the direction of the comparison.

On the basis of the elements of the matrix T and the table the significant levels were determined and they were provided with signs tallying with the directions of the changes (Fig. 4).

The lines and the columns of the matrix are the base of a parallelepiped and the elements of the matrix are the contour-lines. The surface of the three-dimensional curve, which culminates in the direction of increase and decrease, respectively, represents the probability levels. The steady-state condition is represented by the plane parallel to the base. Two plane

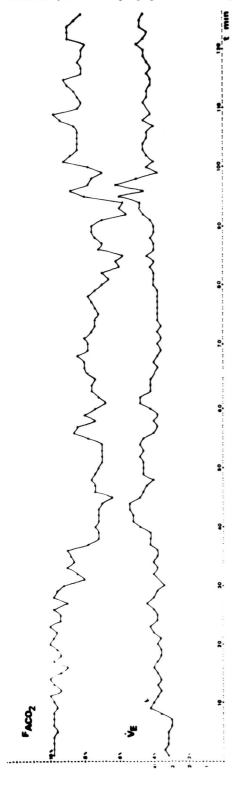

Fig. 3

TREND MATRIX of $\dot{V}_E$

	1	2	3	4	5	6	7	8	9	10	11	12
1	O	+0,50	+0,60	+0,30	+0,95	+0,80	+0,70	+0,60	+0,80	+0,80	+0,40	+0,95
2		O	+0,30	+0,30	+0,90	+0,70	+0,50	+0,20	+0,80	+0,80	+0,20	+0,98
3			O	+0,20	+0,80	+0,50	+0,20	-0,20	+0,40	+0,70	+0,10	+0,80
4				O	-0,10	-0,10	-0,20	-0,20	-0,20	-0,10	-0,20	-0,10
5					O	-0,50	-0,60	-0,90	-0,80	+0,10	-0,40	-0,50
6						O	-0,20	-0,70	-0,40	+0,40	-0,20	+0,20
7							O	-0,40	-0,10	+0,50	-0,10	+0,40
8		$a_{ij}=-a_{ji}$						O	+0,70	+0,70	+0,10	+0,98
9									O	+0,60	-0,10	+0,80
10										O	-0,40	-0,30
11											O	+0,20
12												O

TREND MATRIX of F_{ACO_2}

	1	2	3	4	5	6	7	8	9	10	11	12
1	O	-0,30	-0,40	-0,95	-0,99	-0,99	-0,99	-0,99	-0,99	-0,95	-0,80	-0,95
2		O	-0,10	-0,90	-0,99	-0,98	-0,99	-0,99	-0,99	-0,95	-0,70	-0,95
3			O	-0,90	-0,99	-0,98	-0,99	-0,99	-0,99	-0,90	-0,70	-0,95
4				O	-0,70	-0,40	-0,40	-0,50	-0,70	-0,50	+0,50	+0,20
5					O	+0,30	+0,50	+0,50	-0,30	-0,10	+0,95	+0,95
6						O	+0,10	-0,10	-0,50	-0,20	+0,80	+0,70
7							O	-0,20	-0,60	-0,30	+0,80	+0,70
8		$a_{ij}=-a_{ji}$						O	-0,60	-0,20	+0,90	+0,90
9									O	+0,20	+0,95	+0,95
10										O	+0,70	+0,70
11											O	-0,30
12												O

Fig. 4

sections were made of the three-dimensional curve gained this way. These can be seen in the following figures.

In Fig. 5 the elements of the matrix are parameterized with the lines of the matrix. The curves got this way show physically the relation of the preceding group to all the other groups, for example the one marked 1 represents the first and the forthcoming eleven. The direction of the comparison is identical with the passing of time.

The second plane section is the plane section to the right of the main diagonal perpendicular to the base (Fig. 6). In this direction the groups continuously following one another in time are compared, the first one with the second, the second with the third and so on.

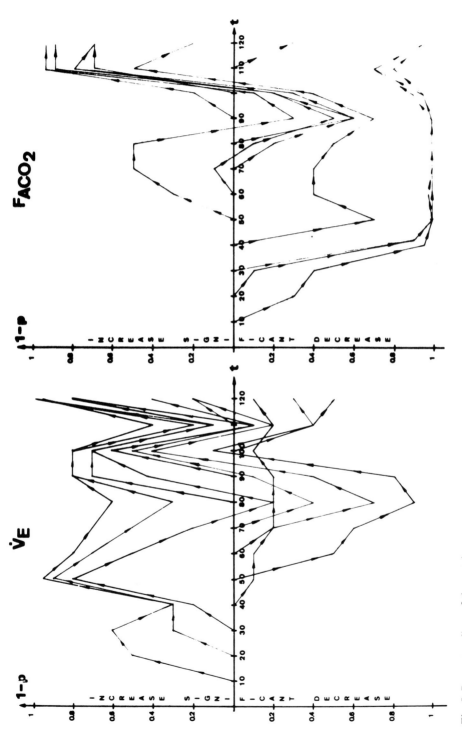

Fig. 5. Parameter: lines of the matrix

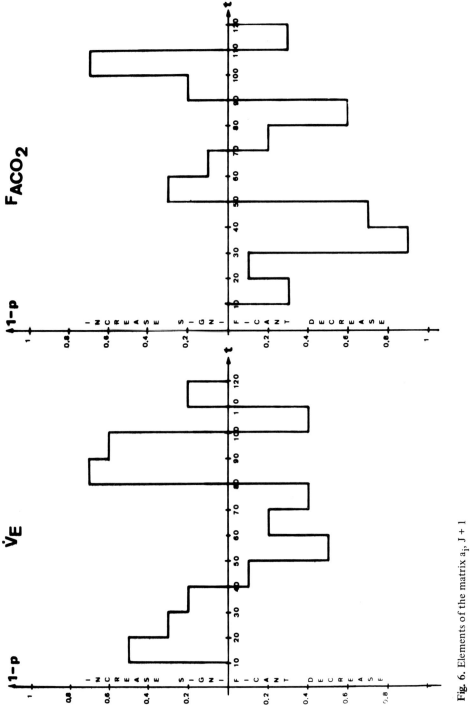

Fig. 6. Elements of the matrix a_i, $J + 1$

Summary

Our trend analysis was successfully applied for pharmacological examinations. The trend matrix represents objectively the short and the long term effect of a drug from the very moment of giving it. Our method reflects the process of anaesthesia in time clearly, because it concentrates the common effect of the physiological parameter's change and of the passing of time into one signed number. The result of the analysis can be applied directly for the correct conduction of anaesthesia and the stable and instable phases can be separated by its aid. The totality of the trend matrix's elements is the objective characteristic of the quality of anaesthesia.

Ist die Punktion bzw. Freilegung peripherer Venen als zentraler Zugangsweg bei Neugeborenen und Kleinstkindern derzeit noch indiziert?

J. Busse, J. Jenke, R. Köppen und E. Klaschik

Zentralvenöse Katheter sind in der Erwachsenenmedizin bei risikoreichen Eingriffen und bei der Intensivbehandlung nicht mehr wegzudenken. Bei Neugeborenen und Kleinstkindern jedoch gehört die Punktion oder Freilegung peripherer Venen zur Plazierung eines zentralvenösen Katheters vielerorts noch immer zu den bevorzugten Methoden, obwohl die hohe Rate an Komplikationen und Fehlplazierungen peripher gelegter Katheter und Kanülen hinreichend bekannt sein müßte. Die Indikation, über periphere Venen zu infundieren, sollte nur noch dann gestellt werden, wenn eine Infusionstherapie voraussichtlich höchstens 2 bis 3 Tage dauert und wenn keine hyperosmolaren Lösungen verwendet werden. Sobald sich die parenterale Therapie über eine längere Zeitspanne erstreckt, ist eine periphere Kanüle bzw. ein Katheter, durch mögliche Komplikationen wie Thrombose, Phlebitis oder Thrombophlebitis bis hin zur Sepsis, oft schon nach kurzer Zeit nicht mehr zu verwenden. Zusätzlich sollte bedacht werden, daß die gerade bei schwerwiegend Erkrankten häufig zu wiederholenden Blutentnahmen bei Kleinstkindern aus peripheren Venen meistens unmöglich sind, und schließlich, daß die aktuelle Kreislaufsituation aus Blutgasanalysen peripher entnommenen Venenblutes und peripher gemessener Venendrücke nicht zu beurteilen ist.

Die Alternative zum peripheren Zugang stellt der zentralvenöse Zugang mit Plazierung der Katheterspitze in der V. cava superior oder im rechten Vorhof dar. Da der Cava-Katheter, wie im folgenden dargestellt, mit erheblichen Komplikationen behaftet sein kann, sind strenge Maßstäbe für eine Indikationsstellung anzulegen. Ein zentralvenöser Katheter läßt sich grundsätzlich entweder mit Hilfe einer Venae sectio oder durch Direktpunktion über eine Vene in das Hohlvenensystem einführen.

Prinzipiell kann ein zentralvenöser Katheter sowohl in das obere als auch in das untere Hohlvenensystem eingebracht werden. Zugangswege zur V. cava inferior jedoch sind wegen der großen Gefahr einer Infektion und thrombosebedingter Spätkomplikationen heute als ungeeignet anzusehen und sollten deswegen nur ausnahmsweise, z.B. bei ausgedehnten Verbrennungen im Bereich der oberen Körperhälfte, benutzt werden. Wir haben in unserer Studie 204 Kinder zusammengefaßt, bei denen in einem Zeitraum von drei Jahren anläßlich eines cardiochirurgischen Eingriffes ein zentralvenöser Katheter gelegt werden mußte. Erfaßt wurden Kinder bis zu einem Körpergewicht von 25 kg; 100 Kinder wogen weniger als 10 kg, 2 davon jeweils 900 g. Bei 152 Kindern wurde eine V. jugularis interna, bei 9 eine V. jugularis externa, 28mal eine V. subclavia und 15mal eine periphere Armvene als Zugangsort zur oberen Hohlvene gewählt. Die Armvenen wurden im Anfangsstadium dieser Studie und später nur von in der Punktion unerfahrenen Assistenten gewählt (Tabelle 1).

Bei Kindern unter einem Körpergewicht von 3 kg wurde ein Katheter mit Hilfe der Seldinger-Technik, bei allen anderen Patienten ein Cavafix-Katheter verwendet. Der Außen-

Tabelle 1. Aufschlüsselung der verschiedenen Zugangswege zur Vena cava superior nach Gewichtsgruppen

Gewicht/kg	Pat./Anzahl	V. jugularis		V. subclavia	V. basilica
		interna	externa		
− 1	2	2			
1− 2	6	2		4	
2− 3	10	5		4	1
3− 4	21	14	1	4	2
4− 5	15	10		5	
5−10	46	34	4	2	6
10−15	56	48	2	3	3
15−20	38	31	2	3	2
20−25	10	6		3	1
Anzahl	204	152	9	28	15
%	100	74,5	4,4	13,7	7,4

durchmesser der Punktionsnadel betrug 2,0 mm bzw. 2,35 mm (Außendurchmesser der Katheter 1,3 mm bzw. 1,7 mm). Die von uns beobachteten Komplikationen nach Punktion einer V. jugularis oder V. subclavia zeigt Tabelle 2. Sichtbare Hämatome registrierten wir bei 9 Kindern. Allerdings muß, vor allem nach Mehrfachpunktionen, oft mit perivaskulären, von außen nicht unbedingt nachweisbaren, folgenlosen Hämatomen gerechnet werden.

An schwerwiegenden Komplikationen traten einmal ein Infusionshydrothorax und zweimal ein Hämatothorax auf, wobei bei einem der Kinder von einem in der Punktion unerfahrenen Mitarbeiter in Besteck mit zu großem Kanülendurchmesser gewählt wurde. Es kam zu einer ausgedehnten Gefäßverletzung mit massiver Blutung, die eine Notthorakotomie erforderte. Von den weniger dramatischen Komplikationen beobachteten wir drei arterielle Fehlpunktionen und eine Katheterfehllage in der rechten V. brachialis nach Punktion der linken V. jugularis interna. Zweimal war die Punktion nicht möglich.

Tabelle 2. Komplikationen bei zentralen Punktionen (n = 189)

	Anzahl	%
Hämatome	9	4,7
Pneumothorax	0	0
Hydrothorax	1	0,5
Hämatothorax	2	1,1
Arterienpunktion	3	1,6
Nerven- + Plexusläsion	0	0
Ductus thoracicus Läsion	0	0
Myocardperforation	0	0
Katheterfehllage	1	0,5
Punktion nicht möglich	2	1,1

Die Katheterisierung einer V. jugularis oder einer V. subclavia bei Früh- und Neugeborenen sowie bei kleinen Kindern ist merklich schwieriger als bei großen Kindern und Erwachsenen. Außer der geringen Größe der Gefäße wirken auch die zarten Gewebe risikovermehrend. Um das Punktionsrisiko nun möglichst gering zu halten, wird von uns eine Vorpunktion mit einer feinen Kanüle zur Lokalisation des Gefäßes durchgeführt.

Grundsätzlich fordern wir dieses Vorgehen für die in der Katheterisierung von Kindern wenig geübten Assistenten, die in der Regel nach dem zweiten mißlungenen Versuch die Punktion einem Erfahrenen überlassen müssen, worin auch die hohe Erfolgsquote ihre Erklärung findet. Persönliche Erfahrungen in der Punktionstechnik halten wir in Übereinstimmung mit anderen Autoren im Hinblick auf die Vermeidung möglicher Komplikationen für ganz wesentlich.

Bevor ein Katheter benutzt wird, erachten wir — abgesehen von Notfällen — eine Lagekontrolle für unbedingt notwendig. Da eine Röntgenkontrolle im Routinebetrieb eines Operationssaales nicht immer sofort durchführbar ist, benutzen wir die von verschiedenen Autoren empfohlene Lagekontrolle mit Hilfe eines über den Katheter abgeleiteten Elektrokardiogramms, wobei man bei intraatrialer Lage der Katheterspitze eine charakteristische Veränderung der P-Zacke erhält.

Die Katheterisierung der oberen Hohlvene via V. jugularis interna oder V. subclavia bei Früh- und Neugeborenen sowie bei Kleinstkindern sollte unter Berücksichtigung der zarten kindlichen Strukturen eigentlich kein Problem mehr darstellen. Die noch häufig geübte Technik der Katheterplazierung durch eine Venae sectio konnte bei uns in den letzten drei Jahren vermieden werden. Wir möchten nur dann eine Venae sectio empfehlen, wenn direkte Punktionsversuche erfolglos bleiben oder wenn der Behandelnde keine Erfahrung in der Punktion zentralvenöser Katheter besitzt.

Nach Einübung ist unserer Ansicht nach die direkte Punktion das einfachste, schnellste und gewebeschonendste Verfahren, einen zentralvenösen Zugang zu schaffen.

Erfahrungen mit Jugularis-interna-Kathetern bei Säuglingen und Kleinkindern

W. Termeer und D. Kuntze

Die Anlage von zentralvenösen Kathetern ist heute bei vielen Krankheitsbildern eine unentbehrliche Voraussetzung zur Durchführung einer sachgerechten Behandlung. Auch in der Kinderheilkunde — insbesondere in der pädiatrischen Intensivmedizin — setzt sich der zentralvenöse Katheter bei bestimmten Indikationen immer mehr durch. Im folgenden soll über unsere Erfahrungen mit zentralvenösen Zugängen bei Kindern bis zum 5. Lebensjahr berichtet werden, wobei wir besonders auf die Punktion der Vena jugularis interna eingehen wollen.

Am Allgemeinen Krankenhaus für die Stadt Hagen wurden von 1974 bis zum ersten Halbjahr 1981 in dieser Altersstufe 70 zentralvenöse Katheter gelegt, wobei sich in 53 Fällen (75,7%) röntgenologisch eine regelrechte zentralvenöse Lage der Katheterspitze ergab. Um eine Ruhigstellung der kleinen Patienten zu erreichen, wurde die Katheterisierung meist in Allgemeinanaesthesie durchgeführt, wobei überwiegend die intramuskuläre Gabe von Ketamine angewendet wurde. Auf aseptische Durchführung wurde besonders geachtet. Die richtige Lage des Katheters in der Vene wurde durch Blutaspiration durch den Katheter beim Anlegen und durch eine sofort anschließend durchgeführte Thoraxaufnahme unter Zuhilfenahme von Röntgenkontrastmittel sichergestellt. Abb. 1 zeigt eine richtig liegende Katheterspitze in der oberen Hohlvene unmittelbar vor der Vorhofebene bei einem zwei Tage alten Säugling. Das Röntgenbild in Abb. 2 zeigt eine falsch liegende Katheterspitze mit Abfluß des Kontrastmittels in ein paravertebrales Venengeflecht.

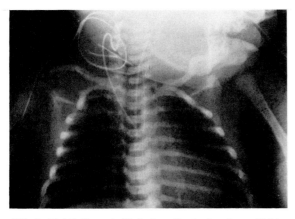

Abb. 1. Richtig liegende Katheterspitze in der oberen Hohlvene unmittelbar vor der Vorhofebene bei einem zwei Tage alten Säugling

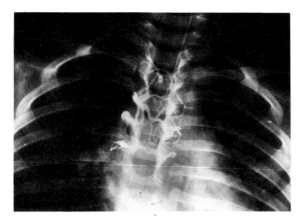

Abb. 2. Falsch liegende Katheterspitze mit Abfluß des Kontrastmittels in ein paravertebrales Venengeflecht

Das Kathetermaterial bestand aus Polyäthylen, für die Punktion der Vena jugularis und der Vena subclavia verwendeten wir das Cavafix-Besteck Nr. 134 der Firma Braun. Um vorzeitige ungewollte Katheterentfernungen zu vermeiden, wurden alle Katheter mit einer Hautnaht fixiert. Die Katheterisierung bei Kindern wurden nur von Ärzten unserer Anaesthesie-Abteilung durchgeführt, die mindestens 100 zentralvenöse Katheter bei Erwachsenen erfolgreich angelegt hatten. Von den 53 bis zu 5 Jahre alten Kindern mit zentral richtig liegendem Katheter wog das kleinste Kind 2,4 kg, das größte 15,0 kg (Tabelle 1). In 13 Fällen (24,6%) wog der Patient weniger als 5 kg, in 24 Fällen (45,3%) war der Patient jünger als 1 Jahr (Tabelle 2).

Die wichtigsten Indikationen waren parenterale Ernährung, längerfristige parenterale Antibiotika-Gaben sowie ein sicherer venöser Zugang im Zusammenhang mit größeren kinderchirurgischen Eingriffen. Die Katheterisierungen wurden überwiegend auf Bettenstationen oder in unserem Aufwachraum und nur ein kleiner Teil im OP durchgeführt.

Bei 67,9% der Kinder funktionierte der Katheter länger als 1 Woche (Tabelle 3). Die längste Liegedauer betrug 42 Tage.

Bis auf punktionsbedingte umschriebene Hämatome (meist verursacht durch versehentliche arterielle Punktion) registrierten wir keine katheterbedingten Komplikationen.

Tabelle 1. Gewichtsverteilung

	n	%
unter 2,5 kg	1	1,9
über 2,5– 5 kg	12	22,7
über 5 –10 kg	20	37,7
über 10 –15 kg	20	27,7
insgesamt:	53	100,0

Tabelle 2. Altersverteilung

	n	%
0–1 Monate	8	15,1
über 1–5 Monate	5	9,4
über 5–12 Monate	11	20,8
über 1–2 Jahre	19	35,8
über 2–5 Jahre	10	18,9
insgesamt:	53	100,0

Tabelle 3. Liegedauer

	n	%
1– 3 Tage	4	7,6
4– 6 Tage	13	24,5
7–14 Tage	30	56,6
über 14 Tage	6	11,3
längste Liegedauer 42 Tage	53	100,0

Tabelle 4. Bakteriologische Befunde von 13 Katheterspitzen

staph. albus haem.[a]	2 x
staph. spec.[b]	2 x
staph. aureus	1 x
pyocyaneus	1 x
steril	7 x

[a] Pathogenitäts-Test negativ
[b] Ätiol. Bedeutung fraglich

Von 13 Katheterspitzen wurden Bakterienkulturen angelegt, in zwei Fällen fanden sich Bakterien von pathogenetischer Bedeutung (Tabelle 4). In einem Fall wurde Staphylococcus aureus an der Spitze eines durch Venae sectio gelegten Jugularis-externa-Katheters nachgewiesen. Schon vor Anlage des Katheters lag bei dem Kind eine schwere Septiocopyämie im Rahmen einer Mucoviscidose vor. Im zweiten Fall wurde Pyocyaneus an der Spitze eines Subclavia-Katheters gefunden. Als Grunderkrankung lag eine schwere Toxikose mit gleichzeitiger Erythrodermia desquamativa Leiner vor.

Nun zu den Zugangswegen: Tabelle 5 zeigt, daß die zentralvenösen Katheter bei den kleinen Patienten mit Abstand am häufigsten durch Punktion der Vena jugularis interna gelegt wurden, wobei die rechte Seite bevorzugt wurde.

Der zeitliche Überblick über die Zugangswege bei den Kleinkindern (Tabelle 6) ergibt, daß wir seit 1978 die Punktion der Vena jugularis interna bevorzugen.

Tabelle 5. Zugangswege und Techniken

	vena jug. int.	vena jug. ext.	vena subclavia	vena basilica	vena femoralis
rechts	25	8	3	–	2
links	7	4	1	2	1
Punktion	32	6	4	1	–
v. sectio	–	6	–	1	3
insgesamt:	32 (60,4%)	12 (22,6%)	4 (7,5%)	2 (3,8%)	3 (5,7%)

Tabelle 6. Zeitlicher Überblick über die Zugangswege

	vena jug. int.	vena jug. ext.	vena subclavia	vena basilica	vena femoralis	insges.
1974	–	–	–	–	1	1
1975	–	4	1	1	1	7
1976	–	1	–	1	–	2
1977	1	–	–	–	–	1
1978	9	–	–	–	1	10
1979	7	1	2	–	–	10
1980	8	4	1	–	–	13
1981 (I–VI)	7	2	–	–	–	9
Summe	32	12	4	2	3	53

Dieses Vorgehen resultierte aus unseren guten Erfahrungen mit Jugularis-interna-Kathetern bei Erwachsenen. Wie aus Tabelle 7 ersichtlich ist, wurden seit 1977 bei knapp 1000 Kathetern jährlich überwiegend Jugularis-interna-Punktionen durchgeführt, wobei vor allem die Subclavia-Katheter immer mehr in den Hintergrund traten.

Wir stellten bald fest, daß das Anlegen eines zentralvenösen Katheters durch Punktion der Vena jugularis interna bei einiger Erfahrung auch ein problemloses und zuverlässiges Verfahren bei Säuglingen und Kleinkindern ist. Im folgenden soll unser praktisches Vorgehen kurz dargestellt werden. Es gibt drei Zugänge zur Vena jugularis interna:

1. Den ventralen Zugang.
2. Den dorsalen Zugang.
3. Den zentralen Zugang.

Wir bevorzugen den ventralen Zugang (Abb. 3), weil hierbei eine Verletzung der Pleura weitgehend ausgeschlossen ist. Der Punktionsort liegt lateral von der Arteria carotis etwa in der Mitte des Vorderrandes des Musculus sternocleidomastoideus. Die Nadel wird in einem Winkel von 30 bis 45° zur Haut eingeführt in Richtung auf einen Punkt, der zwischen mittlerem und innerem Clavicula-Drittel liegt.

Für die Punktionen sind sterile Kästen vorbereitet, die Abdecktücher, Verbandsmaterial, Aufziehkanüle, Pinzetten, Klemme, Schere, Nadelhalter und Nahtmaterial enthalten (Abb. 4).

Tabelle 7. Zentralvenöse Katheter 1974 bis 30.6.1981 Gesamtübersicht (einschließlich Erwachsene)

Zugang:	1974	1975	1976	1977	1978	1979	1980	1981	Summe
Subclavia	212	361	483	234	16	18	10	5	1339
Jug. externa	24	160	234	190	118	133	153	39	1051
Jug. interna	–	–	45	357	789	729	791	393	3104
Venae sectio	20	26	17	4	2	–	1	2	72
Armvenen-K.	26	7	31	34	30	36	22	5	191
gesamt:	282	554	810	819	955	916	977	444	5757

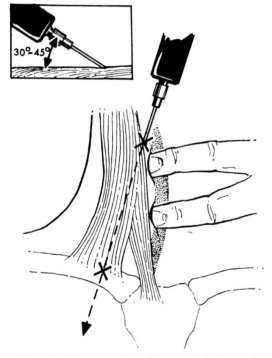

Abb. 3. Punktionstechnik der Vena jugularis interna (ventraler Zugang)

Eine Hilfsperson reicht unmittelbar vor der Punktion zwei sterile 5-ml-Einmalspritzen für physiologische Kochsalzlösung, bei Bedarf eine sterile 2-ml-Einmalspritze für eine Lokalanaestheticum und den von uns für Kleinkinder und Säuglinge verwendeten Cavafix-Katheter Nr. 134 an.

Zur Punktion wird das Kind in Allgemeinnarkose zur besseren Füllung der Halsgefäße kopftief gelagert; zur übersichtlichen Darstellung der lateralen Halsregion wird der Kopf zur Seite gedreht und eine Tuchrolle unter den Nacken gelegt (Abb. 5).

Nach Einführen des Katheters wird dieser durch eine Hautnaht befestigt. Danach wird die Kathetereintrittsstelle mit einem sterilen Tupfer abgedeckt. Der proximale Katheter-

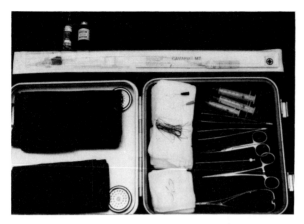

Abb. 4. Vorbereitetes Zubehör zur Katheterisierung der Vena jugularis

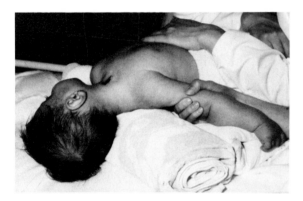

Abb. 5. Lagerung zur Punktion der Vena jugularis

anteil wird dann mit ein bis zwei knickfreien Schlaufen durch Heftpflaster am Hals so fixiert, daß das distale Katheterende mit dem Infusions-Anschlußstutzen auf der vorderen Thoraxseite befestigt werden kann (Abb. 6). Danach wird die Lage der Katheterspitze durch eine Thoraxaufnahme kontrolliert.

Worin sehen wir die Vorteile der Jugularis-interna-Punktion gegenüber anderen Zugangswegen?

1. Eine Pleuraverletzung mit anschließendem Pneumothorax ist bei Anwendung der ventralen Technik praktisch ausgeschlossen. Deshalb ist bei erfolgloser Punktion auch ein sofort anschließender Punktionsversuch auf der Gegenseite zulässig. Bei der Vena-subclavia-Punktion besteht diese Möglichkeit wegen der Gefahr eines beidseitigen Pneumothorax bekanntlich nicht.

2. Wegen des relativ großen Kalibers der Vena jugularis interna und der kurzen intravasalen Katheterstrecke sind thrombophlebitische Reaktionen — im Gegensatz zum Beispiel von Armvenenkathetern — selten. Gleichzeitig ist das Eindringen von Bakterien durch die tiefe Lage des Gefäßes erschwert.

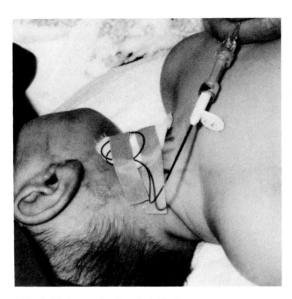

Abb. 6. Fixierung des Jugularis-Katheters

3. Durch den nahezu geradlinigen und damit spannungsfreien Verlauf des von uns bevorzugten rechtsseitigen Jugularis-interna-Katheters wird ein Anliegen der Katheterspitze an der Gefäßwand und damit eine Verletzung des Endothels weitgehend vermieden. Weiterhin sind durch diesen geradlinigen Verlauf Katheterfehllagen seltener als bei der Subclavia- und besonders bei der Jugularis-externa-Punktion.

Aus den genannten Gründen halten wir auch bei Säuglingen und Kleinkindern die Punktion der Vena jugularis interna für das derzeit günstigste Verfahren zur Einbringung eines zentralvenösen Katheters, zumal die Durchführung bei einiger Erfahrung nicht wesentlich schwieriger ist als bei Erwachsenen.

Notwendige präanaesthesiologische Laboruntersuchungen bei kleinen Eingriffen in der Kinderchirurgie

F. Yildiz, K. Kühn, J. Hausdörfer und U. Staar

Einleitung

Einerseits werden von der Anaesthesie mit Recht eine große Anzahl von Laborparametern präanaesthesiologisch verlangt. Andererseits soll durch die Kostenentwicklung in der Medizin auf evtl. nicht notwendige Laboruntersuchungen verzichtet werden. Wir sind der Frage nachgegangen, in welchem Umfange und welche Laboruntersuchungen präanaesthesiologisch zwingend notwendig sind und zwar bei Operationen aus der Kinderchirurgie, die evtl. auch ambulant durchgeführt werden können.

Methodik

In die Untersuchungen aufgenommen wurden ausschließlich Kinder, die erstmalig operiert wurden und bislang gesund waren. Es waren keinerlei Erkrankungen der inneren Organe vorhanden, und die Kinder sind am Morgen des Operationstages nüchtern in die Klinik gekommen.

Die Kinder waren im Alter von 4 Wochen bis 13 Jahre. Insgesamt wurden 75 Kinder in die Untersuchung aufgenommen. Die Operationsindikationen waren folgende:
Leistenhernie 35
Funiculo/Hydrocele 8
Circumsion 4
Rectoskopie und Rectum PE 3
Vaginalbougierung 2
Harnröhrenbougierung 1
Subkutane Knotenentfernung 1

Sämtliche Kinder wurden vor dem Aufnahmetag in der kinderchirurgischen Klinik der MHH sowohl von einem Kinderchirurgen als auch von einem Anaesthesisten angesehen. Auf eine Blutentnahme zur Bestimmung von Laborparametern wurde, sofern kein Anhalt für eine Erkrankung vorlag, verzichtet. Am Operationstag wurden die nüchtern erschienenen Kinder noch einmal von dem die Narkose durchführenden Anaesthesisten angesehen, auf Infektfreiheit überprüft und erhielten Chloralhydrat-Rectiolen oder Allional-Supp zur Prämedikation.

Im Operationssaal wurde sämtlichen Kindern eine Venenverweilkanüle gelegt. Mit dem Blut, das im Reservoir des Mandrins enthalten war, wurde Hämoglobin, Hämatokrit und Glukosegehalt im Blut bestimmt. Es wurden dazu die Geräte des Miniphotometersystems der Firma Compur M 1000, M 1100 und 1002 benutzt. Eine Doppelbestimmung jeder Probe erfolgte durch das Zentrallabor der MHH.

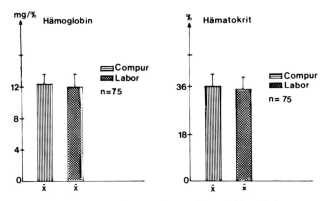

Abb. 1. Ergebnisse der Untersuchungen Hb und Hkt mit Compurgeräten und Zentrallabor der Medizinischen Hochschule Hannover

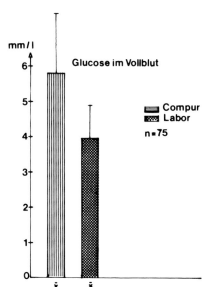

Abb. 2. Ergebnisse der Untersuchungen Glukose mit Compurgeräten und Zentrallabor der Medizinischen Hochschule Hannover

Ergebnisse

Beim Vergleich zwischen Laboruntersuchungen und Untersuchungen mittels des Compur-Elektronikgerätes zeigen sich in bezug auf Hämatokrit, Hämoglobin und Glukose geringfügige Abweichungen, die durchaus tolerabel sind (Abb. 1 und 2). Diese Abweichungen finden sich ebenso bei Untersuchungen von Proben, die von zwei verschiedenen Labors durchgeführt wurden. Neben der Blutparameter (Hb, Hkt und Glukose) wurden im Labor gleichzeitig die Elektrolyte (Kalium und Natrium) bestimmt.

Bei allen 75 Patienten erhielten wir Laborwerte, die im Normalbereich lagen (kein pathologischer Wert). Der postoperative Verlauf war bei allen Patienten mit Ausnahme eines, bei dem es zu einer Nachblutung nach Circumcision kam, komplikationslos. Zwei Drittel dieser Kinder wurden am OP-Tag entlassen, und der Rest spätestens am 3. postoperativen Tag.

Diskussion

Aufgrund der vorliegenden Ergebnisse meinen wir, daß man auf große laborchemische Blutuntersuchungen bei Operationen der genannten Genese und sorgfältiger Anamnese und klinischer Untersuchung der Kinder verzichten kann, insbesondere da von der Industrie leicht zu bedienende Geräte zur Hb, Hkt und Glukosebestimmung auf den Markt gebracht wurden und innerhalb weniger Minuten die entsprechenden Blutparameter bestimmt werden können [1]. Dies ist insofern nur logisch, da zu jeder Narkose zwingend notwendig das Legen eines Venenzuganges gehört. Innerhalb kurzer Zeit, bis zur Einleitung der Narkose, liegen die Werte vor. Sollten sich aufgrund dieser Bestimmungen pathologische Werte ergeben, so muß man bis zur Klärung die Narkose verschieben. Insbesondere in der Kinderanaesthesie bietet sich hier der große Vorteil, daß man den kleinen Patienten, wie wir meinen, überflüssige Venenpunktionen ersparen kann, ohne die Sicherheit des Patienten aufs Spiel zu setzen.

Literatur

1. Voigt E (1978) Miniphotometer und Minizentrifuge zur Hb- und Hkt-Bestimmung. Anästhesist 27:403–404

Anaesthesie bei Säuglingen und Kleinkindern unter einem Jahr. Probleme und Komplikationshäufigkeit bei 4200 Narkosen unter besonderer Berücksichtigung der Herzstillstände

J. Link und H. J. Gramm

Einleitung

Das Risiko, einen anaesthesiebedingten Herzstillstand zu erleiden oder an den Folgen einer Anaesthesie zu sterben, ist nach Aussage verschiedener Autoren [2, 3, 4] bei Kindern unter einem Jahr größer als bei älteren Kindern. Rackow [3] gibt für den Zeitraum 1947 bis 1956 die Rate der anaesthesiebedingten Herzstillstände bei Kindern unter einem Jahr mit 1:716 (6 von 4308) an. Smith [4] berichtet für die gleiche Altersgruppe – Untersuchungszeitraum 1956 bis 1960 und 1962 bis 1966 – über eine anaesthesiebedingte Todesfallrate von 1:3700 (3 von 11 817). Marx [2] beschreibt 3 Todesfälle bei 3396 Kindern unter 1 Jahr, eine Rate von 1:1132. Die beschriebenen Todesfälle ereigneten sich entweder während der Anaesthesie [3] oder unmittelbar anschließend im Aufwachraum oder in der postoperativen Phase [2, 4]. Durch unsere Untersuchung, die den Zeitraum 1973 bis 1980 umfaßt, soll geklärt werden, wie häufig in unserem Institut bei Kindern unter 1 Jahr anaesthesiebedingte Herzstillstände aufgetreten sind.

Methode

In unserer Datenbank [1] wurden per Programm alle Anaesthesiedaten von Kindern bis zu einem Jahr gesucht und unter verschiedenen Gesichtspunkten (s. Tabellen) analysiert. Patienten, die einen Herzstillstand erlitten hatten, wurden nach den Angaben aus der Patientenakte einer von 4 Gruppen zugeordnet:
Kategorie 1: Ursache des Herzstillstandes nicht zu eruieren.
Kategorie 2: Chirurgie des letzten Versuchs.
Kategorie 3: Teilweise anaesthesiebedingter Herzstillstand.
Kategorie 4: Möglicherweise vermeidbarer, anaesthesiebedingter Herzstillstand.

Ergebnisse

Im Untersuchungszeitraum wurden 4203 Kinder unter 1 Jahr anaesthesiert. 74% der Anaesthesien wurden als Maskennarkosen durchgeführt (Tabelle 4). Insgesamt war Halothan mit 98,5% das am häufigsten verwandte Anaesthetikum. Die Neuroleptanalgesie mit 1% und sonstige Verfahren mit 0,5% spielen nur eine untergeordnete Rolle. Nur 10% der Kinder wurden von Fachärzten anaesthesiert, in 57% der Fälle wurde die Narkose von Kollegen in

Tabelle 1. Verteilung der Patienten auf operative Kliniken und Behandlungsart

	Chirurgie	Urologie	Röntgen	Kieferchirurgie	HNO	Neurochirurgie	Augen	interdisziplinär	Sonstige	Summe
stationär	2292	39	14	132	35	18	55	11	7	2603 (62%)
ambulant	245	16	3	4	27	–	124	32	2	453 (11%)
ext. Klinik[a]	1104	3	–	3	8	5	6	15	3	1147 (27%)
	3641 (86,6%)	58 (1,4%)	17 (0,4%)	139 (3,3%)	70 (1,7%)	23 (0,5%)	185 (4,4%)	58 (1,4%)	12 (0,3%)	4203 (100%)

[a] ext. Klinik: Kinder, die aus anderen Kliniken der Stadt nur für den Eingriff zu uns verlegt werden

Tabelle 2. Verteilung nach Altersgruppen (Zehntel Jahre)

	Neugeborene	4 Tage bis 0,1 J.	0,1 J. bis unter 0,2 J.	0,2 J. bis unter 0,3 J.	0,3 J. bis unter 0,4 J.	0,4 J. bis unter 0,5 J.	0,5 J. bis unter 0,6 J.	0,6 J. bis unter 0,7 J.	0,7 J. bis unter 0,8 J.	0,8 J. bis unter 0,9 J.	0,9 J. bis unter 1,0 J.
Patientenzahl	178	600	1144	657	366	244	244	190	201	200	179
rel. Häufigkeit	4,2%	14,3%	27,2%	15,6%	8,7%	5,8%	5,8%	4,5%	4,8%	4,8%	4,3%

Tabelle 3. Narkosedauer und Häufigkeit eines komplikationslosen Anaesthesieverlaufs

Narkosedauer:	0–30 min	31–60 min	61–120 min	121–180 min	> 180 min	Gesamt	Keine Angaben
Patientenzahl	1817	1525	423	315	117	4197	6
Komplikationslos	99,4%	97,8%	91,3%	92,3%	91,4%	97,3%	

Tabelle 4. Angewandte Anaesthesietechniken gegen Komplikationen (bei den aufgeführten Komplikationen ist Mehrfachnennung eines Patienten möglich)

	nur Maske	i.v. + Maske	i.v. + Intubation	Maske + Intubation	i.v. + Maske + Intubation	Patient bereits intubiert	Sonstige Technik	Summe
Gesamtpatientenzahl	3127	19	81	842	29	75	30	4203
ohne Komplikationen	3095	19	76	778	28	66	26	4088
	(99%)	(100%)	(94%)	(92%)	(97%)	(88%)	(87%)	(97,3%)
schwierige Intubation	–	–	2	14	–	1		
Ventilationsstörung	22	–	2	34	–	1	1	
Aspiration	1	–	–	2	–			
Kreislaufstillstand	1	–	–	3	–	2		
sonstige Komplikationen	11	–	2	19	1	6	4	

Tabelle 5. Aspiration

Patient	Alter (Tage)	Gewicht (kg)	Diagnose	Anaesthesie	Aspiration vermeidbar	Bemerkungen
1	5	2,8	Magenperforation	$N_2O/O_2/Halo$	ja	
2	2	2,1	Invagination, Dünndarm	$N_2O/O_2/Halo$	ja	Aspiration nach Extubation
3	65	4,5	incarceriertes Ovar	$N_2O/O_2/Halo$	ja	Maskennarkose bei Verdacht auf Ileus

Tabelle 6. Herzstillstände

Patient	Alter (Tage)	Gewicht (kg)	Diagnose	Anaesthesie	Kategorie	Bemerkungen
1	44	3,1	Hernia ing.	$N_2O/O_2/Halo$	4	Maskennarkose, vor Op-Beginn nach Einleitung Laryngospasmus, Herzstillstand Reanimation erfolgreich
2	1	1,2	Leberriß	$O_2/Halo$	2	Unklarer Leberriß, Massentransfusion 220 ml Reanimation erfolgreich bei wahrscheinlich hypovolämischem Herzstillstand intraoperativ
3	3	–	spontane Dünndarm-perforation	$N_2O/O_2/Halo$	4	Patient kam intubiert und beatmet aus externer Klinik, Asystolie nach Einleitung vor Op-Beginn Reanimation erfolgreich
4	4	1,3	Ileus	$O_2/Halo$	3	Herzstillstand intraoperativ, 2 Vol.-% Halothan (30 min), kam aus externer Klinik, Reanimation erfolgreich
5	25	1,0	Aplasie Ligamentum gastrocol. akutes Abdomen	$O_2/N_2O/Halo$	2	Frühgeborenes mit Atemnotsyndrom kommt beatmet mit Alupenttropf aus externer Klinik Asystolie bei Entnahme aus dem Inkubator, Reanimation erfolgreich
6	30	2,8	Infarct, Colon Infarct, Nieren Peritonitis	NLA	2	Patient kommt intubiert, beatmet von Intensivstation, Serumkalium 8,5 mmol l, Herzstillstand nach Einleitung, Reanimation erfolgreich, Operation später abgebrochen

den ersten 2 Jahren der Weiterbildungszeit durchgeführt. Das Verhältnis der Geschlechter war 69% männlich zu 31% weiblich. 15% der Patienten hatten eine oder mehrere der in unserem Erhebungsbogen [1] anzukreuzenden Nebenerkrankungen.

Die Tabellen geben eine Übersicht über die Verteilung der Patienten auf die einzelnen Kliniken (Tabelle 1), über die Altersverteilung (Tabelle 2) sowie über die Narkosedauer und komplikationslosen Verlauf (Tabelle 3).

Aus Tabelle 4 ist zu ersehen, wie häufig welche Techniken angewandt wurden und zu welchen Komplikationen es kam. Insgesamt traten in 2,7% der Fälle unerwartete Probleme auf.

Aspirationen traten bei 3 Kindern (1:1401) auf (Tabelle 5), Herzstillstände bei 6 Patienten (1:700). Von den Kindern, die aspirierten, erlitt keines einen bleibenden Schaden.

Schlußbemerkungen

Leider sind uns aus der Literatur keine Angaben über die allgemeine Komplikationshäufigkeit bei Kleinkindernarkosen bekannt, so daß wir nicht sagen können, ob 2,7% einen hohen oder niedrigen Wert darstellen. Überraschend war für uns, daß bei Maskennarkosen nur in 1% der Fälle Komplikationen auftraten, woraus gefolgert werden kann, daß die Halothan-Maskennarkose bei den entsprechenden Operationen (Circumcision, Herniotomie) ein sehr sicheres Verfahren ist. Die Aspirationsrate halten wir für zu hoch. Aspirationen sollten vermeidbar sein.

Herzstillstände erlitten bis auf eine Ausnahme (Patient 1, Tabelle 6) nur schwerstkranke Kinder, die präoperativ ohne intensiv-medizinische Maßnahmen nicht lebensfähig waren. Wenn ein Herzstillstand bei einem solchen Patienten als anaesthesiebedingt klassifiziert worden ist, so ist damit nur ausgedrückt, daß zu dem entsprechenden Zeitpunkt die Anaesthesie auslösende Ursache war. Ob das Kind auch ohne Einleitung einer Anaesthesie zu einem anderen Zeitpunkt einen Herzstillstand erlitten hätte, muß offen bleiben. Wir zögern deshalb, die Angabe 1 Herzstillstand auf 700 Anaesthesien, die sich aus unseren Untersuchungen ergibt, als Maß für das Anaesthesierisiko zu interpretieren. Nur bei Patient 1, Tabelle 6, handelt es sich um einen Säugling ohne präoperative Nebenerkrankungen, der sich einem Eingriff unterziehen sollte, bei dem nicht mit einer Beeinträchtigung vitaler Funktionen zu rechnen war. Setzt man diesen einen Fall in Beziehung zur Zahl aller Kinder, die sich kleinen Eingriffen in Maskennarkose unterziehen mußten, ergibt sich eine Rate von 1:3146. Diese Zahl dürfte das Risiko für ein gesundes Kleinkind, einen anaesthesiebedingten Herzstillstand zu erleiden, eher wiedergeben.

Literatur

1. Link J et al. (1980) Anaesthesist 29:675
2. Marx GF et al. (1973) Anesthesiology 39:45
3. Rackow H et al. (1961) Pediatrics 28:697
4. Smith RM (ed) (1980) Anesthesia for infants and children. Mosby, St Louis

Vergleichsuntersuchungen zwischen Halothan und Enfluran in der Kinderanaesthesie

K. Kühn und J. Hausdörfer

Im Kleinkindes- und Säuglingsalter bietet die Inhalationsnarkose einen unbestreitbaren Vorteil. Sie gewährleistet eine ruhige und schonende Einleitung sowie eine rasche problemlose Ausleitung. Voraussetzung dafür ist eine gute Steuerbarkeit des Inhalationsnarkotikums. Zwei geeignete Anaesthetika stehen zur Verfügung: Enfluran und Fluothan. Bei 20 Kindern vom Neugeborenen bis zum Alter von 10 Jahren wurden während der Narkose die Gaskonzentrationen mit dem Massenspektrometer MGA 1100 gemessen. 14 Patienten wurde intraoperativ sowohl arteriell als auch venös jeweils 2 ml Blut abgenommen. Mittels Gaschromatographie bestimmten wir den Gehalt an Fluothan und Enfluran in mg pro 100 ml. Die Mittelwerte von 4 Bestimmungen jeder Blutprobe sind der Tabelle 1 zu entnehmen:

Die Konzentration des Narkosegases wurde kontinuierlich mittels Massenspektrometer direkt unter der Maske bzw. nach Intubation am Tubus registriert. Nach entsprechender Vorbereitung erhielten die Kinder ein Gasgemisch von Lachgas-Sauerstoff im Verhältnis 4 : 2 l pro min. Die Vaporeinstellung bei Halothan betrug 1,5−2 Vol.-%, Enfluran 2−3 Vol.-%. Nach einem Zeitraum von 1,5−2 min schliefen die Kinder, sofern wir Enfluran benutzten. Auf der anderen Seite benötigten wir 0,5−4 min bei Benutzung von Halothan. Die Einleitung der Narkose erfolgte mit halboffenem Kuhn-System. Wir registrierten die Zeit, bis der

Tabelle 1. Blutspiegel von Halothan und Enfluran

	venös	arteriell
Enfluran		
Patient A.T.	22,2 mg pro 100 ml	26,3 mg pro 100 ml
Patient O.M.	24,1 mg pro 100 ml	24,5 mg pro 100 ml
Patient F.R.	18,8 mg pro 100 ml	22,2 mg pro 100 ml
Patient A.T.	13,5 mg pro 100 ml	26,0 mg pro 100 ml
Patient S.P.	16,0 mg pro 100 ml	26,0 mg pro 100 ml
Patient M.N.	24,5 mg pro 100 ml	27,0 mg pro 100 ml
Patient V.B.	10,0 mg pro 100 ml	15,5 mg pro 100 ml
Halothan		
Patient K.T.	23,0 mg pro 100 ml	25,0 mg pro 100 ml
Patient T.A.	12,0 mg pro 100 ml	23,0 mg pro 100 ml
Patient N.L.	12,8 mg pro 100 ml	14,8 mg pro 100 ml
Patient B.K.	4,0 mg pro 100 ml	8,4 mg pro 100 ml
Patient R.H.	36,0 mg pro 100 ml	37,0 mg pro 100 ml

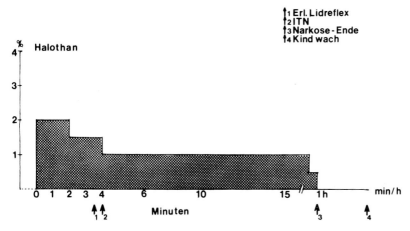

Abb. 1. Vergleichsuntersuchungen zwischen Halothan und Enfluran. Einschlafzeit Halothan

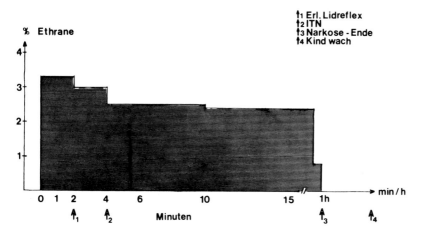

Abb. 2. Vergleichsuntersuchungen zwischen Halothan und Enfluran. Einschlafzeit Ethrane

Lidreflex erloschen war und das Legen eines Venenzugangs ohne Abwehrreaktion erfolgte. Der Lidreflex erlosch nach 2 min bei Enfluran, nach 4 min bei Halothan. Nachdem der Lidreflex erloschen war, wurde eine Vene kanüliert. Nach Intubation wurde das Kind in allen Fällen kontrolliert beatmet. Abb. 1 und 2 demonstrieren unsere Ergebnisse graphisch. Die Nebenwirkungen von halogenisierten Wasserstoffen dürfen als bekannt vorausgesetzt werden. Dennoch sollen die beiden folgenden Graphiken das Verhalten von Blutdruck und Puls bei der Benutzung der beiden Anaesthetika Halothan und Enfluran darstellen. Sie bestätigen nur die bisher bekannten Ergebnisse.

Da ein großer Teil der Narkosegase während der Operation in den OP abgegeben wird, sofern keine suffiziente Absaugung vorliegt, haben wir die Konzentration der Narkotika in der Umgebungsluft mittels Massenspektrometer gemessen. Für Halothan fanden wir Werte zwischen 0,07–0,19 Vol.-% bei der o.g. Vaporeinstellung, für Enfluran 0,09–0,20 Vol.-%.

Diese Werte scheinen sehr gering zu sein. Wenn man jedoch bedenkt, daß das Personal den ganzen Tag über im OP arbeitet, so werden doch relativ hohe Mengen von Narkosegas eingeatmet.

Diskussion

Es gibt nur geringfügige Unterschiede zwischen Halothan und Enfluran:

Vorteil von Enfluran in der Kinderanaesthesie:
1. Schnelleres Einschlafen und problemloses schnelles Aufwachen aus der Narkose, dadurch geringerer psychischer Streß der Kinder
2. Aus der Literatur ergibt sich: geringere Metabolitenbildung bei Enfluran, dadurch geringere Hepatoxizität.
3. enthält keinen Stabilisator.

Vorteil von Halothan:
1. gute Bronchodilatation, dadurch ideales Narkotikum in der Bronchoskopie
2. bei Hyperventilation keine myotonen Entladungen.

Aufgrund dieser Vorteile scheint Enfluran das zur Zeit beste Narkotikum in der Kinderanaesthesie zu sein.

Literatur

1. Sally HD (1978) „Comperative Study of Halothan and Enfluran in Paediatric Outpatient Anaesthesia" Act Scand Anaesth 22:58–63
2. Henschel WF, Lehmann CH (Hrsg) (1975) „Schädigungen des Anaesthesiepersonals durch Narkosegase und Dämpfe". Anaesthesie und Wiederbelebung, Bd 89. Springer, Berlin Heidelberg New York
3. Kreuscher H (Hrsg) (1975) „Ethrane – neue Ergebnisse in Forschung und Klinik". Schattauer, Stuttgart
4. Lawin P, Beer R (1974) „Ethrane" Anaesthesiologie und Wiederbelebung. Springer, Berlin Heidelberg New York
5. Rauen HM (1973) „Halothan und Leber". Arzneimittelforschung, 24. Beiheft
6. Richter JA (1976) „Das anaesthesiologische Vorgehen bei herzchirurgischen Eingriffen". Herz I, pp 94–101

Probleme der Narkoseführung beim operativen Verschluß des persistierenden Ductus arteriosus Botalli von Frühgeborenen mit IRDS

E. Breucking, K.-H. Altemeyer und U. Voss

Einleitung

Das Persistieren oder Wiedereröffnen des Ductus arteriosus Botalli bei Frühgeborenen mit Atemnotsyndrom stellt eine ernste Komplikation des Krankheitsverlaufes dar. Die Diagnose erfolgt nach den klinischen Symptomen Tachykardie, Galloprhythmus, charakteristisches Systolikum, hyperaktives Herz und springende Pulse. Echokardiographisch zeigt sich eine Linksdilatation und röntgenologisch eine Zunahme der Herzgröße und Verschattung der Lungen. Die Indikation zur Operation ist dann gegeben, wenn es aufgrund des hohen Shunt-volumens zu zunehmender Herzinsuffizienz und zunehmendem Lungenödem mit Ver-schlechterung der Ventilation kommt.

Zentrales Problem für die Narkose bei diesen schwerkranken Kindern ist die Vermei-dung hypoxischer Phasen, die gerade unter den wechselnden Bedingungen der Operation durch Beeinträchtigung der Ventilation, Störung der Zirkulation sowie Temperaturabfall bei langer Operationsdauer sehr rasch eintreten können.

Material

In der Zeit von Oktober 1977 bis Juli 1981 wurden bei uns 45 Frühgeborene wegen eines persistierenden Ductus arteriosus operiert. Das durchschnittliche Gewicht betrug am Opera-tionstag 1375 g (750–2200 g), das Alter 10 Tage (2–29 Tage). Nach posterolateraler Thora-kotomie links erfolgte die Präparation und zwei- bis dreifache Ligatur des Ductus.

Ergebnisse

a) Narkosevorbereitung

Die kleinen Patienten müssen sehr sorgfältig in guter Zusammenarbeit von Pädiatern und Anaesthesisten auf die Narkose und Operation vorbereitet werden. Die Beatmung muß so erfolgen, daß eine alveoläre Normoventilation mit pCO_2-Werten um 40 mmHg erreicht wird und transkutane pO_2-Werte um 50–60 mmHg. Ein Basenüberschuß über +4, der häufig zur Kompensation einer respiratorischen Azidose vorliegt, muß vor der Operation ausge-glichen werden, damit es nicht durch die intraoperativ notwendige Hyperventilation zu einer unkontrollierten Alkalose kommt. Die Serum-Elektrolyte und der Blutzucker müssen im Normbereich liegen. Der Hämatokrit sollte 45% oder mehr betragen. Eine Hypovolämie erfordert je nach Hämatokrit eine präoperative Humanalbumininfusion oder eine Bluttransfusion. Einer Auskühlung des Kindes wird vorgebeugt durch Transport in einem Transportinkubator, der mit Beatmungsgerät und EKG-Monitor ausgestattet ist. Trotz aller Maßnahmen wie z.B. Wärmematte, Folie usw. kann eine Auskühlung des Kindes unter 36 °C nur vermieden werden, wenn die Raumtemperatur des Operationssaales auf 28–30 °C angehoben wird. Das Kind wird erst dann von der Station abgerufen, wenn alle Vorbereitungen am Patienten wie im Saal abgeschlossen sind.

b) Narkoseführung

Zur Narkose verwenden wir Atropin 0,01 mg/kg KG, Fentanyl 0,01 mg/kg KG und Pancuronium 0,1 mg/kg KG unter Beatmung mit einem Lachgas-Sauerstoff-Gemisch, das im FIO_2 — solange das Kind sich in Rückenlage befindet — dem Atemgemisch der Beatmung auf der Intensivstation entspricht. Die Einstellung des Ventilators wird zunächst so gewählt, wie sie auf der Station und dem Transport war (Atemfrequenz, obere Druckbegrenzung, PEEP, Flow, FIO_2). Die intravenöse Infusion einer Halbelektrolytlösung durch eine Plastikkanüle wird mit Hilfe einer Infusionspumpe auf 6 ml/kg/h eingestellt. Als Monitoring benutzen wir:
– kontinuierliche EKG-Ableitung
– unblutige Druckmessung mit dem Dinamap-Gerät jede Minute
– kontinuierliche rektale Temperaturmessung
– kontinuierliche Auskultation der unteren Lunge mit einem flachen Stethoskop
– Kontrolle der Beatmungsparameter am Beatmungsgerät in kurzen Abständen
– Blutgasanalysen aus Kapillarblut in Abständen von 10 bis 30 min
– kontinuierliche transkutane pO_2-Messung.

Probleme während der Narkose ergeben sich zum ersten bezüglich der Ventilation. Das Kind wird für die Operation auf die rechte Seite verlagert. Die Seitenlagerung alleine führt bekanntermaßen schon zu einer Verteilungsstörung. Der FIO_2 muß deshalb nun auf das Doppelte erhöht werden. Nach Eröffnen der Pleura und Kollaps der oberen Lunge nimmt zusätzlich die Gasaustauschfläche ab. Wir gehen deshalb zu diesem Zeitpunkt auf Handbeatmung mit bedarfsangepaßter Hyperventilation über. Bei der Präparation des Ductus kann die Lunge zeitweilig so stark komprimiert werden, daß eine kritische Hypoxie mit Bradykardie auftritt. Dies um so eher, je stärker vorgeschädigt die Lunge ist. Unterbrechung der Präparation, kräftige Hyperventilation mit reinem Sauerstoff zur Blähung der Lunge bringen schnelle Abhilfe. In dieser Phase der Operation ist eine gute Kooperation von Operateur und Anaesthesist erforderlich, da solche Situationen bei besonders kleinen Frühgeborenen und bei stark ausgebildetem Lungenödem oft in Abständen von wenigen Minuten wieder auftreten.

Zirkulationsstörungen mit Blutdruckabfall können schon bei Narkoseeinleitung auftreten, wenn bei großem Shuntvolumen eine relative Hypovolämie besteht. Blutverluste müssen deshalb quantitativ und zeitgerecht ersetzt werden, um die zerebrale Perfusion sicherzustellen. Richtgröße ist der Blutdruck, der deshalb sehr engmaschig kontrolliert werden muß, da es bei der Präparation gelegentlich durch Kompression des Mediastinums mit der Vena cava zu extremem Blutdruckabfall kommen kann.

Die Aufrechterhaltung der Körperkerntemperatur zwischen 36 und 37,5 °C ist deshalb von großer Bedeutung, weil es durch Auskühlung zu Perfusionsstörungen im großen und kleinen Kreislauf kommt. Die Folgen sind Zentralisation mit Mikrozirkulationsstörung und metabolischer Azidose sowie Zunahme des intrapulmonalen Shuntvolumens mit Hypoxie. Gerade diese Störungen aber gilt es zu vermeiden. Nach Operationsende muß im allgemeinen rasch die inspiratorische Sauerstoffkonzentration reduziert werden. Nach Ligatur des Ductus mit stark reduzierter pulmonaler Durchblutung sowie Verschluß des Thorax und Rückkehr in Rückenlage mit Aufhebung der Verteilungsstörung und Ausdehnung der Gasaustauschfläche sind die Voraussetzungen für den Gasaustausch so deutlich verbessert, daß innerhalb weniger Minuten eine Hyperoxie erreicht werden kann.

Zusammenfassung

Frühgeborene mit Atemnotsyndrom mit der zusätzlichen Komplikation eines persistierenden Ductus arteriosus sind intraoperativ durch Zirkulationsstörung und Hypoxie gefährdet. Aufgrund unserer Erfahrungen bei 45 transthorakalen Ductusligaturen ergeben sich folgende Forderungen:
1. Gute Narkosevorbereitung
2. Kurze Operationszeit
3. Zusammenarbeit von Operateur und Anaesthesist
4. Kontinuierliches Monitoring von EKG, Blutdruck, Temperatur und transkutanem pO_2
5. Rasches Anpassen der Beatmung an die wechselnden Operationsbedingungen
6. Sicherung einer adäquaten Zirkulation
7. Aufrechterhaltung der Körperkerntemperatur
8. Vermeidung von Hyperoxie.

Der Einfluß von Noradrenalin und Droperidol auf den arteriellen Sauerstoffpartialdruck und die Sättigung bei Morbus Fallot mit Anfallsanamnese unter Narkosebedingungen

W. Reichelt, B. Stütz, N. Lübbe und H. Oelert

Die Fallot'sche Tetralogie ist gekennzeichnet durch einen hohen Ventrikelseptumdefekt mit überreitender Aorta und Obstruktion der rechtsventrikulären Ausflußbahn. Diese besteht meist in einer infundibulären Pulmonalstenose, die von kontraktilen Elementen der Christa supraventricularis gebildet wird. Die systemische Sauerstoffsättigung ist abhängig von der Größe des Rechts-Links-Shunts, der effektiven Lungendurchblutung, dem Ausmaß des system-pulmonalen Kollateralkreislaufes und dem Hämatokrit. Im Laufe der Anaesthesie kommt es häufig zu einer Zunahme der Cyanose mit Erhöhung des Rechts-Links-Shunts, die bedrohliche Formen mit Bradykardie und Hypotension annehmen kann. Angeschuldigt wird neben der Zunahme des pulmonalen Strömungswiderstandes durch die Beatmung und Abnahme des systemischen Strömungswiderstandes durch Narkosemedikamente eine Verstärkung der infundibulären Pulmonalstenose durch endogenes Noradrenalin analog dem

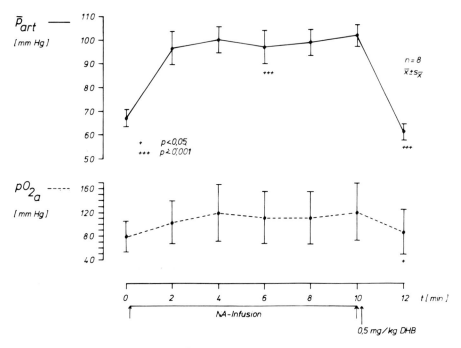

Abb. 1. Fallot IV mit hypoxischen Anfällen

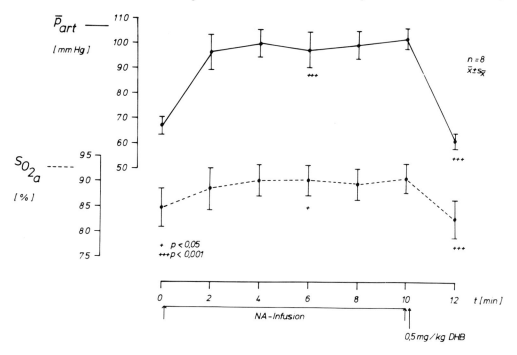

Abb. 2. Fallot IV mit hypoxischen Anfällen

hypoxischen Anfall wacher Fallot-Patienten mit reagiblem Infundibulum. Da andererseits Noradrenalin durch Erhöhung des peripheren Strömungswiderstandes den Rechts-Links-Shunt theoretisch vermindern kann, wurde die Wirkung einer Noradrenalin-Infusion auf den arteriellen Sauerstoffpartialdruck und die Sättigung an neun Fallot-Patienten mit sicheren oder fraglichen hypoxischen Anfällen in der Anamnese vor extrakorporaler Zirkulation untersucht. Im Anschluß daran wurde der Effekt von 0,5 mg/kg Dehydrobenzperidol geprüft.

Die Narkose wurde mit 7 mg/kg Ketamin i.m. eingeleitet und nach Intubation mit Pancuronium (1 mg/kg) und fraktionierten Fentanylgaben bei reiner Sauerstoff-Beatmung weitergeführt. Durch die Noradrenalin-Infusion (1 mg zu 250 ml 5% Laevulose) wurde der arterielle Mitteldruck um ca. 30% von 70 auf 100 mmHg angehoben und durch Droperidol nach der 10. Minute wieder in die Nähe des Ausgangswertes gesenkt. Der arterielle Sauerstoffpartialdruck stieg im Mittel von 80 auf 100 mmHg und sank nach Droperidol wieder auf den Ausgangswert (Abb. 1). Die arterielle Sauerstoffsättigung stieg von 85 auf 90%, mit Abfall auf den Ausgangswert nach Droperidol (Abb. 2). Die im Verhältnis zum Sauerstoffpartialdruck noch deutliche Untersättigung ist Ausdruck der Rechtsverschiebung der Sauerstoffbindungskurve, die für cyanotische Fehler typisch ist.

Bei einem Patienten mit anamnestischen multiplen hypoxischen Anfällen, der im präoperativen Herzkatheter eine arterielle Sauerstoffsättigung von über 90% hatte, fiel die Sauerstoffsättigung von schon sehr niedrigen 60% auf 47% und Droperidol zeigte keinen Einfluß. In diesem Fall besteht die Möglichkeit der Zunahme des Tonus der infundibulären Pulmonalstenose durch Noradrenalin und Änderungen des systemischen Strömungswiderstandes hatten keinen Effekt auf die systemische Sättigung (Abb. 3).

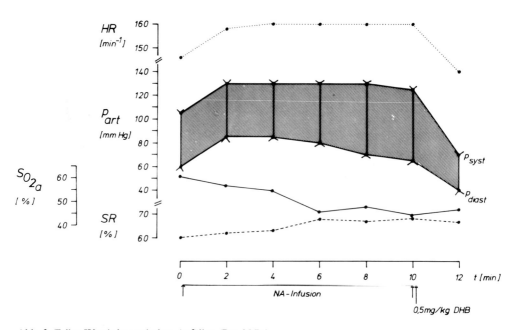

Abb. 3. Fallot IV mit hypoxischen Anfällen (Pat. M.R.)

Zusammenfassend läßt sich sagen, daß eine progrediente Hypoxämie beim Morbus Fallot unter Narkose durch Noradrenalin meist günstig beeinflußt werden kann. Wie der Einzelfall zeigt, besteht jedoch die Möglichkeit der Verstärkung der Cyanose, wahrscheinlich durch Zunahme der Pulmonalstenose, so daß unter dieser Medikation eine laufende Blutgaskontrolle notwendig ist. Droperidol verstärkt die Zyanose, wahrscheinlich durch Abnahme des systemischen Strömungswiderstandes, und ist als Narkosemedikament bei dieser Patientengruppe nicht geeignet.

Einsatz der direkten Potentiometrie zur Messung der Natrium-, Kalium- und Calziumaktivität bei Kleinkindern bei cardiochirurgischen Eingriffen

K. Hiotakis, W. Petek und H. Metzler

Bei einem Plasma-Calcium von 5 mval/l sind normalerweise etwa 40% (2 mval/l) proteingebunden und 60% (3 mval/l) ultrafiltrierbar, von dieser Fraktion wiederum durchschnittlich 0,9 mval mit Citrat-Phosphat-Bicarbonat komplexiert; der Rest, 1,8—2,4 mval/l, ist das biologisch wirksame ionisierte Calcium.

Von besonderem Interesse ist es, im Rahmen cardiochirurgischer Eingriffe das Verhalten und die Wirksamkeit des ionisierten Calciums bei Kleinkindern und Säuglingen zu verfolgen, zumal gerade bei diesen während und nach dem Eingriff von seiten des Myokards und der Blutgerinnung mitunter Probleme entstehen. Es wurde daher von Bypassbeginn, in der Kühlungsphase und nach Beendigung der Op.-Korrektur (Aufwärmphase) sowie postoperativ den Ionenaktivitäten von Na (PNa^+), Kalium (PK^+) und Calcium (PCa^{++}) besondere Aufmerksamkeit zugewendet.

Bei 10 Säuglingen und Kleinkindern mit einem Körpergewicht unter 10 kg wurden die Ionenaktivitäten von Natrium, Kalium und Calcium aus jeweils 50 μl Vollblut mittels direkter Potentiometrie (Elektrolyt-Check 980 AVL Graz) den weit verbreiteten indirekten Meßmethoden vorgezogen. Die erstere Methode liefert einen direkten Einblick in die tatsächlich im extrazellulären Raum vorhandenen Ionenaktivitäten.

Die Einflüsse auf die Aktivität des Calciums (ionisiertes Calcium) sind mannigfaltig und großteils bekannt. Weniger Allgemeingut, und daher hier kurz gestreift, sind Antikoagulationseffekte bei der Probengewinnung. Es gibt praktisch kein gebräuchliches Antikoagulanz, das nicht calciumbindende Eigenschaften besitzt. Sogar die sehr geringe Menge Heparin, wie sie in Blutgaskapillaren verwendet wird, bindet komplex etwa 10—15% des in der Probe ionisiert vorliegenden Calciums (Tabelle 1).

Tabelle 1. Ionisiertes Calcium: Abhängigkeit von der Art und Konzentration des Antikoagulans

Standard/H_2O	NA 150 MMOL/l	K 5,0 MMOL/l	Ca" 1,0 MMOL/l
n = 6	149,8	4,97	0,99
St./Pronase	149,7	4,97	1,00
St./10 μl Hep. (5 IE)	147,9	4,88	0,98
St./Hep. trocken (5 IE)	149,1	4,96	0,99
St./Gas Check K.	150,2	4,99	0,87[a]

[a]Calcium VK = 4,56: Streuung von 0,81—0,91 $\bar{X}$ = 14%

Tabelle 2. Notfall-/Intensiv-Laboratoriumsparameter (1,4 ml Vollblut)

Transportgefäß (Eppendorf) mit IE Na-Heparinat

Vollblut:	60 μl Na, K, ionisiertes Ca
	100 μl Blutzucker
	45 μl Blutbild (Leuko, Ery, Hb, Htk, MCV, MCH, MCHC)
	200 μl Thrombozyten
Plasma:	50 μl Gesamt-Kalzium
	10 μl Harnstoff
	25 μl Kreatinin
	400 μl Versch. Enzyme/Osmolarität

Wir haben diese Probleme der Antikoagulation dadurch gelöst, daß wir kleine Plastikgefäße (z.B. Eppendorf) mit 5,0 IE Heparin beschicken. Diese Menge Antikoagulanz ist ausreichend für die wesentlichste intensivmedizinisch interessanten Parameter (Tabelle 2). Die plasmatischen Gerinnungssysteme wurden mit Testbestecken der Firma Behring gemessen. Die Citratbestimmung im Plasma erfolgte mit Reagenzien der Firma Boehringer, Mannheim.

Die enge Beziehung zwischen dem Komplexbildner Na- Citrat im Maschinenblut und der Calciumionenaktivität läßt die Vermutung zu, daß es weniger die Relation Gesamtcalcium zu ionisiertem Calcium ist, als vielmehr der Citratspiegel, respektive der Citratmetabolismus, der entscheidend auf die Höhe des aktiven Calciums in der frühen postoperativen Phase Einfluß nimmt.

Citrat ist ein normaler intermediärer Metabolit, Teil des Tricarboxylsäurezyklus und wird konstant in jeder mit einem Zellkern ausgestatteten Zelle im Körper metabolisiert. Grundsätzlich stehen dem Organismus zwei Abbruchmechanismen gegenüber dem Citrat zur Verfügung:

1. Metabolische Entfernung des Citrats
2. Mobilisierung von mehr ioniertem Calcium.

Das Citratblut in der Herz-Lungen-Maschine ist vorwiegend als Folge der freien Zitronensäure im Antikoagulanz acidotisch und führt zur Entionisierung des Calciums.

Die Citratkonzentration während der Operationsphase betrug eingangs durchschnittlich 4012 ± 1198 mg/l, eine Normalisierung konnte in den meisten Fällen erst 16—18 h nach Operationsende gesehen werden. Eine deutliche Zunahme des PCA^{++} in Richtung normaler Werte konnte ab einem Citratspiegel von 800 mg/l beobachtet werden. Verstärkte Nachblutungen und eine verminderte Auswurfleistung des Herzmuskels in der frühen postoperativen Phase fanden in einer verminderten PCa^{++}-Aktivität ihre Ursache. Die vorsichtigen Calciumgaben zeigten in beiden Fällen eine rasch einsetzende Wirkung.

Der durch den Citratmetabolismus bedingte Trend zu metabolischer Alkalose macht sich meist erst Stunden nach Bypass-Ende bemerkbar und kann bei Low-Output mit Acidose maskiert werden.

Alle Kinder wurden bei tiefer Hypothermie (16—18° nasopharyngeal) im Kreislaufstillstand operiert. Es muß darauf hingewiesen werden, daß Kälte den Metabolismus von Citrat beeinträchtigt, wodurch die Wahrscheinlichkeit des Auftretens einer Hypocalciämie und Acidose intraoperativ weiter verstärkt wird. Die Acidose wiederum und die Kälte selbst verursachen zusammen mit dem transfundierten Citratblut eine Hyperkaliämie.

Zum Zeitpunkt des Abgehens vom Bypass findet man teilweise sehr niedrige ionisierte Calciumwerte. Es gelingt jedoch bei vier dieser Kinder, auch ohne Calciumsubstitution mit guter *ventrikulärer Hämodynamik* vom Bypass zu kommen [3].

Sechs Kinder zeigten jedoch erst nach kontrollierter *Calciumgabe* eine ausreichende myocardiale Auswurfleistung [1].

Eine teilweise Klärung der klinischen Symptomatik wie reduzierte Auswurfleistung, AV-Block [2], Koagulationsstörungen und Störungen des Säure-Basen-Haushaltes in Richtung Alkalose ist durch das Fehlen genügender Mengen von biologisch verfügbarem Calcium und -analog-Mg möglich.

Literatur

1. Drop LJ, Scheidegger D (1980) Plasma ionized calcium concentration Drop et al., Thor. Cardiovasc Surgery, 79:425–431
2. Griffin JH (1965) Neonatal hypocalcemia and complete heartblock. Am J Dis Child, 110:672
3. Stulz PM, Scheidegger D, Drop LJ, Lowenstein E, Laver MB (1979) Ventricular pump performance during hypocalcemia. Clinical and Experimental Studies 78:185–194

MAC von Enflurane bei Kindern

I. Schwieger, I. Podlesch und H. Dähn

Die MAC ist die minimale alveoläre Konzentration eines Inhalationsanaesthetikums, die notwendig ist, um die motorische Abwehrbewegung auf einen Schmerzreiz zu verhindern, und eine Möglichkeit, um die Wirksamkeit eines Narkotikums zu standardisieren. Sie wurde dazu verwandt, festzustellen, ob der Enflurane-Bedarf bei Kindern sich von dem bei Erwachsenen unterscheidet, ob er in Abhängigkeit vom Alter variiert und wieweit er durch Lachgas oder Prämedikation beeinflußt wird.

Dabei wurde hinsichtlich der Meßmethodik davon ausgegangen, daß die endexspiratorische Narkosegaskonzentration repräsentativ für die alveoläre Gaskonzentration ist und bei herz- und lungengesunden Patienten in Allgemeinnarkose lediglich durch Verteilungsstörungen in der Lunge mit Vergrößerung des funktionellen Totraumes und intrapulmonaler Shuntbildung eine Differenz entstehen kann, die jedoch bei unseren Untersuchungen nicht berücksichtigt wurde [1].

Die alveoläre Konzentration eines Narkosegases befindet sich im Gleichgewicht mit der arteriellen, die wiederum die Gasspannung im Gehirn bestimmt und damit für die Narkosetiefe verantwortlich ist.

Methode

Insgesamt haben wir 65 herz- und lungengesunde Kinder, im Alter von 6 Monaten bis zu 14 Jahren, die kieferchirurgischen Operationen unterzogen wurden, untersucht. Alle erhielten vor der Operation 0,1–0,15 mg/kg KG Atropinsulfat intramuskulär oder intravenös, 26 von ihnen wurden außerdem mit 1 mg/kg KG Promethazin, 2 mg/kg KG Pethidin und 0,1 mg/kg KG Droperidol intramuskulär eine halbe Stunde vor Operationsbeginn prämediziert.

Die Einleitung der Narkose erfolgte bei allen Kindern durch Inhalation von Sauerstoff und Enflurane über Maske durch stufenweise Steigerung der Enflurane-Konzentration von 0,5–4,5 Vol.-% um jeweils 0,5 Vol.-% nach 5–10 Atemzügen. Für die Kinder bis zum 8. Lebensjahr wurde ein halboffenes Narkosesystem – das Ayre's T-Stück –, für die älteren Kinder ein halbgeschlossenes Kreissystem benutzt.

Die Intubation wurde durch die intravenöse Gabe von 1 mg/kg KG Succinylcholin erleichtert. Anschließend wurde bis zum Wiedereinsetzen der Spontanatmung beatmet.

Die Enflurane-Konzentration wurde kontinuierlich mit den Binos-Infrarot-Gasanalysator der Fa. Leybold-Heraeus gemessen durch permanentes Absaugen des Narkosegases vom distalen Tubusende über einen Polyäthylen-Katheter. Die Schwankungen der Anzeigenadel auf dem Gerät entsprechen den Atemzügen des Patienten, wobei die niedrigste Anzeige als endexspiratorische Gaskonzentration, die höchste Anzeige als inspiratorische Gaskonzentration abgelesen werden kann.

Die Gasproben konnten leider nur am distalen Tubusende entnommen werden, da die Durchmesser der Kindertuben für einen entsprechend dicken Absaugkatheter, der notwendig ist, um eine korrekte Anzeige zu erhalten, zu klein waren. Die durch den Sog gewonnenen Gasproben können aber dennoch als endexspiratorisch angenommen werden, wie wir durch Vergleich von Gasproben, die bei großlumigen Tuben am distalen und proximalen Ende entnommen wurden und deren Konzentrationswerte sich entsprachen, nachweisen konnten. Außerdem wurden alle 4 Minuten die Atem- und Pulsfrequenz sowie der Blutdruck und kontinuierlich ein EKG aufgezeichnet.

Die Messungen wurden dann so vorgenommen, daß nach Erreichen des „steady state", erkennbar an der Konstanz von endexspiratorischer und inspiratorischer Gaskonzentration, was durchschnittlich nach 20 min der Fall ist, zunächst bei einem Frischgas-Flow von 6 l/min Sauerstoff die inspiratorische Enflurane-Konzentration bis zum Erreichen von 1 Vol.-% stufenweise um jeweils 0,5 Vol.-% gesenkt wurde, ab 1 Vol.-% dann stufenweise um jeweils 0,2 Vol.-%.

Nach Einstellung einer gleichmäßigen endexspiratorischen und inspiratorischen Enflurane-Konzentration – im Durchschnitt nach 4–5 min – wurde die Narkosetiefe durch energisches Kneifen der Bauchhaut des Probanden mit einer stumpfen Klemme festgestellt. Als MAC des jeweiligen Patienten wurde der Mittelwert errechnet aus der höchsten Konzentration, bei der sich noch eine Abwehrbewegung zeigte, und der niedrigsten Konzentration, die eine solche verhinderte (MAC nach Saidmann und Eger [2, 3]).

Die Kinder wurden in fünf Altersgruppen (von 0–½, ½–2, 2–6, 6–12, 12–14 Jahre, Tabelle 1) eingeteilt und der mittlere MAC-Wert der jeweiligen Altersgruppe errechnet. Die Bildung der Altersgruppen erfolgte nicht willkürlich, sondern unter Berücksichtigung der Häufung beieinanderliegender MAC-Werte.

Nach Feststellung der MAC für Enflurane in Sauerstoff wurde entsprechend der eben beschriebenen Versuchsanordnung unter Berücksichtigung der durch das Lachgas veränderten Enflurane-Konzentrationsanzeige die MAC für Enflurane in Sauerstoff und Lachgas gemessen, bei einem Frischgas-Flow von 3 l/min O_2 und 3 l/min N_2O.

Ergebnisse

Tabelle 2 zeigt Mittelwerte und Standardabweichungen der endexspiratorischen und inspiratorischen Enflurane-Konzentrationen in den fünf Altersgruppen sowie die verminderten Werte bei alleiniger Zugabe von Lachgas oder Prämedikation, sowie die Zugabe von Lachgas und zusätzlicher Prämedikation. Die graphische Darstellung der MAC-Werte aus Tabelle 2 gibt die Abb. 1 wider.

Tabelle 1. Altersgruppierung, Anzahl, Durchschnittsalter

Altersgruppen (Jahre)	0–1/2	1/2–2	2–6	6–12	12–14
Anzahl	9	11	23	16	6
Durchschnittsalter	0,60 ± 0	1,59 ± 0,55	3,49 ± 1,39	8,84 ± 1,58	13,84 ± 1,15

Tabelle 2. Mittelwerte ± SD der endexspiratorischen und inspiratorischen Enflurane-Konzentrationen (Vol.-%)

Alter (Jahre)			0–1/2	1/2–2	2–6	6–12	12–14
Ohne Prämedikation	O$_2$ + Enflurane	Ex.	2,05 ± 0,41	2,07 ± 0,29	1,87 ± 0,38	1,67 ± 0,58	2,06 ± 0,04
		In.	2,66 ± 0,56	2,62 ± 0,69	2,37 ± 0,76	2,49 ± 0,81	4,51 ± 0,04
	N$_2$O + O$_2$ + Enflurane	Ex.	0,90 ± 0,62	1,06 ± 0,19	0,52 ± 0,18	0,49 ± 0,17	0,37 ± 0,17
		In.	1,30 ± 0,96	1,12 ± 0,14	0,71 ± 0,28	0,64 ± 0,20	0,59 ± 0,15
Mit Prämedikation	O$_2$ + Enflurane	Ex.	2,21 ± 1,09	1,30 ± 0,36	1,69 ± 0,65	1,11 ± 0,74	1,28 ± 0,85
		In.	2,84 ± 1,79	1,86 ± 0,79	2,37 ± 0,78	2,09 ± 1,84	2,30 ± 1,93
	N$_2$O + O$_2$ + Enflurane	Ex.	0,62 ± 0,19	0,62 ± 0,21	0,73 ± 0,52	0,44 ± 0,31	0,53 ± 0,15
		In.	0,70 ± 0,25	0,68 ± 0,15	0,93 ± 0,55	0,51 ± 0,32	0,63 ± 0,26

Tabelle 3. Differenz (Vol.-% und %) der MAC-Werte von Kindern verschiedener Altersgruppen zur mittleren MAC von Erwachsenen (1,68 Vol.-%) sowie zur MAC bei Zugabe von N$_2$O, Prämedikation und N$_2$O + Prämedikation. Differenz der MAC-Werte zu den entsprechenden inspiratorischen Enflurane-Konzentrationen

Alter (Jahre)	MAC bei Kindern	MAC bei Erwachsenen		MAC bei N$_2$O		MAC bei Prämedikation		MAC bei N$_2$O + Prämedikation		Differenz zur inspiratorischen Enflurane-Konzentration	
	Vol.-%	Vol.-%	%	Vol.-%	%	Vol.-%	%	Vol.-%	%	Vol.-%	%
0–1/2	2,05	0,37	18	1,15 (<0,05)	56	0,16 (>0,05)	8	1,43 (<0,05)	70	0,45	22
1/2–2	2,07	0,39	19	1,01 (<0,05)	49	0,77 (>0,05)	37	1,45 (<0,05)	70	0,25	12
2–6	1,87	0,19	10	1,35 (<0,05)	72	0,18 (>0,05)	10	1,14 (<0,05)	61	0,39	13
6–12	1,67	0,01	1	1,18 (<0,05)	71	0,56 (>0,05)	34	0,81 (<0,05)	49	0,51	31
12–14	2,06	0,35	17	1,69 (<0,05)	82	0,78 (>0,05)	38	1,53 (<0,05)	74	0,92	45
Mittelwert	1,94	0,26	13	1,28	66	0,49	25	1,27	65	0,59	30

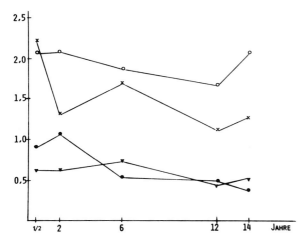

Abb. 1. Mittlere MAC-Werte von Enflurane für Kinder verschiedener Altersgruppen. ○ = ohne N_2O und ohne Prämedikation, x = ohne N_2O und mit Prämedikation, ● = mit N_2O und ohne Prämedikation, ▲ = mit N_2O und mit Prämedikation

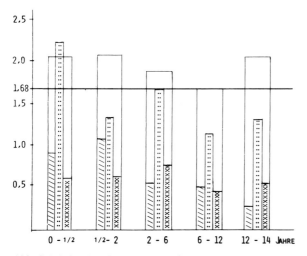

Abb. 2. Mittlere MAC-Werte von Enflurane für Kinder verschiedener Altersgruppen. Säule: weiß = ohne N_2O und ohne Prämedikation, Säule: /// = mit N_2O und ohne Prämedikation, Säule: ::: = ohne N_2O und mit Prämedikation, Säule: xxx = mit N_2O und mit Prämedikation

Die unteren Altersgruppen zeigen die höchsten MAC-Werte, die niedrigsten die Altersgruppe von 6–12 Jahre, bei den Kindern zwischen 12 und 14 Jahren steigen die MAC-Werte wieder an.

Eine vorhergehende Prämedikation verringert die MAC-Werte für Enflurane, die Zugabe von Lachgas führt zu einer erheblichen Verminderung der MAC-Werte.

Tabelle 3 und Abb. 2 zeigen die Differenzen der MAC-Werte der 5 Altersgruppen gegenüber der MAC von Enflurane von Erwachsenen (= 1,68 Vol.-% nach Gion und Saidmann [4]) und gegenüber den MAC-Werten bei Zugabe von Lachgas oder bei Prämedikation sowie bei Zugabe von Lachgas und Prämedikation. Danach entspricht die MAC der Kinder zwischen 6 und 12 Jahren der der Erwachsenen.

Die Prämedikation erniedrigt den MAC-Wert um durchschnittlich 25%, die Veränderung ist jedoch nicht signifikant. Die Zugabe von Lachgas hingegen bringt eine signifikante Verminderung der MAC um durchschnittlich 66%. Die Wirkung von Lachgas und Prämedikation addiert sich jedoch nicht, es bleibt bei einer maximalen Verminderung der MAC um durchschnittlich 65%. Die Signifikanzen wurden durch den T-Test nach Student (p < 0,05) ermittelt.

Diskussion

In den unteren Altersklassen finden sich in unserer Untersuchung die — wenn auch nicht signifikant — höchsten MAC-Werte für Enflurane. Auch für Halothan wurden in den gleichen Altersgruppen höhere MAC-Werte gefunden, was nach Gregory, Eger und Munson [5] mit der Abnahme der Zelldichte, des Sauerstoffverbrauches und der Durchblutung des ZNS mit ansteigendem Alter in Zusammenhang stehen kann.

Eine signifikante Senkung der MAC für Enflurane wurde nur durch die Zugabe von Lachgas bewirkt, und zwar um durchschnittlich 66% des in Sauerstoff gemessenen MAC-Wertes. Dieses Ergebnis entspricht der in der Literatur beschriebenen Senkung der MAC eines Narkosegases durch Lachgaszugabe in einer Größenordnung von 1% pro 1% alveolärer Lachgaskonzentration (nach Stoelting [6]).

Der Anstieg der MAC-Werte für die Kinder in der Altersklasse von 12–14 Jahren, also in der Pubertät, wurde von Gregory [5] auch für Halothan beschrieben.

Der Einfluß der Prämedikation auf die MAC für Enflurane ist — wenn auch nicht signifikant — feststellbar. Durch die Prämedikation wird die MAC zwar um durchschnittlich 25% gesenkt, ohne jedoch die senkende Wirkung von Lachgas auf die MAC von Enflurane zu verstärken. Dies entspricht ebenfalls der Literatur. Munson, Saidmann und Eger beschrieben eine Reduktion der MAC für Fluroxene durch Morphinprämedikation um 20%.

Die letzte Spalte in Tabelle 3 zeigt, daß die mittleren inspiratorischen Enflurane-Konzentrationen um durchschnittlich 30% über den MAC-Werten liegen. Dies entspricht den Ergebnissen anderer Autoren [4]. Die bei Kindern anzuwendenden durchschnittlichen inspiratorischen Enflurane-Konzentrationen sind aus Tabelle 4 zu entnehmen.

Tabelle 4. Anzuwendende durchschnittliche inspiratorische Enflurane-Konzentration

Alter (Jahre)	0–1/2	1/2–2	2–6	6–12	12–14
MAC (Vol.-%)	2,05	2,07	1,87	1,67	2,06

ohne N_2O ohne Prämedikation	inspiratorische Konzentration = MAC + 30% der MAC
ohne N_2O mit Prämedikation	inspiratorische Konzentration = MAC + 30% der MAC − 25% der MAC
mit N_2O mit Prämedikation	inspiratorische Konzentration = MAC + 30% der MAC − 65% der MAC

Zusammenfassung

Es wurden die MAC-Werte für Enflurane bei Kindern unterschiedlicher Altersgruppierung bestimmt. Dabei fand sich eine Altersabhängigkeit, wobei die MAC für Säuglinge, Kleinkinder und Kinder in der Pubertät am höchsten liegt. Die Kinder der mittleren Altersklasse von 6–12 Jahren weisen einen dem der Erwachsenen entsprechenden MAC-Wert auf.

Bei Prämedikation wurde eine geringe, bei Zugabe von Lachgas eine signifikante Senkung der MAC-Werte für Enflurane festgestellt.

Literatur

1. Zinganell K (1968) Minimale anaesthetische Konzentration von Halothane zur Objektivierung der Wirkung der Prämedikation. Der Anaesthesist 17:47
2. Eger EI II., Saidmann LJ, Brandstater B (1965) Minimum alveolar anesthetic concentration: A standard of anesthetic potency. Anesthesiology 26:756–763
3. Saidmann LJ, Eger EI II. (1964) Effect of nitrous oxide and of narcotic premedication of the alveolar concentration of halothane required for anesthesia. Anesthesiology 25:302–306
4. Gion H, Saidmann LJ (1971) The minimum alveolar concentration of enflurane in man. Anesthesiology 35, 4:361–364
5. Gregory GA, Eger EI II., Munson ES (1969) The relationship between age and halothane requirement in man. Anesthesiology 30:488–491
6. Stoelting RK (1971) The effect of nitrous oxide on the minimum alveolar concentration of methoxyflurane needed for anesthesia. Anesthesiology 34:353–355
7. Munson ES, Saidmann LJ, Eger EI II. (1965) Effect of nitrous oxide and morphine on the minimum anesthetic concentration of fluroxene. Anesthesiology 26:134–139

Die rektale Narkoseeinleitung mit Methohexital bei Kindern im ambulanten Bereich

G. Kraus und H. Götz

Einleitung

Eine ruhige Narkoseeinleitung ist besonders bei nicht prämedizierten Kindern, die sich einem oft nur kleinen Eingriff unterziehen müssen, meist das größte Anaesthesieproblem. Abgesehen von dem „Streß", dem der Anaesthesist durch ein schreiendes unkooperatives Kind ausgesetzt ist, wird immer wieder auf den erschreckend hohen Anteil von postnarkotischen Persönlichkeitsveränderungen bei Kindern hingewiesen, die eine erzwungene Narkoseeinleitung durchgemacht haben [5, 8]. So zeigten 40% der Zwei- bis Dreijährigen, 25% der Vierjährigen und 15% der Fünfjährigen nach einem unbefriedigenden Einleitungsverfahren zu Hause Alpträume und Furchtreaktionen vor Dunkelheit und Gerüchen [5]. Die schmerzlose, rektale Narkoseeinleitung ist sicherlich das schonendste Verfahren; es ist ein dem Fiebermessen vergleichbarer, dem Kind vertrauter Vorgang und wird am ehesten akzeptiert [12].

Nachdem die rektale Thiobarbituratnarkose wegen der unvorhersagbaren Resorptionsverhältnisse, dem langen Nachschlaf und der langsamen Metabolisierungsrate wieder verlassen worden ist, haben wir den Versuch unternommen, mit dem kürzer wirkenden und schneller metabolisierbaren Methohexital eine ruhige Narkoseeinleitung zu erzielen.

Wir berichten im folgenden über unser Vorgehen und unsere Erfahrungen.

Methode

Die rektale Narkoseeinleitung wurde insgesamt an 100 Kindern, 49 Knaben und 51 Mädchen zwischen 18 Monaten und 7 Jahren, durchgeführt. Wir wenden diese Methode bei Kindern bis 25 kg KG an. In den überwiegenden Fällen handelte es sich um ambulant vorgenommene Eingriffe wie Cystoskopien, Frakturrepositionen, Leistenbruch-Operationen und Metallentfernungen. Durch die anfänglichen Erfolge ermutigt, schlossen wir in der folgenden Zeit auch stationär behandelte Kinder in die Untersuchung ein.

Die kleinen Patienten erhielten mit Ausnahme von acht Kindern weder am Vorabend noch am Operationstag eine Prämedikation. Sie kamen nüchtern und ohne vorheriges Abführen zur Operation.

Die 10%ige Lösung von Methohexital wird folgendermaßen zubereitet: Einer Flasche, die 500 mg Methohexital-Trockensubstanz enthält, werden 5 ml 0,9% Natriumchloridlösung oder 5 ml Aqua destillata zugegeben. Damit enthält die Flasche eine 10%ige Lösung, 1 ml entsprechen 100 mg. Das Kind erhält 20–30 mg pro kg KG dieser Lösung. Die für das

Gewicht des Patienten errechnete Dosis plus ca. 1 cm^3 Luft wird in eine 10-ml-Einmalspritze aufgezogen. Sodann wird ein 10–12-Gauge-Absaugkatheter auf ca. 10 cm Länge abgeschnitten und über den Spritzenkonus gestülpt, das Katheterende gleitfähig gemacht und dem Kind in Seitenlage ca. 2 cm tief in das Rektum eingeführt. Eine zu hohe Instillation in das Rektum führt zu einer bevorzugten Resorption über die Vena haemorrhoidalis superior in den Pfortaderkreislauf und damit zu einer schnellen Inaktivierung des Methohexitals, während ein Depot unmittelbar hinter dem Analsphinkter zu einer weitgehenden Resorption über die Venae haemorrhoidalis inferior et media in die Vena cava inferior und damit unter Umgehung des Portalkreislaufs direkt zum ZNS gelangen kann. Die Spritze wird während der Applikation senkrecht gehalten, und die aufgezogene Luft ermöglicht es trotz des Kathetertotraumes die gesamte Dosis in das Rektum zu instillieren. Dieses Verfahren kann noch im Beisein der Eltern im Narkosevorbereitungsraum durch den Anaesthesisten erfolgen. Da es sich um eine Narkoseeinleitung handelt, müssen selbstverständlich ein Beatmungsbeutel und eine funktionierende Absaugvorrichtung vorhanden sein. Um ein ungestörtes Einschlafen zu ermöglichen, wird das Kind nach der rektalen Methohexitalapplikation möglichst in Ruhe gelassen, manche Kinder schliefen ruhig auf dem Arm der Eltern ein. Nach dem Schlafeintritt wird eine Blutdruckmanschette und ein präcardiales Stethoskop angelegt und eine Lachgas-Sauerstoff-Inhalationsnarkose, gegebenenfalls unter Zusatz von Enfluran, durchgeführt. Sofort nach Narkosebeginn wird ein intravenöser Zugang gelegt und 0,01 mg Atropin pro kg Körpergewicht injiziert und, falls erforderlich, nach Succinylcholingabe orotracheal intubiert. Die Zeit bis zum Schlafeintritt, die Art der weitergeführten Narkose, das Puls- und Blutdruckverhalten, die Operationsdauer, die Zeit nach Absetzen der Inhalationsnarkotika bis zum Aufwachen und aufgetretene Besonderheiten wurden protokolliert.

Ergebnisse

Die Altersverteilung mit der Anzahl der prämedizierten Kinder geht aus Abb. 1 hervor. Es zeigt eine Häufung dieser Narkoseeinleitung bei Kindern zwischen zwei und fünf Jahren. Bei den prämedizierten Patienten war ursprünglich keine rektale Narkoseeinleitung vorgesehen, wegen der Ängstlichkeit und den Abwehrreaktionen der Kinder gegen eine Maskeneinleitung und intramuskuläre oder intravenöse Einleitung entschlossen wir uns jedoch zu dieser Methode.

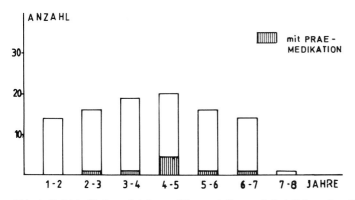

Abb. 1. Rektale Narkoseeinleitung: Altersverteilung mit Anteil der prämedizierten Kinder

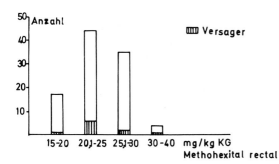

Abb. 2. Rektale Narkoseeinleitung: Dosierung der rektalen Methohexitalmenge mit Anteil der Versager

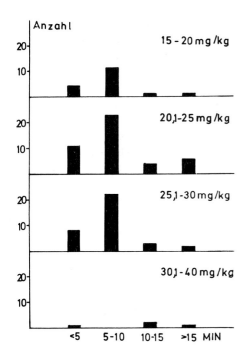

Abb. 3. Rektale Narkoseeinleitung: Einschlafzeit nach rektaler Applikation bei verschiedenen Dosierungen

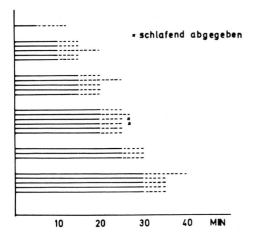

Abb. 4. Rektale Narkoseeinleitung: Operations- und Aufwachzeiten aller Kinder mit 25–30 mg/kg/KG Methohexital rektal und einer Operationsdauer bis maximal 30 min

Abb. 2 zeigt die pro kg KG verabreichte Dosis mit dem Anteil nicht eingeschlafener Kinder, der insgesamt 10% betrug. Als nicht eingeschlafen eingestuft wurden Kinder, die nach 15 min noch wach waren oder die nach einer kurzen Periode der Müdigkeit wieder munter wurden.

Die Einschlafzeit, definiert bis zum Schließen der Augen und dem Nicht-mehr-Befolgen von Befehlen, zeigt Abb. 3. Sie zeigt eine Streuung von 5 bis 15 min, mit einem Mittelwert von 8,38 min. 90% der eingeschlafenen Kinder taten dies bis zur 10. min. Die Operationsdauer lag zwischen 5 und 180 min, mit einem Mittelwert von 58 min.

Die Aufwachzeit, definiert vom Absetzen des Lachgases bis zum Erreichen des Bewußtseins oder dem Wiederkehren der protektiven Reflexe und dem Reagieren auf Schmerzreize, betrug im Mittel 5,47 min. In Abb. 4 sind die Operations- und Aufwachzeiten aller 25 Kinder mit einer Operationsdauer unter 30 min nach rektaler Gabe von 25–30 mg/kg Körpergewicht Methohexital illustriert. Vier Kinder wurden schlafend an die Aufwachstation abgegeben, von wo aus sie nach längstens 2 h nach Hause oder auf die Kinderstation verlegt werden konnten. Das Puls- und Blutdruckverhalten war stabil, wenn man von dem Herzfrequenzanstieg durch die präoperative intravenöse Atropingabe absieht. In keinem Fall kam es zu Erbrechen oder zu Zeichen einer Atemdepression.

19 Kinder klagten nach etwa 2 min über Stuhldrang, der nach 1–2 weiteren min verschwand. Neun Kinder setzten nach 3–5 min Stuhl ab, was aber keinen Einfluß auf die Einschlaffrequenz hatte. Drei Kinder entwickelten einen Singultus, der kurz nach dem Einschlafen verschwand. In unserer Gruppe wurde keine allergische Reaktion auf das applizierte Methohexital beobachtet.

Diskussion

Die Anwendung einer 10%igen Methohexitallösung zur rektalen Einleitung wurde bereits 1962 von Schumacher beschrieben. Sie ist im anglo-amerikanischen Raum ein Routineverfahren geworden [3, 7, 9, 10, 12]. Bei einer Dosierung von 20–30 mg pro kg KG Methohexital schlafen 90% der Kinder meist nach 5–10 min ruhig ein, ein Wert der mit den großen Studien von Goresky et al., Liu et al., Budd et al. und Orallo et al. fast identisch ist [3, 7, 9, 10].

Auf den ersten Blick erscheint die Dosis sehr hoch, liegt sie doch beim 20–30fachen der intravenösen und 4–6fachen der intramuskulären Dosis. Die früher übliche rektale Pentothal-Dosis lag bei 30–40 mg pro kg KG, also bei der 10fachen intravenösen Dosis. Diese im Vergleich zum Pentothal 3fach höhere Methohexitaldosierung ist notwendig, weil es bereits bei der ersten Leberpassage des mit Methohexital beladenen Blutes zu einem 40%igen Abbau des Methohexitals kommt [6, 11]. Aus diesem Grund führt auch die orale Methohexitalgabe zu unbefriedigenden Ergebnissen. Breimer [2] berichtet über den Abbau von 20–25% des zugeführten Methohexitals pro Stunde im Gegensatz zu 10–15% bei Thiopental. Die rasche Metabolisierung einerseits und die wesentlich geringere Speicherung im Fettgewebe andererseits erklären die meist fehlende Nachschlafphase und den postoperativen Wachheitsgrad der Kinder, was wiederum für ambulante Eingriffe eine größere Sicherheit bedeutet [1, 4, 13].

Erste Ergebnisse unserer zur Zeit noch laufenden Untersuchung über die Serumspiegel nach rektaler Gabe zeigen Methohexital-Konzentrationen, die nicht höher liegen als nach intravenöser Gabe. Wegen der relativ großen Menge Methohexital, die von der Leber abgebaut werden muß, sollten nur Kinder ohne Leberschaden und nur Kinder über 18 Monate mit diesem Verfahren eingeleitet werden.

Die vier Kinder, die noch schlafend an die Aufwachstation abgegeben wurden, zeigten insbesondere von Seiten der Atmung und des Kreislaufs keine Besonderheiten. Als Kontraindikationen für dieses Verfahren betrachten wir Kinder mit Entzündungen im Darmbereich bei vorgesehenen Darmoperationen, bei Schock, Anämie und nicht nüchterne Kinder. Auf das Verzichten dieser Methode bei Leberfunktionsstörungen und bei Säuglingen und Kleinkindern bis 18 Monate wurde bereits hingewiesen.

Zusammenfassung

Für uns ist die rektale Applikation von Methohexital ein zusätzliches Narkoseeinleitungsverfahren geworden, das sich insbesondere für ängstliche Kinder und für ambulante Eingriffe als gut geeignet erwiesen hat. Die psychische Schonung der kleinen Patienten durch einen dem Fiebermessen ähnlichen Vorgang und durch die Möglichkeit, im Beisein der Mutter einzuschlafen, hat wesentliche Vorteile für den Narkoseverlauf. Die schnelle Metabolisierung des Methohexitals läßt dieses Verfahren für den ambulanten Bereich besonders geeignet erscheinen.

Literatur

1. Brand L, Mark LC, Snell M McM, Vrindten P, Dayton PG (1963) Physiologic Disposition of Methohexital in Man. Anesthesiology 24:331
2. Breimer DD (1976) Pharmacocinetics of Methohexital following intravenous infusion in humans. Brit J Anaesth 48:643
3. Budd DC, Dornette WHL, Wright JF (1965) Methohexital for rectal basal narcosis. Anaesth Analg 44:222
4. Carson IW, Graham J, Dundee JW (1975) Clinical studies of induction agents XLIII: Recovery from althesin – a comparative study with thiopentone and methohexitone. Brit J Anaesth 48:358
5. Eckenhoff JE (1973) Relationship of anesthesia to postoperative personality changes in children. Amer J Dis Child 86:587
6. Gibaldi M, Boyes RN, Feldman S (1971) Influences of first-pass effect on availability of drugs on oral administration. J Pharm Sci 60:1338
7. Goresky GV, Steward DJ (1979) Rectal methohexitone for induction of anaesthesia in children. Canad Anaesth Soc J 26:213
8. Korsch BM (1975) The child and the Operating Room. Anesthesiology 43:251
9. Liu LMP, Goudsouzian NG, Liu PL (1980) Rectal Methohexital Premedication in Children, a Dose-comparison Study. Anesthesiology 53:343
10. Orallo MO, Eather KF (1965) Sodium Methohexital as a Rectal Agent in Pediatric Anesthesia: A Controlled Comparison with Sodium Thiamytal. Anaesth Analg 44:97
11. Rowland M (1972) Influence of roule of administration on drug availability. J Pharm Sci 61:70
12. Schumacher MJ (1962) Brevital Sodium for Basal Anesthesia in Pediatrics. J Am A Nurse Anesthesists 30:283
13. Whitham JC (1972) The Pharmacology of Brietal Sodium. Anaesthesiol Wiederbeleb 57:1

Freie Vorträge
Prämedikation

Intramuskuläre oder intravenöse Prämedikation bei Kindern

K. Kühn und J. Hausdörfer

Narkose ohne Tränen – das ist ein Schlagwort aus der Frühzeit der Anaesthesie. Dieses ideale Vorstellungsbild der Narkoseeinleitung in der Kinderanaesthesie ist heute leider noch nicht Wirklichkeit. Wir haben uns deshalb Gedanken gemacht, wie man dieser Vorstellung einen Schritt näherkommen kann.

Es ist nicht nur die Angst vor dem Ungewohnten, dem Nichtbegreifbaren, die die Tränen der kleinen Patienten hervorrufen, sondern es kommt der abrupte Entzug aus der elterlichen Geborgenheit hinzu, die völlig fremde Umgebung, laute unbekannte, bösklingende Geräusche und nicht zuletzt die Injektion, sei es die i.m. Injektion der Prämedikation oder die zusätzliche i.v.-Nadel, die vor Einleitung der Narkose im Operationssaal gelegt wird. Immer wieder sind neue Arten der Prämedikation, sei es auf oraler oder rectaler Basis, oder der üblichen i.m.-Prämedikation vorgetragen worden, die diese Anaesthesie ohne Tränen gewährleisten soll. Wir haben einen etwas ungewöhnlichen Weg beschritten und haben versucht, bei einer Reihe von Patienten in gewohnter Umgebung auf der Station nach entsprechender vorheriger Beschäftigung zur Beruhigung des Patienten eine Venenverweilkanüle zu legen und dann mittels Diazepangaben die Kinder so stark zu sedieren bzw. zum Schlafen zu bringen, daß sie gegen alles Fremde unempfindlich sind und Transport, Übergabe an der OP-Schleuse, das vermummte OP-Personal, sowie die neue Umgebung im Operationssaal nicht mehr registrieren.

Gleichzeitig haben wir mit der bei uns üblichen i.m. Prämedikation eine gleiche Anzahl gleichaltriger Kinder prämediziert und die Ergebnisse beider Untersuchungsreihen verglichen. Diese Ergebnisse möchten wir zusammen mit der von uns durchgeführten Art der Prämedikation zur Diskussion stellen.

Es erscheint uns nur sinnvoll, den Ort des Geschehens, nämlich das Legen des Venenverweilkatheters, dort zu wählen, wo die psychische Belastung des Kindes am geringsten ist. Dies erscheint uns auf der Station in schon gewohnter Umgebung der Fall zu sein. Mit den nahezu atraumatischen Venenverweilkanülen aus FEP-Teflos ab einer Größe von 24 G hat man (a) keinerlei Schwierigkeiten, auch bei diffizilen Venenverhältnissen eine Vene zu finden, (b) ist dieser Stich für Kinder durchaus tolerabel. Wir haben deshalb bei einer Serie von 50 Kindern in einem Alter von 3–14 Jahren auf der Station eine entsprechende Kanüle gelegt. In allen 50 Fällen gelang der Punktionsversuch mit einem einmaligen Stich.

Nach entsprechender vorheriger Aufklärung war ein Großteil der Kinder zwar skeptisch, tolerierte den Stich jedoch ohne wesentliche Schmerzäußerungen. Ein anderer Teil war nach anfänglichem Zögern ebenfalls bereit, die Injektion zuzulassen, bei dem Punktionsversuch kam es jedoch zu Schmerzäußerungen in Form von Weinen. Nachdem die Nadel gelegt war, gab auch dieser Teil der Patienten zu, daß der Schmerz beim Einstich nicht übermäßig

```
Valium
soviel als
benötigt


3 - 5 Jahre                  2,5 - 5 mg


5 - 14 Jahre                 5,0 - 10 mg


Atropin                      0,01 mg/kg
```
Abb. 1. Dosierung der i.v. Prämedikation


```
Dolantin 1 mg/kg            von 5 kg


Atosil 1 mg/kg


Atropin 0,02 mg/kg
```
Abb. 2. Dosierung der i.m. Prämedikation

Anzahl 50	++	+	-
schlafend	10	37	3
geräuschunempfindlich	8	40	2
schmerzunempfindlich	7	36	7
toleriert die Trennung von den Eltern	10	34	6

Abb. 3. Ergebnisse der i.v. Prämedikation

Anzahl 50	++	+	-
schlafend	1	28	24
geräuschunempfindlich	1	25	24
schmerzunempfindlich	0	9	41
toleriert Trennung von den Eltern	2	22	26

Abb. 4. Ergebnisse der i.m. Prämedikation

groß gewesen sei, die Tränen versiegten sofort wieder. Keinem der Kinder wurde unter Gewalt eine Venenkanüle gelegt. Kinder, die dieses absolut ablehnten, wurden nicht in die Versuchsreihe mit aufgenommen, sondern auf andere Weise prämediziert. Nachdem die Venenverweilkanüle sicher befestigt war, erhielten die Kinder Diazepam in einer Dosierung von 2–5 mg je nach Bedarf bei einem Alter bis zu drei Jahren, bei einem Alter bis zu 14 Jahren wurde die Diazepam-Menge bis 10 mg erhöht. Eine genaue Dosierungsmengenangabe pro kg KG läßt sich unseren Versuchen nicht entnehmen, da die Diazepammenge, die benötigt wurde, sehr variabel war. Bei einem Alter zwischen drei und fünf Jahren betrug die unterste Dosierungsgrenze 2,5, die oberste 5 mg Diazepam. Wir richteten uns bei der Injektion nach dem Grad der Schläfrigkeit des Patienten. Sobald der Patient müde, die Augenlider schwer wurden und er einzuschlafen begann, wurde die Injektion beendet. Wie Sie der Abb. 1 entnehmen können, lagen die benötigten Mengen in den von mir angeführten Dosierungsgrenzen für die jeweilige Altersgruppe. Nachdem das Kind eingeschlafen oder stark sediert war, daß äußere Einflüsse es nicht mehr erregten, wurde es zum Operationssaal gefahren. Im Rahmen dieser Versuchsreihe wurde das Kind während des Transportes von einem Anaesthesisten begleitet.

Aufgrund unserer Erfahrungen und der allgemeinen pharmakologischen Wirkung von Diazepam ist dieses jedoch nicht notwendig. Wir sahen keinerlei Nebenwirkungen. Weder ein Blutdruckabfall, noch eine Veränderung von Atemfrequenz oder Atemdepression wurde bemerkt.

In einer zweiten Versuchsreihe wurden 50 Patienten in der gleichen Altersklasse von uns auf die in unserem Haus gebräuchliche Methode i.m. prämediziert. Die Dosierungsmengen können Sie aus der Abb. 2 erkennen. Beim Vergleich beider Versuchsreihen konnten wir feststellen, daß im Rahmen der intravenösen Prämedikation unsere Kriterien für eine gute Wirkung der Prämedikationsgaben, wie Schmerztoleranz, Geräuschtoleranz, bei der i.v. Prämedikation besser erfüllt wurden als bei der i.m. Prämedikation (Abb. 3 und 4). Wir meinen deshalb, daß diese Art der Prämedikation bei Kindern nach entsprechender Aufklärung ein durchaus gangbarer Weg ist, um sie vor psychischen Schäden zu bewahren.

Lassen Sie mich abschließend die sich aus unserer Sicht ergebenden Vorteile dieser Prämedikationsmethode aufzählen.

1. Das Kind bleibt bis zum Einschlafen in seiner gewohnten Umgebung und wird damit keinem übermäßigen psychischem Druck ausgesetzt.

2. Durch die liegende Verweilkanüle kann nicht nur eine individuell variable Dosis des Prämedikationsmittels (Diazepam) gegeben werden, sondern gleichzeitig liegt schon vor Narkosebeginn ein sicherer Venenzugang.

3. Durch den schon liegenden Venenzugang kann die Einleitungsphase wesentlich beschleunigt werden. Von Nachteil ist jedoch, daß die Venenverweilkanüle durch einen Arzt gelegt werden muß. Ebenso ist die Diazepam-Gabe i.v. eine ärztliche Aufgabe. Dies kann jedoch nach unserer Meinung vom Stationsarzt durchgeführt werden; eine Begleitung des schlafenden Kindes durch einen Arzt zum OP ist nach unserer Auffassung nicht nötig, so daß die Vorteile gegenüber dem Nachteil überwiegen.

Sicherheitsrisiken bei der Prämedikation von Kindern mit Ketamine

W. Büttner und G. Schlosser

Die bisher bekanntgegebenen Versuche, Ketamine in der Prämedikation von Säuglingen und Kleinkindern zu verwenden, sind nicht ganz befriedigend [1−6]. Insbesondere wurde immer wieder hervorgehoben, daß eine vermehrte Inzidenz von Salivation, Laryngospasmen und Verlegung der Atemwege zu beobachten ist, so daß eine Gabe des Ketamines durch die Schwester ohne Anwesenheit des Anaesthesisten als riskant angesehen wird. Alle Versuche werden jedoch mit einer Dosierung von 5 mg/kg KG und mehr und z.T. ohne begleitende Atropingabe unternommen.

Wir berichten im folgenden über die Ergebnisse einer prospektiven Untersuchung an 208 Neugeborenen, Säuglingen und Kleinkindern bis zu einem Körpergewicht von 25 kg, die als i.m. Prämedikation 2,5 mg Ketamin/kg KG kombiniert mit der Gabe von Atropin 0,2 mg/kg KG erhielten. Alle Anaesthesien der Studie wurden als inhalatorische Kombinations-Anaesthesie mit O_2/N_2O/Halothane durchgeführt. Wir ergänzen die Ergebnisse mit denen, die wir bei über 6500 derart prämedizierten Kindern erhielten.

Ergebnisse

Es wurden 50,7% als Maskennarkosen und 49,3% als Intubationsanaesthesien durchgeführt. Die Narkosedauer betrug im Mittel 65,8 ± 48,5 min. Die Operationsindikationen stellen das gesamte Spektrum der Kinderchirurgie dar. 83,6% der Kinder gehörten der Risikogruppe I an, 12% der Gruppe II, 1,9% der Gruppe III und 0,9% der Gruppe IV. Die Zeitdifferenz zwischen Prämedikationsgabe und Narkosebeginn betrug im Mittel 12,9 ± 6,1 Minuten.

Zu Beginn der Narkoseeinleitung hatten 5 Kinder = 2,4% eine starke Salivation, 23 Kinder = 11,2% eine mäßige Salivation; der Rest von 86,3% zeigte keine vermehrte Salivation. In 11 Fällen = 5,3% trat während der Narkoseeinleitung ein Laryngospasmus auf. Bei diesen 11 Fällen handelte es sich zweimal um nicht nüchterne Kinder, die sich einem Noteingriff unterziehen mußten, ebenso wie ein weiteres Kind, das trotz einer Bronchitis mit Glottis- und Trachealödem operiert werden mußte. Ein Kind war erkältet, ein Kind hatte ein Systolikum, dessen Ursachen und Bedeutung bei Narkosebeginn nicht sicher bekannt waren. Insgesamt lag also bei fünf von elf Kindern, bei denen während der Narkoseeinleitung ein Laryngospasmus auftrat, eine respiratorische Begleiterkrankung vor.

In der Zeit zwischen Prämedikationsgabe und Narkoseeinleitung gab es keinen Fall einer respiratorischen Störung. Bis heute haben wir bei weit über 6500 Kindern ebenfalls zwischen Prämedikationsgabe, wie oben beschrieben, und Narkoseeinleitung keinen Fall einer respiratorischen Störung erlebt.

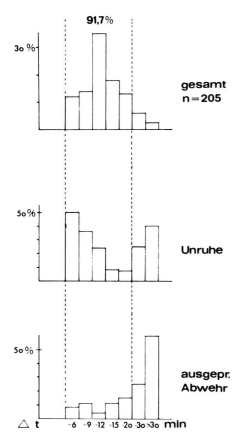

Abb. 1. %-Anteile der Kinder in Abhängigkeit der Zeit zwischen Prämedikation und Narkosebeginn; desgleichen %-Anteile der unruhigen Kinder und der Kinder mit ausgeprägter Abwehrreaktion gegen das Maskenaufsetzen in Abhängigkeit der Zeit zwischen Prämedikation und Narkosebeginn

Unmittelbar vor Narkoseeinleitung waren 2,4% aller Kinder völlig wach, 41,9% schläfrig, 16,6% schlafend aber weckbar, 28,8% schlafend und nicht weckbar durch Anruf oder nicht schmerzhafte Manipulation. In 97,6% war also ein Zustand erreicht, in dem die Kinder bei ausreichendem Geschick des Anaesthesisten weder ihre Umgebung noch die inhalatorische Einleitung der Narkose wahrnahmen. Allerdings boten insgesamt 24,4% das Bild einer leichten motorischen Unruhe, die für eine oberflächliche Katalepsie, wie sie nach Ketanest eintritt, typisch ist. 10,7% zeigten eine Abwehrreaktion gegen die Manipulation der Maskeneinleitung (Abb. 1).

In Abhängigkeit von der Zeitdifferenz zwischen Ketamingabe und Narkosebeginn ergab sich für die Unruhe und die Abwehrreaktion folgendes Bild: Bei 91,7% aller Kinder wurde die Narkose im Zeitraum von 20 min nach Prämedikationsgabe begonnen. Bis zu diesem Zeitpunkt nahm die Unruhe der Kinder von 50% bis 6 min nach Prämedikation kontinuierlich auf 7,4% ab. Danach stieg die Zahl der unruhigen Kinder weiter rapide ab. Dem entspricht die Zahl der Kinder, die eine ausgeprägte Abwehrreaktion zeigten: Sie zeigte keinen statistisch signifikanten Unterschied bei Werten unterhalb 10% bis zur 20. Minute nach Ketamingabe und stieg danach deutlich an auf über 25%.

Die Inzidenz des Laryngospasmus bei Narkoseeinleitung lag bei denjenigen Anaesthesisten, deren Erfahrung in der Kinderanaesthesie auf mehr als 150 Narkosen beruhte bei 1/124,7, bei denen, deren Erfahrung auf weniger als 100 Kindernarkosen basierte bei 1/24, d.h. 5mal so häufig. Ein annähernd gleiches Verhältnis ergab sich bei einer retrospektiven Kontrolle von insgesamt 6555 Anaesthesien bei Kindern, die mit Ketamine prämediziert waren, und von 18 Anaesthesisten unterschiedlichen Ausbildungsstandes durchgeführt wurden (Abb. 2 und 3).

Eine Kontrolle der Kreislaufparameter, Herzfrequenz und Blutdruck ergab zu Narkosebeginn altersentsprechende Werte. Postoperativ ergab sich folgendes Bild: (2 Kinder =) 0,9% zeigten eine starke, 7,3% eine mäßige und 91,8% keine Salivation. Bis zum Abend des Ope-

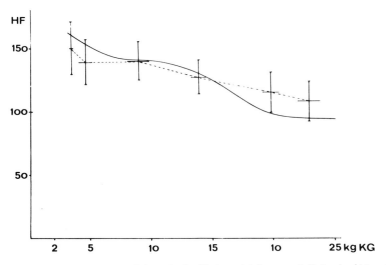

Abb. 2. Herzfrequenz zum Zeitpunkt der Narkoseeinleitung nach Ketamine/Atropin-Prämedikation in Abhängigkeit des Körpergewichtes (bzw. Alters)

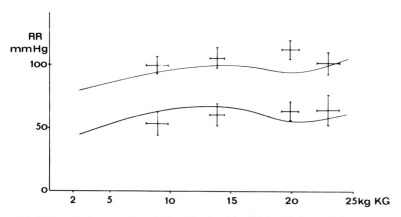

Abb. 3. Systolischer und diastolischer Blutdruck in Abhängigkeit vom Körpergewicht nach Ketamine/ Atropin-Prämedikation zum Zeitpunkt der Narkoseeinleitung

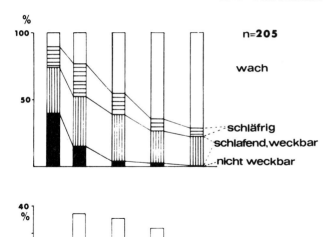

Abb. 4. Aufwachverhalten bis 60 min nach Narkoseende

rationstages trat bei 4,7% Erbrechen auf. Analgetika oder Sedativa wurden postoperativ nur in 8,2% notwendig. Abb. 4 zeigt die Aufwachphase bis 60 min nach Narkoseende. Auch hier zeigt sich wieder eine Unruhe, die nicht unter 16,4% sinkt, sicher aber andere Ursachen hat, als die motorische Unruhe nach Prämedikationsgabe.

Diskussion und Schlußfolgerungen

1. Die Furcht vor respiratorischen Störungen zu einem Zeitpunkt, da Kinder mit 2,5 mg Ketamine/kg KG von einer Schwester verabreicht, aber nicht vom Anaesthesisten beobachtet und kontrolliert werden können, ist nicht begründet.
2. Bei kombinierter Gabe von Ketamine und Atropin in der angegebenen Dosierung ist nur in 2,5% mit einer evtl. störenden Hypersalivation zu rechnen. Eine mäßige Salivation in weiteren nur 11,2% verlangt nur routinemäßige Aufmerksamkeit des Anaesthesisten und geht nicht mit einer erhöhten Häufigkeit von respiratorischen Störungen vor oder während der Narkose einher.
3. Herzfrequenz und Blutdruck weichen nach 2,4 mg Ketamine/kg bei Neugeborenen, Säuglingen und Kleinkindern nur unwesentlich von der Norm ab und bedürfen keiner besonderen als der üblichen Aufmerksamkeit.
4. Ein Laryngospasmus nach Ketaminprämedikation mit 2,5 mg/kg KG tritt nur nach Narkoseeinleitung auf. Differenziert man die 5,3%, in denen ein Laryngospasmus auftrat, so verbleiben nach Abzug der Fälle, bei denen eine respiratorische Begleiterkrankung vorlag und der Fälle, die bei Anaesthesisten mit geringer Erfahrung in der Kinderanaesthesie auftraten, nur vier Fälle übrig. In einem dieser vier Fälle wurde der Laryngospasmus durch voreiliges Einführen eines Guedeltubus provoziert, im zweiten Falle erfolgte eine Intubation rasch bei nicht ausreichend tiefschlafendem Kind. Es ist also die Trias: Unaufmerksamkeit – geringe Erfahrung – Narkosetechnik, welche in diesem Punkte das Ketamine belasten.

5. Wegen der schnell eintretenden Ketaminwirkung ist es leicht möglich, die Prämedikation zeitgerecht zu verabreichen. Der Sedierungseffekt von 2,5 mg Ketamine, kombiniert mit Atropin, ist bei einer Versagerquote von nur 2,4% sehr befriedigend, ebenso wie die gewünschte Indifferenz gegen die Narkoseeinleitung in 89,3%, gemessen an der Abwehrreaktion gegen die Manipulation bei Narkosebeginn.

Literatur

1. Dick W, Ahnefeld FW (1978) Kinderanaesthesie. Springer, Berlin Heidelberg New York, S 98—99
2. Salehi E (1975) Zur Anaesthesie bei kinderurologischen Eingriffen. Zsch für Kinderchirurgie 16:1—7
3. Scherzer W, Fitzal S, Ilias W, Knapp E, Mutz N (1980) Vergleich der Aufwachphase bei 4 verschiedenen Narkosemethoden im Kindesalter. Anaesthes Intensivther Notfallmed 15:242—246
4. Sehati W (1973) Ketamin, ein Prämedikationsmittel in der Kinderanaesthesie. Anaesth u Wiederbelebg 69:326
5. Wyandt GM (1972) Intramuscular Ketalar in pediatric anaesthesia. Canad Anaesth Soc J 10:72
6. Rita LJ, Cox M, Selang FL, Tolentino RR (1974) Ketamine Hydrochloride for Pediatric Praemedication. 1 Comparison with Pentazocine. Curr Res Anaesth 53:375

Die vorgezogene anxiolytische Prämedikation mit Dikalium-Chlorazepat

U. Skubella

Ich möchte Ihre Aufmerksamkeit auf einen besonderen Aspekt der präoperativen Phase lenken: nämlich auf die Frage, zu welchem Zeitpunkt – gleich früh am Morgen oder erst gegen Mittag oder noch später – der Eingriff durchgeführt wird.

Wenn die Patienten den Zeitpunkt ihrer Operation selbst bestimmen könnten, würde die Mehrzahl sicherlich einen Zeitpunkt am frühen Morgen wählen. Die meisten Menschen möchten eine so unbehagliche Sache wie einen operativen Eingriff so bald wie möglich hinter sich bringen. Wenn der Eingriff aus programmtechnischen Gründen erst gegen die Mittagszeit oder noch später durchgeführt werden kann, stellen sich die Patienten normalerweise darauf ein. Sie haben aber sicherlich auch schon unzählige Male bei der abendlichen Prämedikationsvisite erlebt, daß Sie gefragt werden: „Herr Doktor, wann bin ich dran?" Und wenn man dann sagen muß, daß der Eingriff voraussichtlich erst gegen Mittag oder noch später stattfinden wird, äußern nicht wenige Patienten spontan, manche auch erst, wenn man sie danach fragt, daß ihnen die Vorstellung, mehrere Stunden auf den Eingriff warten zu müssen, sehr unangenehm ist.

Ich war an einer Prämedikationsstudie beteiligt, die vor einiger Zeit in der Zentralen Anaesthesieabteilung des Krankenhauses St.-Jürgen-Straße in Bremen durchgeführt wurde. In dieser Studie wurde die Wirkung von Dikalium-Chlorazepat – Ihnen geläufig unter dem Namen Tranxilium – als Medikament zur abendlichen Prämedikation untersucht. Wir fanden eindrucksvolle Ergebnisse hinsichtlich Schlafdauer, Aufwachhäufigkeit und Schlafqualität.

Jetzt, da Tranxilium in injizierbarer Form vorliegt, hatte ich den Gedanken, dieses vorwiegend anxiolytisch und nur wenig hypnogen wirkende Benzodiazepinderivat zur vorgezogenen, frühmorgendlichen Prämedikation bei ängstlichen Patienten, deren Operation erst gegen Mittag oder später stattfinden würde, einzusetzen.

Die Erfassung von Angst ist ein schwieriges Problem. Sie ist objektiv ja nicht meßbar. Im allgemeinen wendet man psychometrische Methoden an. Das Ausfüllen psychometrischer Skalen setzt natürlich eine gewisse Differenziertheit und Kooperationsbereitschaft des Patienten voraus (Abb. 1). Auch können Phänomene wie Dissimulation und Verleugnung der Angst sich störend bemerkbar machen.

Diese Bedenken gegen psychometrische Methoden haben mich nicht gehindert, der Vielzahl von Angstskalen eine weitere hinzuzufügen (Abb. 2). Als günstiger Umstand dürfte die Tatsache gelten, daß es sich bei der präoperativen Angst um den leichter zu fassenden Spezialfall einer situationsbezogenen Angst handelt, im Gegensatz zu der neurotischen oder psychotischen Angst. Mein Fragebogen hat 10 Items, davon fünf mehr auf somatische Angstäquivalente zielende Fragen und fünf mehr psychisch orientierte Fragen. Ich habe

Sehr geehrte Patientin, sehr geehrter Patient!

Das ist der angekündigte Fragebogen. Füllen Sie ihn bitte aus, ohne lange zu überlegen und kreuzen Sie in jeder Zeile das Kästchen an, das Ihrem augenblicklichen Zustand am ehesten entspricht.

1) Haben Sie jetzt Herzklopfen?

☐ sehr   ☐ ziemlich   ☐ ein bißchen   ☐ gar nicht

2) Fühlen Sie sich jetzt innerlich angespannt?

☐ sehr   ☐ ziemlich   ☐ ein bißchen   ☐ gar nicht

3) Sind Ihre Hände jetzt zittrig?

☐ sehr   ☐ ziemlich   ☐ ein bißchen   ☐ gar nicht

4) Machen Sie sich jetzt Sorgen, daß etwas schiefgehen könnte?

☐ sehr   ☐ ziemlich   ☐ ein bißchen   ☐ gar nicht

5) Haben Sie jetzt einen trockenen Mund?

☐ sehr   ☐ ziemlich   ☐ ein bißchen   ☐ gar nicht

6) Sind Sie jetzt aufgeregt?

☐ sehr   ☐ ziemlich   ☐ ein bißchen   ☐ gar nicht

7) Haben Sie jetzt kalte oder feuchte Hände?

☐ sehr   ☐ ziemlich   ☐ ein bißchen   ☐ gar nicht

8) Fühlen Sie sich irgendwie bedrückt?

☐ sehr   ☐ ziemlich   ☐ ein bißchen   ☐ gar nicht

9) Haben Sie jetzt ein komisches Gefühl im Magen?

☐ sehr   ☐ ziemlich   ☐ ein bißchen   ☐ gar nicht

10) Ist Ihnen jetzt irgendwie ängstlich zumute?

☐ sehr   ☐ ziemlich   ☐ ein bißchen   ☐ gar nicht

PS: Dieser Fragebogen wird Ihnen heute vor der Operation noch einmal vorgelegt.

Abb. 1. Fragebogen

in einer ersten Studie untersucht, ob mit Hilfe dieser Skala ein Anstieg des Angstniveaus im Verlauf der präoperativen Wartephase zu beobachten ist und in einer zweiten Studie geprüft, ob mit dem anxiolytisch wirkenden Tranxilium eine Beeinflussung des Angstniveaus möglich ist.

Die erste Studie wurde an 50 Patienten durchgeführt, die in der üblichen Weise auf den Eingriff vorbereitet wurden, d.h. sie erhielten eine abendliche Prämedikation von Tranxilium 20 mg per os und am OP-Tag eine intramuskuläre Injektion von Atropin und Thalamonal ca. 30–45 min vor dem Eingriff (Abb. 3). Auf diese 50 Patienten trafen die Auswahlkriterien zu:

1. voraussichtlicher OP-Beginn nach 12.00 Uhr
2. Angabe spontan oder auf Befragen, daß das Wartenmüssen wahrscheinlich eine psychische Belastung sein würde.

Der Fragebogen wurde zweimal ausgefüllt, nämlich um 7.00 Uhr und kurz vor der Prämedikation mit Atropin und Thalamonal.

Ergebnisse: Sie sehen, daß die präoperativen Meßpunkte bei allen 10 Items links von den Sieben-Uhr-Werten liegen, das heißt, daß es zu einer Verschiebung in Richtung mehr Angst gekommen ist.

item	sehr 1	ziemlich 2	ein bißchen 3	gar nicht 4
Haben Sie jetzt Herzklopfen?			3,0 ▲	● 3,6
Fühlen Sie sich jetzt innerlich angespannt?			3,1 ▲	● 3,4
Sind Ihre Hände jetzt zittrig?				3,6 ▲ ● 3,8
Machen Sie sich jetzt Sorgen, daß etwas schiefgehen könnte?			3,2 ▲ ● 3,3	
Haben Sie jetzt einen trockenen Mund?			3,1 ▲ ● 3,3	
Sind Sie jetzt aufgeregt?			2,8 ▲	● 3,3
Haben Sie jetzt kalte oder feuchte Hände?			3,2 ▲ ● 3,4	
Fühlen Sie sich irgendwie bedrückt?			3,3 ▲ ● 3,4	
Haben Sie jetzt ein komisches Gefühl im Magen?			3,1 ▲ ● 3,4	
Ist Ihnen jetzt irgendwie ängstlich zumute?			3,0 ▲ ● 3,3	

item	1 sehr	2 ziemlich	3 ein bißchen	4 gar nicht

▲ kurz vor OP.   ● Morgen des OP.-Tages

Abb. 2. Mittelwerte der items der Angstskala nicht mit Tx behandelte Patienten (n = 50)

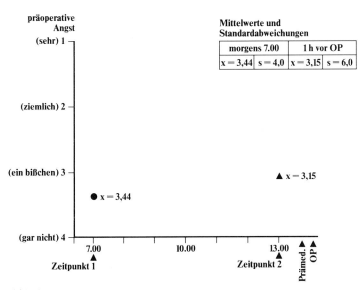

Abb. 3. Nicht prämedizierte Patienten (n = 50)

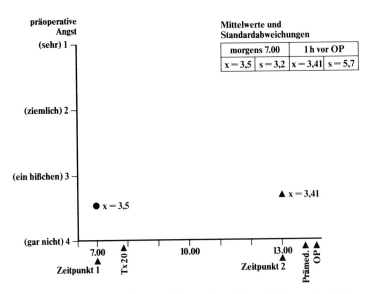

Abb. 4. Mit Tranxilium injizierbar 20 mg prämedizierte Patienten (n = 14)

Wenn man nun das arithmetische Mittel aller Meßwerte bildet, bekommt man einen Wert, den man als repräsentativ für das Angstniveau ansehen kann. Die mit Hilfe des T-Test für abhängige Stichproben ermittelten Ergebnisse lassen einen statistisch signifikanten Unterschied zwischen den beiden Meßzeitpunkten erkennen. Das Angstniveau zum präoperativen Meßzeitpunkt 2 liegt deutlich über dem des morgendlichen Meßzeitpunktes 1.

Ein Nebenbefund: Die von mir angewandte Angstskala ist empfindlich genug, Unterschiede des Angstniveaus transparent zu machen. Das ist im Hinblick auf die eingangs geschilderten Schwierigkeiten bei psychometrischen Methoden nicht unwesentlich.

In einer zweiten Studie wurde die Wirkung von Tranxilium injizierbar als Medikament zur vorgezogenen frühmorgendlichen Prämedikation bei 30 Patienten untersucht. Die Auswahlkriterien, das heißt, später OP-Beginn und Ängstlichkeit, waren bei diesen Patienten die gleichen wie bei den Patienten der ersten Studie. Unter Doppelblindbedingungen erhielt eine Gruppe (n = 14) 20 mg Tranxilium i.m., die zweite Gruppe (n = 16) 100 mg Tranxilium i.m. (Abb. 4).

Ergebnisse: Ich lasse die Profildarstellungen weg und zeige gleich die Darstellung des Angstniveaus. Nach den Befunden der ersten Studie wäre ja ein Anstieg des Angstniveaus zu erwarten gewesen; dieser Anstieg blieb bei den mit Tranxilium behandelten Patienten aus: Bei der Tranxilium-20-mg-Gruppe war der Anstieg weniger steil, bei der Tranxilium-100-mg-Gruppe war sogar ein Abfall zum zweiten Meßpunkt erkennbar.

Die Unterschiede zwischen den beiden Gruppen waren statistisch nicht signifikant, d.h. auch eine relativ geringe Dosierung von 20 mg Tranxilium i.m. hat schon einen anxiolytischen Effekt. Auf der anderen Seite waren Patienten der Tranxilium-100-mg-Gruppe häufiger etwas müde und schliefen auch bisweilen, waren aber jederzeit leicht erweckbar (Abb. 5). Die optimale Dosierung dürfte also zwischen den beiden gewählten Dosierungen liegen, etwa bei 1 mg/kg KG.

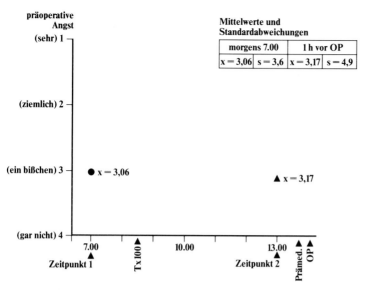

Abb. 5. Mit Tranxilium injizierbar 100 mg prämedizierte Patienten (n = 16)

Zusammenfassend glaube ich sagen zu können, daß die vorgezogene frühmorgendliche Prämedikation mit dem vorwiegend anxiolytisch wirkenden Tranxilium injizierbar eine Methode ist, mit der man ängstlichen Patienten die Frist bis zur Operation, wenn diese erst relativ spät stattfinden kann, angenehmer gestalten kann.

450088-S, Anterograde-Amnesie und Prämedikation

T. Momose

450088-S (Abb. 1 und 2) ist ein neu synthetisierter Minor-Tranquilizer, der zu den Benzo-diazepinen gehört [1, 2]. Wir experimentierten mit diesem Mittel, indem wir es zur Prä-medikation benutzten, und fanden, daß es einen ausgezeichnet bessernden Effekt auf den präoperativen Nachtschlaf ausübt. Man erkannte ferner, daß sein starker Anterograde-Amnesie-Effekt von großem Wert ist, die Unannehmlichkeiten des Operationstages zu beheben. Die Absicht unseres Experimentes war, das außergewöhnliche Auftreten der Amnesie zu untersuchen und 4-S mit gewöhnlich zur Prämedikation benutzten Mitteln zu vergleichen. Ferner wurde an zehn gesunden Freiwilligen das Verhältnis zwischen Dosis, Blutkonzentration, EEG und Amnesie gemessen.

Material und Methodik

Klinisches Experiment

Fünf Dosierungsgruppen wurden für einen Doppelblindversuch gewählt (d.h.: 450088-S (5 mg), 450088-S (2,5 mg), Diazepam (10 mg), Diazepam (5 mg) und Nitrazepam (5 mg).

Diazepam   Nitrazepam   **Abb. 1**

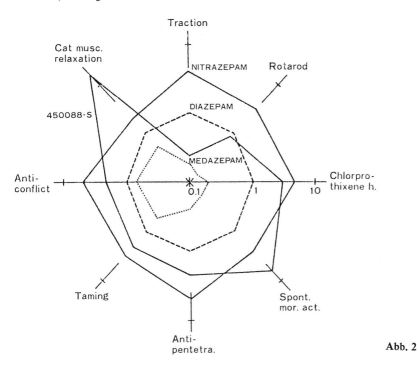

Abb. 2

Jeweils eine Dosis wurde dem Patienten zweimal verabreicht, am Abend vor der Operation und drei Stunden vor der Operation. Es waren 186 Fälle (Tabelle 1). Die Überprüfung der Amnesie wurde am fünften Tag nach der Operation durchgeführt, indem wir den Patienten fragten, ob er sich an folgendes erinnere: ,,Vom Krankenzimmer zum Operationssaal", ,,Verlegen auf den Operationstisch" und ,,Vorbereitungen für die Operation". Die Erinnerungsgrade der Patienten wurden in drei Kategorien unterteilt: erinnert sich an alles (keine Amnesie), erinnert sich schwach (teilweise Amnesie) und erinnert sich an nichts (totale Amnesie).

Tabelle 1

Gruppen		Fälle
1. 450088-S	5,0 mg	37
2. 450088-S	2,5 mg	37
3. Diazepam	10,0 mg	36
4. Diazepam	5,0 mg	38
5. Nitrazepam	5,0 mg	38
Gesamt		186

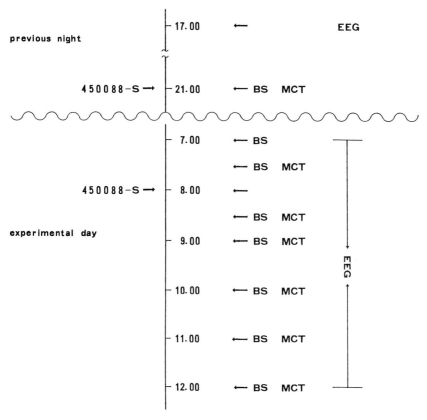

Abb. 3. Experimental schedule. EEG: electroencephalogram; BS: blood sampling; MCT: memory constructive test

Experiment mit gesunden Freiwilligen (Abb. 3)

1 mg oder 5 mg 450088-S wurden sowohl am Abend vor dem Experiment, wie auch am Tag des Experiments selbst verabreicht. Ein computergesteuertes EEG-Gerät wurde benutzt, ebenfalls wurde es auf Magnetband aufgenommen, um es mit Computer statistisch zu analysieren. Es wurden verschiedene Aufnahmen gemacht, fortlaufend eine alle drei Stunden nach der zweiten Verabreichung des Mittels. Während des Experimentes wurde siebenmal Blut entnommen. Um das Auftreten der Amnesie zu beobachten, wurden gleichzeitig mit den Blutentnahmen konstruktive Gedächtnistests durchgeführt (z.B. Zeigen von Bildern). Die Gedächtnisprüfung fand fünf Tage später statt.

Ergebnisse

In den 450088-S-Gruppen zeigten die 5-mg- und 2,5-mg-Gruppen eine sehr große Häufigkeit von Amnesie in allen drei Stadien (Tabelle 2). Bei der Durchführung des χ^2-Tests in den beiden Gruppen „totale + teilweise Amnesie" und „keine Amnesie" zeigte die

Tabelle 2

Zeitraum	Krankenzimmer → OP			OP → Operationstisch			Auf dem Operationstisch			Gesamt
	Erinnerungen			Erinnerungen			Erinnerungen			
Gruppe	keine Amnesie	Teilamnesie	Totalamnesie	keine Amnesie	Teilamnesie	Totalamnesie	keine Amnesie	Teilamnesie	Totalamnesie	
450088-S 5,0 mg	11	7 (26)	19	8	7 (29)	22	5	9 (32)	23	37
450088-S 2,5 mg	25	9 (12)	3	17	11 (20)	9	13	15 (24)	9	37
Nitrazepam 5,0 mg	32	5 (6)	1	32	4 (6)	2	26	10 (12)	2	38
Diazepam 10,0 mg	31	2 (5)	3	28	4 (8)	4	22	9 (14)	5	36
Diazepam 5,0 mg	37	0 (1)	1	36	2 (2)	0	28	9 (10)	1	38

Tabelle 3. Vergleich zwischen totaler und partieller gegenüber keiner Amnesie

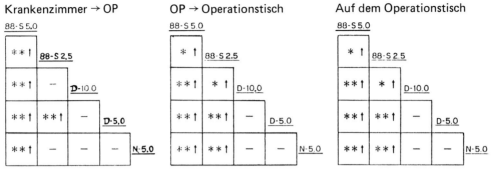

Krankenzimmer → OP   OP → Operationstisch   Auf dem Operationstisch

χ^2 test: * P < 0.05 / ** P < 0.01 / − NS

450088-S-(5-mg)-Gruppe ein auffallend hohes Auftreten von Amnesie in allen Phasen, und ferner ein höheres Auftreten als in allen anderen Gruppen (Tabelle 3).

Im Experiment mit 10 gesunden Freiwilligen zeigte sich, daß der schlaferhaltende Effekt von 450088-S größer ist als sein schlafherbeiführender Effekt. EEG zeigte eine Hemmung der α-Welle und eine Vertiefung der Schlafphasen I und II. Diese Schlafpattern erschienen auf dem EEG selbst nach einer Bewußtseinsperiode, die vom Arzt durch Schlafunterbrechung herbeigeführt worden war, in rascher Folge wieder (Abb. 4).

Wie andere Benzodiazepinen erschien durch dieses Mittel auch die sogenannte benzodiazepin-induzierte Schnellwelle. Auch ein Spindelausbruch in Phase II wurde deutlich mit seiner hohen Amplitude beobachtet (Abb. 5). Das Auftreten wurde auch durch das Kraftspektrum bestätigt, das seinen Höhepunkt um 15−16 Hz zeigte (Abb. 6).

Durch retrospektive Untersuchungen wurde deutlich eine von diesem Mittel abhängige anterograde Amnesie im konstruktiven Gedächtnistest beobachtet. Der Amnesieeffekt zeigte sich etwa 30 min nach Verabreichung des Mittels und hielt vier Stunden an (Tabelle 4).

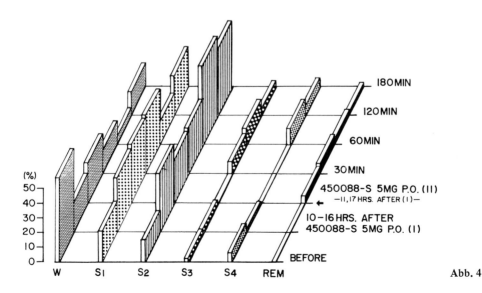

Abb. 4

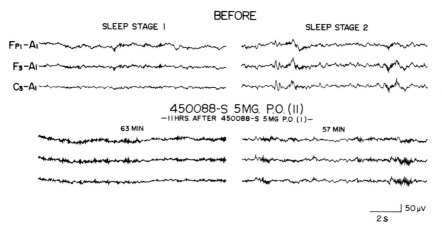

Abb. 5. Exp. 5, N. Kobayashi, 54 kg, ♂

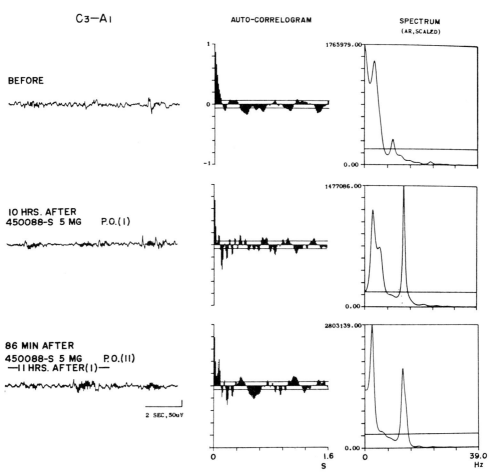

Abb. 6. Schlafstadium 2

Tabelle 4. Amnesiewirkung

Nach Verabreichung (h)	Amnesie teilweise (%)	total (%)	teilweise + total (%)
0,5	75,0	0	75,0
1,0	0	100,0	100,0
2,0	12,5	75,0	87,5
3,0	12,5	87,5	100,0
4,0	62,5	25,0	87,5

Da die Freiwilligen während des konstruktiven Gedächtnistests bei klarem Bewußtsein waren, legte eine solch starke Amnesie eine große Wirkung auf das zentrale Nervensystem nahe. 450088-S wurde nach Verabreichung rasch absorbiert und in vier Metaboliten
verwandelt, und zwar in 450116, 450116-DM, Lorazepam und Methyllorazepam (Abb. 7).

Da 450116 eine Stunde nach Verabreichung die höchste Blutkonzentration zeigte,
wurde angenommen, daß der Amnesieeffekt von diesem Metaboliten stark abhängig ist
(Abb. 8).

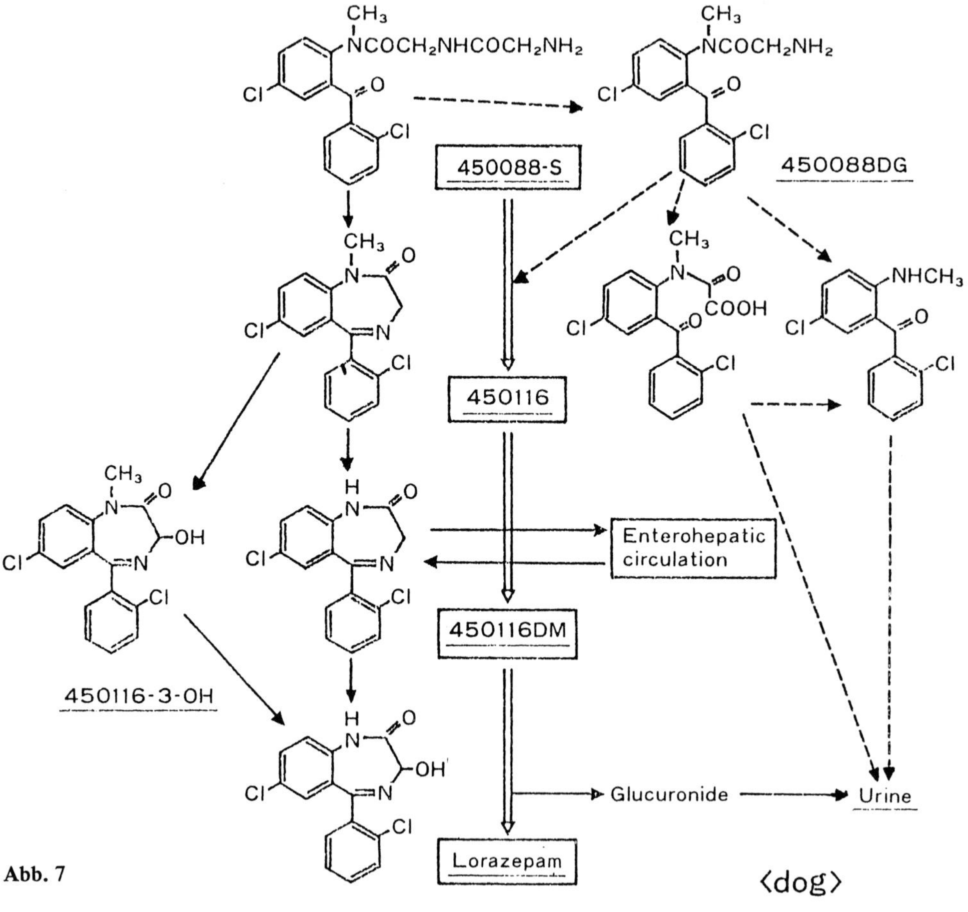

Abb. 7   ⟨dog⟩

Beobachtet wurde das Verhältnis zwischen Schlafpattern auf dem EEG, Amnesie und Blutkonzentration. Der Schlaf in EEG wurde vertieft, und die Amnesie begann in vielen Fällen gemäß dem Ansteigen von 450116 in der Blutkonzentration zu steigen (Abb. 9). Aber in einigen Fällen wurde teilweise Amnesie bereits in einem früheren Stadium beobachtet, als die Blutkonzentration von 450116 noch niedrig war (Abb. 10).

Was die Nebenerscheinungen betrifft, so wurden auf beiden Seiten Untersuchungen durchgeführt, das heißt, Selbstbeobachtung des Freiwilligen und objektive Beobachtung durch den Arzt.

450088-S hatte einen hervorragenden Tiefschlafeffekt und brachte ein angenehmes Gefühl beim Erwachen am nächsten Morgen mit sich, ausgenommen einige Beschwerden wegen Übelkeit und leichte Schläfrigkeit. Andere psychophysiologische Beschwerden gab es nicht. Muskelerschlaffung, z.B. Müdigkeit und Ataxie, die meist bei Benzodiazepinen beobachtet werden, waren sehr schwach selbst in den ersten drei Stunden nach Verabreichung, und dies ist die Periode, in der die Effekte meist besonders augenscheinlich sind (Tabelle 5).

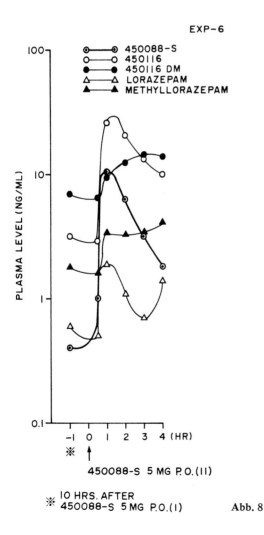

Abb. 8

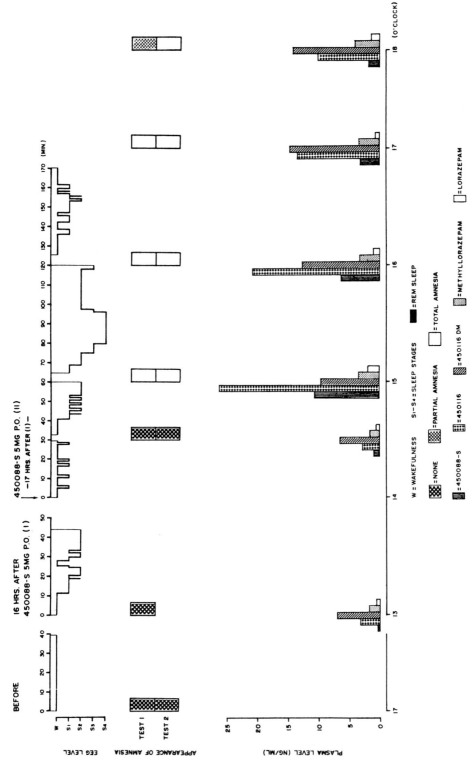

Abb. 9. Exp. 6, M. Nakazawa, 50 kg, ♀

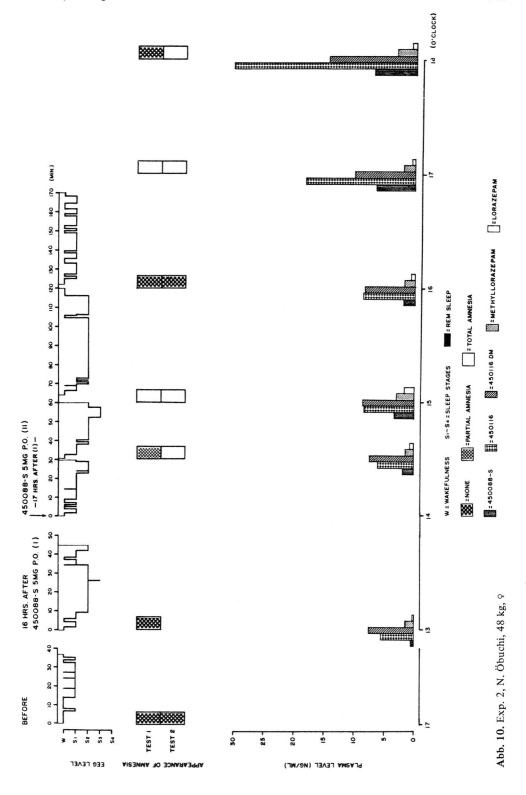

Abb. 10. Exp. 2, N. Öbuchi, 48 kg, ♀

Tabelle 5. Nebenwirkungen. Subjektive Beobachtung 3–4 h nach Verabreichung

Art	Grad		
	erheblich (%)	leicht (%)	insgesamt (%)
Benommenheit	75,0	0	75,0
Kopfschmerzen	50,0	12,5	62,5
verschwommener Blick	25,0	0	25,0
Ataxie	25,0	50,0	75,0
Ermüdung	62,5	0	62,5
Euphorie	12,5	12,5	25,0
Schläfrigkeit	75,0	12,5	87,5
Schlafstörung	12,5	0	12,5
Durst	25,0	12,5	37,5
Übelkeit	0	12,5	12,5
Appetitlosigkeit	12,5	0	12,5
Abnormer Gaumengeschmack	25,0	0	25,0
Polyurie	25,0	0	25,0

Schlußfolgerung

Es werden zur Zeit zur Prämedikation eine große Anzahl von Minor-Tranquilizern angewendet, aber es gibt keines, das wie 450088-S ein solch außergewöhnliches Auftreten von Amnesie bewirkt. Postoperative Schmerzen können mit unseren Narkosemethoden kontrolliert werden, aber Angst und Streß vor der Operation sind so groß, daß wir sie nicht ignorieren können. Es ist also äußerst wichtig, daß geistiges Unbehagen und postoperative Schmerzen ausgemerzt werden. Obwohl alle Patienten, die dieses Mittel bekommen hatten, vor der Narkoseeinleitung bei klarem Bewußtsein waren, und obwohl ihre Worte und Bewegungen ganz normal waren, wurde nach der Operation eine ungewöhnlich deutliche Amnesie beobachtet.

Der unglaubliche Amnesieeffekt dieses Mittels kann von großem Wert sein für die Operationssituation und für weitere Erforschungen des Gedächtnismechanismus. Wir untersuchten dieses Mal das Verhältnis zwischen Amnesie, EEG und Blutkonzentration bei Metaboliten von 450088-S, aber wir konnten kein klares Verhältnis feststellen. Wie bei anderen Minor-Tranquilizern gibt es auch hier noch viele Probleme, die durch das Studium des Verhältnisses zwischen EEG, Blutkonzentration von Drogen und dem Bewußtseinsgrad gelöst werden müssen. Wir werden daher in nächster Zukunft unsere Studien dieser komplexen Beziehungen fortsetzen.

Literatur

1. Hirai K, Ishiba T, Sugimoto H et al. (1980) Peptidoaminobenzophenones a novel class of ring-opened derivatives of 1,4-Benzodiazepines[1]. J Med Chem 23:764
2. Hirose K, Matsushita A, Eigyo M et al. (1981) Pharmacology of 2-o-chlorobenzoyl-4-chloro-N-methyl-N[α]-glycylglycinanilide Hydrate (450088-S), a compound with benzodiazepine-like properties. Arzneim-Forsch/Drug Res 31:63

Midazolam – klinische Erfahrungen mit dem neuen wasserlöslichen Benzodiazepin zur Prämedikation, Sedierung während Regionalanaesthesie und Einleitung einer Kombinationsnarkose

U. Jost, K.I. Popp, G. Putz, M. Hirschauer und M. Ruppert

Einleitung

Obwohl kaum zu erwarten war, daß Midazolam, ein neu entwickeltes Benzodiazepin, sich in seinen pharmakologischen und toxikologischen Eigenschaften wesentlich von anderen Substanzen aus dieser Stoffgruppe unterscheidet, schien es uns jedoch aufgrund seiner Wasserlöslichkeit und seiner kurzen Halbwertzeit neue anaesthesiologische Möglichkeiten zu eröffnen [3, 7]. Die bisher vorliegenden positiven Arbeiten über die hämodynamischen Wirkungen der Substanz und ihren neutralen Einfluß auf den myocardialen und cerebralen Sauerstoffverbrauch [5, 6] sowie die Halbwertzeit von 1,3–2,2 h [7] haben uns erwogen in einer klinischen Prüfung Midazolam einzusetzen.

Wir haben die Substanz sowohl intramuskulär als auch intravenös zur Sedierung während Regionalanaesthesien verwandt. In einem zweiten Teil der Studie kam Midazolam zusammen mit dem Analgetikum Fentanyl und Muskelrelaxantien zur Durchführung mittellanger Anaesthesien unter Lachgas/Sauerstoff-Beatmung zum Einsatz.

Nachdem wir mit der Substanz erste Erfahrungen gesammelt hatten, haben wir dann auch Midazolam zur Prämedikation auf der Allgemeinstation injiziert.

Patienten und methodisches Vorgehen

Es wurden Patienten aus einem allgemein-chirurgischen Krankengut, welche in Regionalanaesthesie operiert werden sollten und dazu wünschten, während des Eingriffes leicht zu schlafen, mit Midazolam behandelt. Wie auch in den beiden nachfolgend beschriebenen Untersuchungsreihen wurden alle Patienten eingehend über die Verwendung eines Prüfpräparates aufgeklärt und gaben ihre schriftliche Zustimmung. Die Tabelle 1 zeigt in einer Übersicht die Alters-, Gewichts- und Geschlechtsverteilung der Patienten, die wir während einer Regionalanaesthesie mit Midazolam zusätzlich sediert wurden. Diese Verteilung ist annähernd repräsentativ für das von uns anaesthesiologisch zu versorgende Krankengut. Die Häufigkeitsverteilung der einzelnen Regionalanaesthesien entspricht den bei uns üblichen Relationen.

Aus organisatorischen Gründen (laufende Baumaßnahmen) haben wir es für nicht vertretbar erachtet, die Patienten gänzlich unprämediziert in den Operationstrakt kommen zu lassen. Bei Plexusanaesthesien verzichten wir auf die für den Patienten sehr unangenehme Atropingabe. Alle anderen Patienten erhielten 0,007–0,01 mg/kg Atropin und je nach Alter und klinischem Zustand zwischen 0,5 und 1 mg/kg sowohl Atosil als auch Dolantin.

Tabelle 1. Sedierung mit Midazolam bei Regionalanaesthesie

Alter	26–84 Jahre
	12% 30 oder jünger
	27% von 40–50 Jahren
	53% über 60 Jahre
	28% über 70 Jahre
Gewicht	52–100 kg
	6% unter 60 kg
	67% 70–90 kg
	38% über 80 kg
Männer	57%
Frauen	43%
Plexus A.	12%
Peridural A.	43%
Spinal A.	45%

Bei Kombinationsnarkosen haben wir eine Maximaldosis von 0,5 mg Atropin nicht überschritten; über eine Höchstdosis von 50 mg Atosil bzw. 75 mg Dolantin gingen wir bei den untersuchten Patienten ebenfalls nicht hinaus.

Die Regionalanaesthesien wurden angelegt und sobald der Erfolg der Blockade absehbar war, erhielten die Patienten entweder 0,1 mg/kg/KG Midazolam intramuskulär oder 0,05 mg/kg Midazolam intravenös appliziert.

Die Patienten wurden sorgfältig beobachtet, eventuell auftretende Atemdepressionen sollten sofort zu beherrschen sein. Ferner wurde das Kreislaufverhalten registriert. Erreichte Schlaftiefe und Schlafzeit wurden festgehalten. Dazu registrierten wir das Erlöschen des Lid- und des Brauenreflexes, das Sistieren von spontanen Äußerungen bzw. die Erweckbarkeit. Bei den ersten 40 während einer Regionalanaesthesie sedierten Patienten haben wir 25–30 min nach der Midazolamgabe Blutgasanalysen durchgeführt.

Bei der intravenösen Narkoseeinleitung mit Midazolam wurde das Reflexverhalten und das Auftreten einer Apnoe registriert. Kreislaufreaktionen bei der Einleitung und postoperativer Wachheitszustand wurden dokumentiert. In einem dritten Teil der Untersuchung haben wir Patienten, die während eines Zeitraumes von drei Wochen von einem bestimmten Anaesthesisten narkotisiert werden sollten, mit Midazolam auf der Allgemeinstation prämediziert. In Abhängigkeit von Alter und Allgemeinzustand erhielten die Patienten 0,1–0,15 mg/kg intramuskulär appliziert. War keine Plexusanaesthesie vorgesehen, erhielten die Patienten Atropin und Midazolam mit einer Injektion aus einer Mischspritze.

Ergebnisse und Diskussion

Sowohl bei der intramuskulären als auch bei der intravenösen Applikation von Midazolam zur Sedierung während Regionalanesthesien fällt auf, wie die Tabelle 2 zeigt, daß große individuelle Schwankungen im Sedierungseffekt auftreten. So variiert die Zeit zwischen Injektion und ruhigem Schlafen bei der intravenösen Injektion von 5 s bis 5 min; bei der intramuskulären Gabe von 6 bis 23 min. Einzelne durchweg an reichlichen Alkoholgenuß gewohnte Patienten (wie wir sie im fränkischen Raum häufig antreffen) schlafen auf diese Dosis überhaupt nicht ein. Ein schlafanstoßender Effekt ließ sich bei diesen Patienten

Tabelle 2. Midazolam-Sedierung. Schlafdauer variiert in beiden Gruppen von 10–120 min, nach einmaliger Nachinjektion von 10–90 min

---

Intravenös 0,05 mg/kg, n = 44
30% schlafen innerhalb 30 s
31% schlafen nach 70 s noch nicht
16% schlafen erst nach 5 min ein
44% schlafen bis 30 min
55% schlafen weniger als 60 min
25% schlafen ziemlich genau 60 min
16% schlafen länger als 100 min

Intramuskulär 0,1 mg/kg, n = 28
43% schlafen innerhalb 10 min
61% schlafen innerhalb 15 min
 7% schlafen nach 30 min noch nicht
12% schlafen weniger als 50 min
25% schlafen 60–70 min
74% schlafen länger als 60 min
 9% schlafen länger als 100 min

---

oft aber durch Austitrieren mit wiederholten intravenösen Gaben von 0,05 mg/kg/KG erreichen. Wie die Tabellen 2 und 3 zeigen, führen solche Nachinjektionen zu einer enormen Varianz in der Schlafdauer. Dies ist mit der Pharmakokinetik von Midazolam schwer in Einklang zu bringen [7].

Wie von anderen Benzodiazepinen bekannt, treten auch inverse Reaktionen auf. Die motorische Unruhe des Patienten erforderte dann das Einleiten einer Kombinationsnarkose trotz gut sitzender Regionalanaesthesie, weil sonst der Fortgang der Operation nicht möglich gewesen wäre. Die guten amnestischen Eigenschaften der Substanz führten auch in diesen Fällen immer zur Zufriedenheit der Patienten, die oft einer Regionalanaesthesie zugestimmt hatten, weil ihnen versprochen worden war, während des Eingriffes leicht schlafen zu können.

Angenehm wurde von den Patienten auch empfunden, daß sie nahezu keinen Überhang hatten und sich einige Stunden nach dem Eingriff recht frisch fühlten. Eine Beeinträchtigung der Atmung durch die intramuskuläre oder intravenöse Sedierung mit Midazolam während einer Regionalanaesthesie, die der Substanz zuzuschreiben wäre, sahen wir nicht. Die intravenöse Gabe kleiner Dosen läßt sich besser steuern als die intramuskuläre Applikation.

In Tabelle 4 sind die von uns durchgeführten intravenösen Kombinationsnarkosen unter Verwendung von Midazolam als Einschlafhypnotikum aufgeführt. Bei gleichzeitiger Gabe eines potenten Analgetikums und von Muskelrelaxantien in Kombination mit kontrollierter

Tabelle 3. Midazolam-Sedierung. Intravenös 0,05 mg/kg

Schlafdauer nach einer dritten Injektion variiert von 40 min bis 3 h.
2 Patienten gaben an, alles von der Operation mitbekommen zu haben, obwohl sie zeitweise nicht weckbar waren. Alle Verwirrten hatten eine komplette Amnesie.
Keine Venenreizung bei i.v. Gaben.
Lidreflex bei Midazolamgabe ohne Aussagewert, da oft erhalten, aber hinreichend tiefer Schlaf.

Tabelle 4. Midazolam-Kombinationsnarkosen, n = 27

Midazolam	0,15 mg/kg
Fentanyl	5–6 µg/kg
Pancuronium	0,07–0,12 mg/kg
Narkosedauer	45–110 min
N_2O/O_2 2:1	Fluothane 0,3 Vol.-%, wenn nötig (n = 3)

Kein Erlöschen des Lidreflexes bei 35%, nie Apnoe alleine auf Midazolam.
Kein Patient hatte Erinnerungen an die Narkoseeinleitung insbesondere die Intubation.
Keine Venenreizungen bei der Injektion.
Cholecystektomien + Laparotomien, n = 15
Thyreoidektomien, n = 8
Totalendoprothesen der Hüfte

Beatmung mit Lachgas/Sauerstoff erwies sich dieses Vorgehen als durchaus praktikable Alternative zu den bekannten Methoden. Um dies beurteilen zu können, haben wir für dieses Narkoseverfahren operative Eingriffe ausgewählt, die aufgrund der zu erwartenden Stimuli einige Anforderungen an das Anaesthesieverfahren stellen. Bei den beschriebenen Kombinationsverfahren scheint jedoch die kurze Halbwertzeit von Midazolam sich weniger ausschlaggebend bemerkbar zu machen. Es bleibt ein deutlich schlafanstoßender Effekt über das Operationsende hinweg erhalten. So müssen wir die Erfahrungen anderer Autoren teilen, welche in Midazolam keine Idealsubstanz für die intravenöse Narkose sehen [1, 2, 4].

Nach den Erfahrungen, die wir mit Midazolam bei der intramuskulären Gabe zur Sedierung von prämedizierten Patienten während Regionalanaesthesien gewonnen hatten, glaubten wir, wenn auch mit einigen Bedenken, die Substanz zur Prämedikation auf der Allgemeinstation einsetzen zu können. Die dabei gewonnen Erfahrungen leiten über zur Darstellung der unerwünschten Effekte, die wir bei der Anwendung von Midazolam erlebten (Tabelle 5).

Ein jüngerer Patient war von der angewandten Midazolamdosis 0,15 mg/kg intramuskulär nicht sediert, sondern kam eher erregt in den Operationstrakt. Fünf ältere Patienten kamen nach einer Midazolamdosis von 0,1 mg/kg intramuskulär stuporös zur Narkosevorbereitung. Die bei einem Teil dieser Patienten vorgesehene Regionalanaesthesie gelang bei völligem Fehlen der Mitarbeit des Patienten nur, weil sie von einem in der Regionalanaesthesie sehr versierten Anaesthesisten anhand der anatomischen Gegebenheiten appliziert wurde. Für betagte Patienten kommen also derartige Dosen nicht in Betracht, während jüngere Patienten von dem Benzodiazepin allein nicht genügend prämediziert sind. Dies

Tabelle 5. Unerwünschte Effekte von Midazolam

a) *Prämedikation* 0,1–0,15 mg/kg i.m.
   Zu flach: 1, zu tief: 5 von 25
b) *Sedierung* bei Regionalanaesthesie
   Verwirrtheit stark: 5 von 72 (3× Intubation erforderlich, 2× postoperativ)
   mäßig: 5 von 72
   Brennen bei der i.m. Injektion: 1 von 28
c) *Kombinationsnarkosen*
   Unerwünschter Nachschlaf, der erst durch Physostigmin reversibel war: 3 von 27

gilt insbesondere für die Fälle, wo eine sehr schmerzhafte Situation die Operationsindikation darstellt [4].

Während der Sedierung bei Regionalanaesthesie traten in 5 von 72 Fällen schwerste Verwirrtheitszustände auf. Diese deliranten Phasen boten ganz den Aspekt eines zentral-anticholinergen Syndroms [8]. Die intraoperative Situation machte aber den Versuch der Antagonisierung mit Physostigmin unmöglich und erforderte vielmehr die sofortige Relaxation des Patienten, um fatale intraoperative Zwischenfälle zu vermeiden. Von den beiden postoperativen Verwirrtheitszuständen erfuhren wir erst nach ihrem Abklingen. Dergleichen haben wir aber mit nahezu allen Hypnotika, welche wir zur Sedierung während Regionalanaesthesie einsetzten, erleben müssen und sie stellen kein spezifisches Charakteristikum für die Benzodiazepine und schon gar nicht für Midazolam dar [4].

Der anhaltende schlafanstoßende Effekt von Midazolam bei Kombinationsnarkosen machte in 3 von 27 Fällen die Antagonisierung mit Physostigmin erforderlich. Trotz abgeklungener Muskelrelaxation und ausgeschlossener bzw. antagonisierter Fentanylwirkung waren die Patienten stuporös. Durch die prompte Antagonisierbarkeit dieses Zustandes mit Physostigmin glauben wir diese Erscheinungen in den Symptomenkreis des zentral-anticholinergen Syndroms einordnen zu können [8].

Postoperativ waren die Patienten nach dem beschriebenen Kombinationsverfahren nicht wesentlich frischer und munterer als nach Narkoseeinleitung mit Barbituraten und zurückhaltender Dosierung von Dehydrobenzperidol bei zusätzlicher Anwendung von Fentanyl, Lachgas und Muskelrelaxantien. Dies stellt unser Standardverfahren dar, wenn keine volatilen Anaesthetika zum Einsatz kommen. Wir sehen auch hier ein Mißverhältnis zwischen Pharmakokinetik und schlafanstoßendem Effekt von Midazolam [7]. Dennoch mag sich die Substanz für die Fälle anbieten, bei denen die Applikation von Einschlafhypnotika aus anderen Stoffklassen kontraindiziert ist.

Möglicherweise bietet die Kombination von Midazolam mit einem anderen kürzerwirkenden Analgetikum, z.B. Alfentanil, ein anderes Bild.

Versuche mit einer Midazolam/Ketamin-Narkose unter Luft- oder Luft-Sauerstoff-Atmung haben wir bald aufgegeben, weil entweder keine ausreichende Narkosetiefe oder aber eine beträchtliche Reduktion der postoperativen Vigilanz erzielt wird.

Literatur

1. Dundee JN, Gamble JAS (1981) Injectable benzodiazepines in anaesthesia. Br J Anaesth 53:118
2. Forster A, Gardaz JP, Suter PM, Gemperle M (1980) I.v. Midazolam as an induction agent for anaesthesia: a study in volunteers. Br J Anaesth 52:907
3. Fragen RJ, Gall F, Caldwell N (1978) A water soluble benzodiazepine Ro 21-3981 for induction of anaesthesia. Anesthesiology 49:41
4. Hack G, Stöckel H (1981) Benzodiazepine zur Prämedikation und bei Regional- und Allgemeinanaesthesie. Anaesth Intensivther Notfallmed 16:128
5. Hilfiker O, Larsen R, Stafforst D, Kettler D (1980) Midazolam: Wirkung auf allgemeine, koronare und cerbrale Hämodynamik. Anaesthesist 29:337
6. Larsen R, Hilfiker O, Radke J, Sonntag H (1981) Midazolam: Wirkung auf allgemeine Hämodynamik, Hirndurchblutung und cerebralen Sauerstoffverbrauch bei neurochirurgischen Patienten. Anaesthesist 30:18
7. Lauven PM, Stoeckel H, Ochs H, Greenblatt D (1981) Pharmakokinetische Untersuchungen mit dem neuen wasserlöslichen Benzodiazepin Midazolam. Anaesthesist 30:280
8. Rupreht J, Dworacek B (1976) Central anticholinergic syndrome in anaesthetic practice. A Anaesth Belg 27:45

Präoperative Angst und Anaesthesie – eine Befragung

M. Emmerich, E. Emmerich, E. Lanz und D. Theiß

Im Prämedikationsgespräch will der Anaesthesist u.a. die Angst vor Anaesthesie und Operation mindern. Deshalb untersuchten wir die Inhalte, Verbreitung und Ursachen dieser Befürchtungen sowie den Nutzen des Prämedikationsgesprächs aus der Sicht des Patienten.

Methodik

Die präoperativen Ängste wurden mittels eines Fragebogens ermittelt, die Persönlichkeitsstruktur mittels des Freiburger Persönlichkeitsinventars (FPI). Befragt wurden 353 orthopädische und unfallchirurgische Patienten: 209 Männer, 144 Frauen; Alter zwischen 15 und 80 Jahren; sozioökonomischer Status und Persönlichkeitsstruktur entsprechend der Normalbevölkerung.

Ergebnisse und Schlußfolgerungen[1]

1. Die Inhalte der präoperativen Ängste konnten zum großen Teil benannt werden (Abb. 1).
Die Angst vor der Operation überwog gegenüber der Angst vor der Anaesthesie (Abb. 2).
2. Präoperative Ängste wurden mehrheitlich angegeben (Abb. 3), besonders von Frauen
(Abb. 4), bei zur Angst disponierenden Persönlichkeitsmerkmalen (Abb. 5) und bei Patienten, die eine Allgemeinanaesthesie der Regionalanaesthesie vorzogen (Abb. 6). Der Schulabschluß war ohne deutlichen Einfluß (Abb. 7).
3. Ängste vor der Regionalanaesthesie waren häufiger als vor der Allgemeinanaesthesie
(Abb.. 8). Jüngere Patienten hatten mehr Angst vor Regionalanaesthesie, ältere mehr vor Allgemeinanaesthesie (Abb. 9).
4. Vorausgegangene gute und schlechte Anaesthesieerfahrungen beeinflußten die Ängste vor der Anaesthesie (Abb. 10 und 11).
5. Der Operationsort (Abb. 12) beeinflußte die Angst vor der Operation mehr als die Operationsart (Abb. 13).
6. Das Prämedikationsgespräch wurde meist als nützlich bezeichnet (Abb. 14), besonders von Patienten, die es als informativ empfanden (Abb. 15), die dabei gründlich untersucht
(Abb. 16), als nervös eingestuft (Abb. 17) und deren Ängste abgebaut wurden (Abb. 18).
Präoperative Ängste ließen sich meist erfolgreich mindern (Abb. 19), besonders die Angst vor Regionalanaesthesie (Abb. 20).

---

1 Diese Ergebnisse wurden im Rahmen der Dissertationen von E. und M. Emmerich erarbeitet

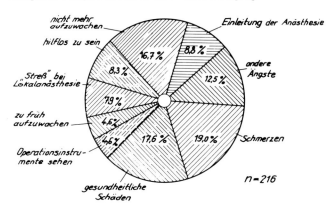

Abb. 1. Inhalte

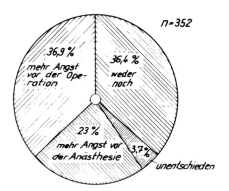

Abb. 3. Häufigkeit der Angst

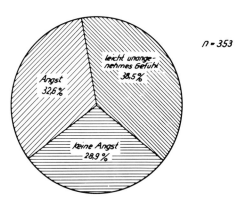

Abb. 2. Mehr Angst vor der Operation oder vor der Anaesthesie

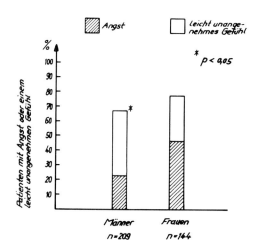

Abb. 4. Geschlecht

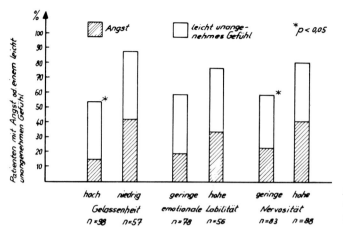

Abb. 5. Persönlichkeitsmerkmale: Gelassenheit, emotionale Labilität, Nervosität

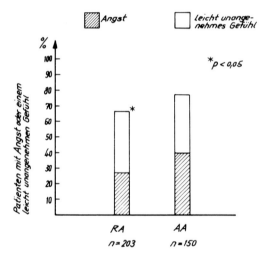

Abb. 6. Bevorzugtes Anaesthesieverfahren

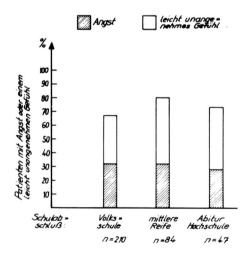

Abb. 7. Schulabschluß

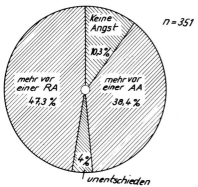

Abb. 8. Angst vor Regional- oder Allgemeinanaesthesie

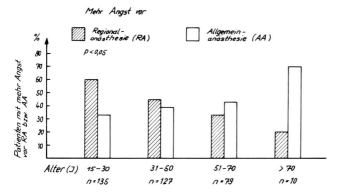

Abb. 9. Altersgruppen

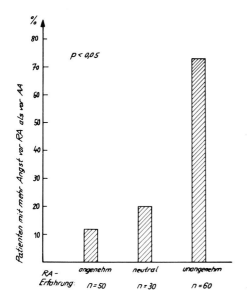

Abb. 10. Regionalanaesthesie-Erfahrungen

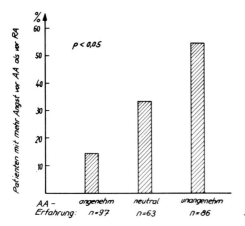

Abb. 11. Allgemeinanaesthesie-Erfahrungen

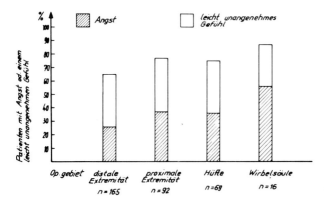

Abb. 12. Operationsgebiet

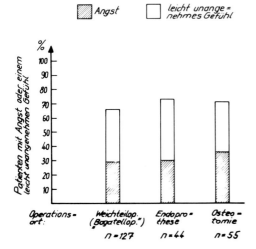

Abb. 13. Operationsart

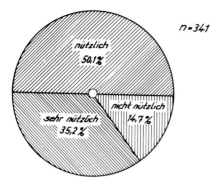

Abb. 14. Beurteilung des Prämedikationsgesprächs

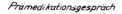

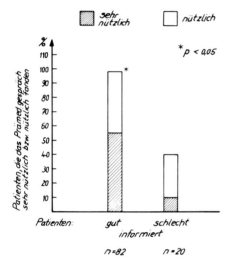

Abb. 15. Information des Patienten

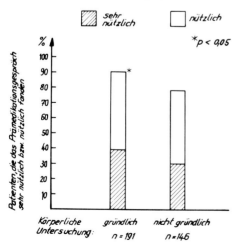

Abb. 16. Körperliche Untersuchung bei der Prämedikationsvisite

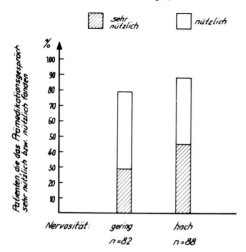

Abb. 17. Nervosität des Patienten

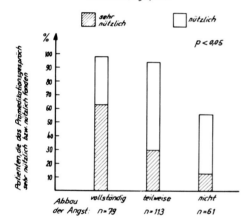

Abb. 18. Abbau der Angst

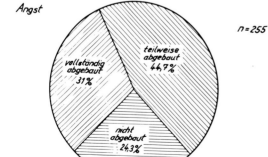

Abb. 19. Abbau der Angst

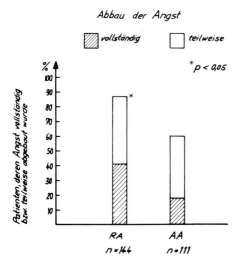

Abb. 20. Abbau der Angst vor Regional- bzw. Allgemeinanaesthesie

Literatur

Emmerich E (1981) Intra- und postoperative Erfahrungen des Patienten mit Regional- oder Allgemeinanaesthesie. Eine Befragung von 353 unfallchirurgischen und orthopädischen Patienten. Dissertation,
Mainz

Emmerich M (1981) Wie erlebt und beurteilt der Patient die präoperative Phase vor einer Allgemein-
bzw. Regionalanaesthesie? Eine Befragung von 353 unfallchirurgischen und orthopädischen Patienten. Dissertation, Mainz

Midazolam intramuskulär zur Prämedikation: Wirkungen, Nebenwirkungen, Dosierung

W. Tolksdorf, M. Wolff, J. Klimm und J. Berlin

Die wesentlichste Aufgabe der Prämedikation ist bei der Mehrzahl der zu anaesthesierenden Patienten die Reduktion des psychischen Streß im Sinne einer Anxiolyse. Analgesie, antiemetische, antihistaminische und anticholinergische Wirkung kann bei Verwendung moderner Anaesthesieverfahren nicht mehr obligat gefordert werden.

Benzodiazepinen wird eine anxiolytische Wirkung zugeschrieben. Midazolam, ein neues wasserlösliches Benzodiazepin, zeichnet sich bei intramuskulärer Applikation durch eine hohe Bioverfügbarkeit aus. Die Wirkungsdauer ist vergleichsweise kurz.

Beide Eigenschaften kommen klinischen Gegebenheiten entgegen: Die Prämedikation des Patienten erfolgt aus organisatorischen Gründen vielfach erst kurz vor seinem Transport in den Operationstrakt. Daraus resultiert, daß bei Verwendung anderer Benzodiazepine zum erwünschten Zeitpunkt noch keine ausreichende Wirkung vorhanden ist. Die kurze Wirkungsdauer läßt eine erhebliche Beeinträchtigung der postoperativen Vigilanz nicht erwarten.

Wir untersuchten deshalb die Wirkungen von 0,05 und 0,1 mg/kg KG Midazolam und Placebo randomisiert unter Doppelblindbedingungen auf folgende Parameter:
1. Psychisches Befinden (ESB). Zur Anwendung kam der Erhebungsbogen der subjektiven Befindlichkeit, der im wesentlichen den Faktor Angst; sowie die Faktoren Depression und Schwächegefühl enthält. Als Kriterium für Anxiolyse galt eine Reduktion der vom Patienten angegebenen präoperativen Angst vom Vortag zum Operationstag.
2. Fremdeinschätzung des psychischen Befindens durch den „blinden" Untersucher.
3. Das Verhalten einfacher Kreislaufparameter (RR und Puls).
4. Nebenwirkungen auf die Atmung (klinisch).
5. Sedationsgrad (wach, schläfrig, schlafend-leicht weckbar; schlafend-schwer weckbar).
6. Anterograde Amnesie (keine, partielle, totale).
7. Narkoseverträglichkeit (gut, Benommenheit, Übelkeit, Erbrechen).

Versuchsaufbau

Die präoperative Visite erfolgte am Tag vor der Operation.
1. Besuch des Patienten durch den Anaesthesisten.
Messung von Blutdruck und Puls, klinische Untersuchung, Erhebung der Anamnese.
Aufklärung über das geplante Anaesthesieverfahren.
Einschätzen des psychischen Zustandes nach Angst, Angstbewältigung, Depression und Schwächegefühl. Danach Verordnung von Placebo, Midazolam 0,05 mg/kg KG oder Midazolam 0,1 mg/kg KG.

2. Besuch des Patienten durch den Untersucher:
Messung von Blutdruck und Puls, Instruktion zum Ausfüllen des ESB (Faktoren Angst, Depression und Schwächegefühl).
Einschätzung des psychischen Zustandes nach Angst, Angstbewältigung, Depression und Schwächegefühl.
3. Danach erfolgte die Selbsteinschätzung des Patienten mit Hilfe des Erhebungsbogens der subjektiven Befindlichkeit.

Am Operationstag wurde die verordnete Prämedikation auf Station ungefähr 10–15 min vor dem Transport in den Operationssaal intramuskulär appliziert. Nach Ankunft im Operationssaal, Messung von Blutdruck und Puls durch den Untersucher. Sogleich erfolgte die Einschätzung des psychischen Zustandes und des Sedationsgrades. Nebenwirkungen wurden registriert. Danach Selbsteinschätzung des psychischen Befindens durch den Patienten mit einer Kurzfassung des ESB. Umlagern auf den Operationstisch, Messung von Blutdruck und Puls durch den Anaesthesisten, Einschätzung des psychischen Befindens und des Sedationsgrades durch den Anaesthesisten. Danach erfolgte die Einleitung der Anaesthesie.

Am Nachmittag nach der Operation wurde der Patient vom Untersucher erneut besucht und Narkoseverträglichkeit und Amnesie geprüft. Als statistische Prüfverfahren kamen zur Anwendung: Produkt Momentkorrelation, Chiquadrattest und U-Test nach Mann-Whitney.

Ergebnisse

Sowohl nach Geschlecht und Lebensalter sowie den physiologischen Parametern und den Parametern Gesamtbefinden, Angst und Depression, kann die Verteilungsgleichheit nicht abgelehnt werden. Erwartungsgemäß ist im gesamten das psychische Befinden am Tag vor der Operation besser als unmittelbar präoperativ.

Bei Betrachtung der einzelnen Gruppen zeigt sich jedoch, daß die Mehrzahl der mit Placebo prämedizierten Patienten einen Angstanstieg erfuhren, hingegen nur 36% der mit Midazolam 0,1 mg/kg KG prämedizierten Patienten. Die Patienten der Gruppe 2 liegen dazwischen. Der Unterschied ist auf dem 5%-Niveau statistisch auffällig (U-Test) (Abb. 1).

Es erschien sinnvoll, die Patienten aufzuteilen in solche mit großer Angst und Patienten mit wenig Angst, gemessen am Tag vor der Operation.

Die Betrachtung der Ergebnisse ist aufschlußreich: Zum einen zeigt sich, daß Patienten mit großer Angst dahingehend tendieren, am Operationstag angstfreier zu sein, hingegen Patienten mit weniger Angst dahingehend tendieren, unmittelbar präoperativ angstvoller zu sein. Dies gilt für angstfreie Patienten nahezu unabhängig davon, ob sie Midazolam oder Placebo erhalten hatten. Hingegen zeigt sich, daß angstvolle Patienten bereits auf 0,05 mg/kg KG Midazolam in der Mehrzahl angstfreier werden. Dies gilt, wenn auch in geringerem Maße für Midazolam 0,1 mg/kg KG.

Die Korrelation der Selbsteinschätzung des Patienten mit der Fremdeinschätzung durch Untersucher und Anaesthesist ergab folgende wesentliche Ergebnisse: Im Gegensatz zu Placebo findet der Untersucher, übereinstimmend mit den Ergebnissen der Selbstbeurteilung, eine Angstreduktion bei mit Midazolam prämedizierten Patienten. Die Korrelation zwischen Selbstbeurteilung und Fremdbeurteilung variieren jedoch nur zwischen $r = 0,32$ und $r = 0,59$.

Dieser Nebenbefund unterstreicht wiederum deutlich, daß bei der Beurteilung von Prämedikationswirkungen in erster Linie Selbsteinschätzungsverfahren durch den Patienten angewendet werden müssen.

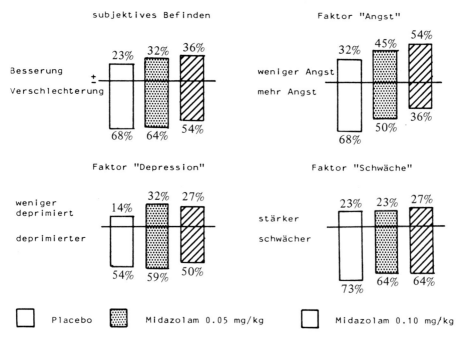

Abb. 1. Prozentualer Anteil positiver und negativer Differenzen in der Selbstbeurteilung

Die Messung der Kreislaufparameter zu den verschiedenen Meßzeitpunkten ergibt keine statistisch auffälligen Unterschiede zwischen den Untersuchungsgruppen. Zu Kreislaufkomplikationen kam es in keinem Fall.

Nebenwirkungen auf die Atmung wurden bei zwei mit 0,1 mg/kg KG Midazolam prämedizierten Patienten beobachtet: Bei beiden tief sedierten Patienten erschien es notwendig, den Unterkiefer zu halten, um eine mechanische Verlegung der oberen Atemwege zu vermeiden.

Bei Betrachtung der Sedationsstadien zeigte sich, daß der einzige tiefschlafende und schwer weckbare Patient in der Placebogruppe zu finden war. Alle mit 0,05 mg/kg KG Midazolam prämedizierten Patienten wurden als wach beurteilt, hingegen mußten zwölf Patienten der Gruppe 3 tieferen Sedationsstadien zugeordnet werden. Die Unterschiede konnten jedoch statistisch nicht gesichert werden.

Eine anterograde Amnesie wurde bei einem Patienten der niedrigen Midazolam-Dosisgruppe gefunden, hingegen bei acht Patienten der hohen Dosisgruppe. Der Unterschied ist jedoch ebenfalls statistisch nicht gesichert.

Von den Patienten, die eine Allgemeinanaesthesie erhalten hatten (n = 48), konnte statistisch kein Unterschied in Abhängigkeit von der Prämedikation gefunden werden. Als auffällig muß das weitaus häufigere Erbrechen in der Placebogruppe angesehen werden. Ebenfalls unabhängig von der Prämedikation war ein Gefühl der Benommenheit in allen drei Gruppen prozentual annähernd gleichmäßig verteilt.

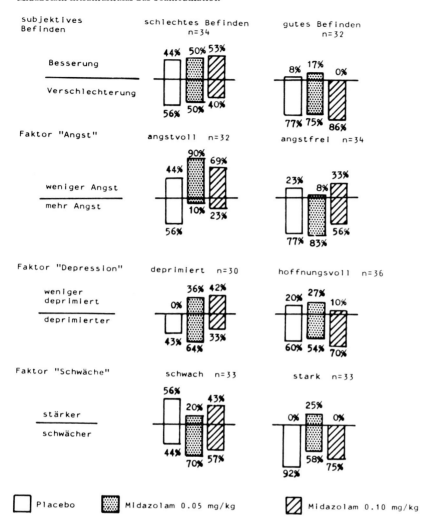

Abb. 2. Prozentualer Anteil positiver und negativer Differenzen in der Selbstbeurteilung

Zusammenfassung

Midazolam besitzt bei intramuskulärer Prämedikation eine anxiolytische Wirkung, die im ganzen wohl dosisabhängig ist. Eine überzeugende anxiolytische Wirkung ist fast ausschließlich bei Patienten zu erwarten, die präoperativ angstvoll sind. Bei diesen Patienten erscheint eine Dosierung von 0,05 mg/kg KG ausreichend. Bei fehlenden oder zu vernachlässigenden Nebenwirkungen auf das Herz-Kreislauf-System muß mit Komplikationen von seiten der Atmung bei Anwendung höherer Dosierungen gerechnet werden. Die postoperative Vigilanz scheint nicht beeinträchtigt zu werden, möglicherweise treten anterograde Amnesie sowie postoperative Übelkeit und Erbrechen seltener auf, als bei nichtprämedizierten Patienten.

  Es muß darauf hingewiesen werden, daß der Patient nach der intramuskulären Gabe von Midazolam unbedingt kontinuierlich von geschultem Personal beobachtet werden muß.

Panel
Narkoseausleitung

Moderator: K. Bonhoeffer

Einleitung

K. Bonhoeffer

Jeder von Ihnen weiß natürlich, daß die Aufwachphase einer Anaesthesie für unsere Patienten wohl eine der gefährlichsten, wenn nicht sogar die gefährliche Phase überhaupt ist. Hier werden, wie jeder bestätigen kann, der Gutachten zu machen hat, die meisten schweren Zwischenfälle beobachtet. Zwischenfälle, die häufig iatrogener Natur sind und vermeidbar gewesen wären, wenn der Anaesthesist die Narkose nur sorgfältig genug ausgeleitet hätte. Das ist der Grund, warum wir uns heute zum wiederholten Male über Probleme der Narkoseausleitung unterhalten wollen.

Ursache für eine Katastrophe in der Ausleitphase ist so gut wie immer ein akuter Sauerstoffmangel von Herz und Gehirn. Um dies zu verhindern, haben wir im Grunde auf gar nichts anderes zu achten als darauf, ob der Patient eine suffiziente Atmung und einen ausreichenden Kreislauf hat. So einfach ist es allerdings nur in der Theorie. Daß es in der Praxis nicht so einfach ist, zeigt der klinische Alltag. Hier haben wir oft genug ganz erhebliche Schwierigkeiten in der Beurteilung der Situation. Über diese Schwierigkeiten wollen wir uns heute sicherlich nicht zum letzten Male unterhalten.

Die drei wichtigsten Fragen, auf die wir in jedem Fall und bei jedem Patienten eine Antwort finden müssen, sind die folgenden:
1. Was ist eine gute Spontanatmung? Wie erreichen wir sie? Wie messen wir sie? Wie können wir sicher sein, daß sie gut bleibt, wenn sie einmal gut war?
2. Was ist ein guter Kreislauf in dieser Situation? Welche Parameter brauchen wir im Einzelfall, um ihn sicher beurteilen zu können? Wo liegen die Grenzen, die uns zum therapeutischen Eingreifen veranlassen?
3. Wann ist ein Patient wach genug, um aus unserer Obhut entlassen werden zu können, und wie erreichen wir, daß er sich in demjenigen Bewußtseinszustand befindet, den wir für wünschenswert halten?

Um über diese Fragen einigermaßen sinnvoll diskutieren zu können, brauchen wir konkrete Anhaltspunkte. Die Referenten des Panels werden versuchen, Ihnen diese als Grundlage für unsere Diskussion zu liefern. Die einzelnen Panelteilnehmer kommen, dem Charakter unseres Berliner Kongresses entsprechend, aus verschiedenen europäischen Ländern. Sie sprechen alle deutsch und verstehen unsere Sprache. Alle Panelisten sind diskussionsfreudig und nicht in allen Punkten einer Meinung. Vieles von dem, was wir besprechen wollen, wird nicht unbedingt neu sein. Ich glaube aber, daß dies nicht ein Schaden ist, wenn wir uns darauf einigen können, was für unsere Patienten in der Aufwachphase sicher ist.

Intravenöse Anaesthetika und Aufwachphase

G. Rolly, P. Bilsback und F. Cockx

Im allgemeinen nimmt man an, daß es während der Aufwachphase nach Anwendung von intravenösen Anaesthetika nur geringe Nebenwirkungen oder Komplikationen gibt. Welche Nebenwirkungen kann man dennoch nach Anwendung von intravenösen Anaesthetika erwarten? Im Vordergrund stehen die respiratorischen Nebenwirkungen (Luftwegsobstruktion, respiratorische Insuffizienz). Erst an zweiter Stelle sollte es cardiovaskuläre Nebenwirkungen geben, wie zum Beispiel Blutdruckinstabilität.

Wenn man in der Praxis die intravenösen Anaesthetika auf eine minimale Schlafeinleitungsdosis beschränkt, so wie es in der modernen klinischen Anaesthesiologie üblich ist, sind die Probleme sehr geringfügig. Wenn man im Gegenteil große Dosen oder lang nachwirkende Pharmaka oder kontinuierliche Infusionen verwendet, können prolongierte Effekte beobachtet werden. Pharmakokinetische Studien über Plasmakonzentrationsabnahme und Geweberteilung sind dafür sehr aufschlußreich. Es ist schon zweckmäßig, eine gute Einsicht in diese Phänomene zu haben. Vom praktischen Gesichtspunkt aus jedoch ist und bleibt die kontinuierliche Beobachtung des Patienten im Aufwachraum die wichtigste und korrekte Maßnahme gegen Nebenwirkungen während der Aufwachphase. Die Überwachung ist so lange fortzusetzen, bis der Plasmaspiegel bis auf sichere Grenzen abgesunken ist.

Die Anwendung von Antagonisten ist bei intravenösen Anaesthetika weder erwünscht noch möglich. Die Rolle des Physostigmins als universalem Antidot wird noch diskutiert (Friedman 1980). Titrierte Dosen von 2 bis 4 mg sollten beim Erwachsenen unproblematisch sein, wenn auch Nebenwirkungen wie Nausea, überflüssige Sekretion, Bauchkrämpfe und Bradykardie die klinische Anwendung zweifelhaft erscheinen lassen.

Tabelle 1

Gruppen	Metabolisation	Verteilung	Accumulation
I Propanidid	+++	+	−
II Etomidate	++	++	+
Methohexital			+
Althesin			+
III Thiopental	+	+++	++
Ketamin			++
Diazepam			+++
Flunitrazepam			+++

Um eine gute Einsicht in die Probleme des Aufwachens nach intravenösen Anaesthetika zu gewinnen, könnte man die Pharmaka artifiziell in drei Gruppen einteilen, je nachdem, ob ihre Aktivitätssenkung vollständig, teilweise, oder überhaupt nicht von der Biotransformation determiniert wird (Rietbrock 1980). Je nachdem wird für das Erwachen die Verteilung ins Gewebe kaum, stark, oder sehr intensiv verantwortlich sein. Auf Tabelle 1 sehen Sie die zu diesen drei Gruppen gehörenden intravenösen Anaesthetika. In der dritten Gruppe sind Akkumulation und Nebenwirkung am wahrscheinlichsten. Die gleichzeitige Anwendung von verschiedenen Pharmaka erhöht das Risiko möglicher Nebenwirkungen.

Wir möchten jetzt die meist gebräuchlichen intravenösen Anaesthetika einzeln besprechen.

1. Thiopental

In einer kleinen Dosis von 3 bis 4 mg pro kg KG angewandt ist Thiopental kurzwirkend und ohne protrahierte Effekte während der Aufwachphase. Wenn es in hoher Dosis oder in fortgesetzten Dosen während der Anaesthesie verwendet wird, beobachtet man eine längere Aktivität. Dieses Phänomen hat man pharmakokinetisch erklären können. Nach Injektion einer Einzeldosis Thiopental ist man den verschiedenen Verteilungsphasen im Organismus nachgegangen (Saidman 1974). In der ersten Phase, die nicht länger als eine Minute dauert, sinkt die Plasmakonzentration als Folge der intensiven Aufnahme in das hochdurchblutete Gewebe sehr rasch ab. Als Folge der hohen Fettlöslichkeit nimmt das Gehirn das Thiopental unmittelbar auf. In der zweiten Phase, die etwa 30 min anhält, sinkt die Plasmakonzentration langsam ab, die Konzentration in gut durchbluteten Geweben wie z.B. im Gehirn verringert sich, während die Muskeln das Thiopental aufnehmen. In der dritten Phase tritt das Thiopental in das Fettgewebe ein. Die kurze Wirkung einer Einzeldosis Thiopental ist auf die Umverteilung vom Gehirn ins Muskelgewebe und anschließend in das Fettgewebe zurückzuführen und nicht etwa primär auf den hepatischen Metabolismus. Der Metabolismus würde jedoch die Herabsetzung der Plasmakonzentration beschleunigen. Nach einer hohen Dosis Thiopental reicht das Umverteilungsphänomen nicht aus, um die Gehirnkonzentration schnell zu senken, wodurch sich die Wirkung verlängert. Thiopental ist stark eiweißgebunden (60–90%), ein konzentrations- wie pH-bedingtes Phänomen (Morgan 1981). Eine akute und intensive Veränderung während der Aufwachphase durch Anwendung von anderen Phamaka könnte die freie Konzentration erhöhen, mit möglicherweise cerebraler Symptomatologie.

Tabelle 2. Eliminations-Halbwertzeit (t 1/2), Verteilungsvolumen (Vd) und Clearance der gebräuchlichen i.V. Anaesthetika

	t 1/2 (h)	Vd (1/kg)	Clearance (ml/min)
Thiopental	6,2	1,6	144
Methohexital	1,6	1,1	825
Ketamine	3,4	3,3	1296
Etomidate	3,5	3,7	879
Flunitrazepam	22	4,1	130
Diazepam	30	1,1	45

2. Methohexital

Das Methohexital in einer Dosis von 1–1,5 mg pro kg KG hat eine kürzere Wirkung als das Thiopental. Auch hier haben wir eine Umverteilung des Methohexitals vom Gehirn in die anderen Gewebe, als Grund für die Beendigung der anaesthetischen Wirkung nach einer Einzeldosis. Doch die hohe hepatische Extraktion und Metabolisation, sowie das geringe Verteilungsvolumen sind hier die Faktoren der ultrakurzen Wirkung (Tabelle 2). Das EEG zeigt jedoch noch 12 h nach einer Injektion von 2 mg/kg KG Methohexital Schlafzeichen (Doenicke 1966), während die Tauglichkeit zum Autofahren – geprüft am Simulator – noch mindestens 8 h ebenso gestört war, wie mit 6 mg/kg Thiopental (Kortilla 1976).

3. Propanidid

Propanidid ist ein gutes Beispiel für eine aus dem Plasma sehr schnell verschwindende Substanz. Hierfür ist der hohe Metabolismus, durch plasmatische und hepatische Pseudocholinesterase verantwortlich. Die hohe Metabolisationsgeschwindigkeit erklärt das Fehlen einer Kumulation und das schnelle Aufwachen – etwa 2 min – nach einer Dosis von 5–6 mg/kg KG. Im EEG sind noch 30 min später Schlafzeichen zu beobachten (Doenicke 1967). Wenn jedoch einmal – was sehr selten vorkommen – der metabolische Abbau versagt, kann eine prolongierte Wirkung beobachtet werden. Bei Propanidid tritt selbst nach kontinuierlicher Applikation keine Akkumulation auf (Dundee 1974).

4. Etomidate

Nach Injektion einer normalen Einschlafdosis Etomidate (0,3 mg/kg KG) ist das Aufwachen schnell und vollständig. Die Plasmakonzentrationsabnahme läßt eine intensive Metabolisation (Esterhydrolyse) durch hepatische Esterasen und eine relativ geringe Umverteilung vermuten. Auch nach intermittierender Anwendung oder kontinuierlicher Infusion (5–10 µg/kg/min) geht das Aufwachen schnell vonstatten, vorausgesetzt daß keine Überdosis injiziert wurde. Eine Vorgabe von Fentanyl allerdings verzögert das Aufwachen bis zu Werten, die nach einer Thiopentalinjektion beobachtet wurden.

5. Benzodiazepine

Nach Injektion von Diazepam (0,3–0,6 mg/kg KG) oder Flunitrazepam (0,03–0,05 mg/kg KG) beobachtet man trotz einer meistens komplikationslosen Aufwachphase eine langwierige depressive Aktivität. Diese prolongierte Wirkung ist auf die sehr lange Halbwertszeit der Hauptsubstanzen zurückzuführen (30 h für das Diazepam und 22 h für das Flunitrazepam) und auf die noch längere Halbwertszeit der Metabolisation (45 h für Desmethyl-Diazepam und 27 h für Desmethyl-Flunitrazepam). Psychomotorische Teste zeigen noch während mindestens 6 h nach 0,15 mg/kg KG und mindestens 10 h nach 0,45 mg/kg KG Diazepam Störungen (Kortilla und Linnoila 1975). Alle Benzodiazepine haben eine große individuelle Streubreite ihrer Halbwertszeit. Für Diazepam beträgt sie 9 bis 53 h, außerdem nimmt der Absolutwert der Halbwertszeit mit höherem Alter zu. Charakteristisch für Benzodiazepine ist auch das Wiederauftreten von Schläfrigkeit verschiedene Stunden nach der Injektion.

Diese Schläfrigkeit wird von einem Wiederanstieg des Plasmaspiegels, vermutlich infolge entero-hepatischer Rezirkulation, verursacht.

Der Metabolismus mancher Benzodiazepine wird durch vorherige, kontinuierliche Medikation anderer Pharmaka, wie z.B. H_2 Blocker (Cimetidine), beeinflußt (Klotz 1980). Diese Benzodiazepine, wie z.B. Diazepam, die durch eine Phase-I-Reaktion (Desmethylierung und Hydroxylierung) in der Leber metabolisiert werden, haben nach Cimetidine-Einnahme einen viel geringeren Abbau. Benzodiazepine, wie Lorazepam z.B., die durch eine Phase-II-Reaktion (Konjugation zu Glucoroniden) in der Leber eliminiert werden, werden hierdurch nicht beeinflußt. Verständlicherweise hat Diazepam bei Patienten mit Cirrhose eine prolongierte Halbwertszeit.

6. Althesin

Nach einer einzelnen Althesin-Injektion von 60–80 γ/kg KG gibt es ein schnelles Aufwachen, das zu gleicher Zeit vom Abbau (Biotransformation durch Hydroxylierung) und von der Umverteilung verursacht wird. Die Halbwertszeit beträgt 34 min. Althesin ist bei equivalenter Dosis nach Hannington und Kiff (1972) etwas kürzer, nach Dundee (1974) etwas länger wirksam als Methohexital. Nach kontinuierlicher Infusion von Althesin trat keine Akkumulation auf. Sobald die Infusion stoppt, wacht der Patient schnell auf.

7. Ketamine

Nach Injektion wird Ketamine (2 mg/kg KG) rasch von den gut durchbluteten Regionen wie z.B. dem Gehirn aufgenommen, so daß die Plasmakonzentration schnell abnimmt. Nachher findet eine träge Diffusion in die geringer durchbluteten Gewebe statt. Später sinkt die Plasmakonzentration durch Metabolisation noch weiter ab. Die Halbwertszeit der Elimination beträgt 43 min. Die Biotransformation geschieht in der Leber; durch Demethylierung bildet sich schnell Metabolit I, der 10mal aktiver ist als Ketamine. Metabolit I wird noch weiter zu Metaboliten III, IV und II biotransformiert. Die Patienten erwachen aus einer Ketaminanaesthesie langsam, bei kleinen Dosen schneller als bei größeren. Das Aufwachen wird bisweilen noch durch unangenehme Träume und Reaktionen gekennzeichnet, die durch vorhergehende Injektionen von Diazepam vermieden werden können.

8. Vergleichende Studien

Wenige Untersuchungen existieren in der Literatur, in denen man verschiedene intravenöse Anaesthetika in äquipotenten Dosen miteinander verglichen hat. Dundee (1974) hat die Aufwachzeit nach Althesin, Thiopental und Methohexital miteinander verglichen. Er hat gezeigt, daß sie bis zum kompletten Aufwachen mit ansteigender Dosis zunimmt und im allgemeinen am kürzesten ist nach Methohexital.

Nebeneffekte wie Nausea und Erbrechen während der Aufwachphase oder auch postoperative Venenkomplikationen sind am häufigsten bei der Verwendung von Propanidid und am seltensten nach Althesin. Nach Diazepam werden Venenkomplikationen in 39% der Fälle beobachtet, nach Flunitrazepam nur in 5%.

Literatur

1. Doenicke A, Kugler J, Laub M (1967) Evaluation of recovery and street fitness by EEG and psychodiagnostic tests after anaesthesia. Can Anaesth Soc J 14:567
2. Dundee JW, Wyant GM (1974) Edinburgh and London, Churchill Livingstone p 300–310
3. Friedman J (1980) Physostigmine: The universal antagonist. In: Aldrete A, Stanley TH (eds) Trends intravenous anesthesia. Year Book Medical Publishers, Chicago, pp 509–519
4. Hannington, Kiff JG (1972) Comparative recovery rates following induction of anaesthesia with althesin and methohexitone in outpatients. Postgrad Med J [Suppl 12] 48:116
5. Klotz U, Reimann I (1980) Influence of Cimetidine on the pharmacokinetics of desmethyldiazepam and oxazepam. Eur J Clin Pharmacol 18:517–520
6. Kortilla K, Linnoila M (1975) Recovery and skills related to driving after intravenous sedation: dose-response relationship with diazepam. Brit J Anaesth 47:457
7. Morgan DJ, Blackman GL, Paull JD, Wolf LJ (1981) Pharmacokinetics and plasma binding of thiopental. I: Studies in Surgical patients. Anaesthesia 54:468–473
8. Rietbrock I, Lazarus G (1980) Current knowledge of pharmacokinetics and biotransformation of intravenous anaesthetics and clinical implications. Acta Anaesth Belg 31:171–184
9. Saidman LJ (1974) Uptake, distribution and elimination of barbiturates. In: Eger: Anesthetic uptake and action. Williams and Wilkins Company, Baltimore pp 264–284

Die Aufwachphase – Inhalationsanaesthesie

W.F. List

Gäbe es ein ideales Inhalationsanaesthetikum, würde dieses aufgrund seiner geringen Löslichkeit in der Aufwachphase nach einer Anaesthesie zu einem sofortigen Wiedererwachen und Erholung führen. Lachgas, mit seiner geringsten Löslichkeit von allen Inhalationsanaesthetika, kommt diesen Vorstellungen am nächsten, ist aber kein ideales Anaesthetikum, da es alleine keine chirurgische Anaesthesie erzielen kann. Mit den derzeit in Gebrauch stehenden Inhalationsanaesthetika ist die postoperative Phase mit der verzögerten Rückkehr der Reflexe, der Spontanatmung und vor allem des Bewußtseins von größter Bedeutung.

Nach langen Anaesthesien (6–7 h) zeigen psychische Funktionen und intellektuelles Verhalten noch Tage später Störungen. Nach zwei Tagen ist das Maximum der Störungen erreicht, nach 8 Tagen sind diese praktisch abgeklungen. Danach, bis zum 30. Tage, sind nur noch Störungen der Stimmung wie Angst, Depression, Ärger, Konfusion, Müdigkeit und Aggressivität regelmäßig gegenüber einer Vergleichsgruppe vermehrt feststellbar (Davison et al. 1975). Bei kurzen Anaesthesien mit Inhalationsanaesthetika (3–4 min) bestehen Störungen über viele Stunden danach. Nach Halothan wurden noch nach fünf Stunden psychomotorische Störungen und Fahruntüchtigkeit festgestellt, diese Zeiten waren bei Ethrane nur gering kürzer (Kortilla 1977).

In diesem Panel sollen jedoch nicht intellektuelle Fähigkeiten und psychologische Effekte nach Anaesthesien besprochen und beurteilt werden, sondern die absolut notwendige Sorge und Verantwortung des Anaesthesiologen für seinen Patienten in der Aufwachphase. Beim Patienten muß die Rückkehr der wesentlichen Atmungs- (Husten, Glottisschluß) und Kreislaufreflexe sowie Ansprechbarkeit gegeben sein, bevor wir ihn gefahrlos aus unserer Obhut entlassen können.

Das Narkoseerwachen ist kein gradueller Vorgang, es läuft eher wellenförmig mit tiefen und oberflächlichen Schlafphasen ab (Lindsley 1961). Obwohl in dieser Zeit eine Ansprechbarkeit und reduzierte intellektuelle Fähigkeit gegeben sind, besteht eine retrograde Amnesie bei der Mehrzahl der Patienten. Die Dauer dieser retrograden Amnesie ist abhängig von der Anaesthesiedauer und kann über mehrere Stunden anhalten.

Wesentliche Faktoren für die Aufwachphase nach Verabreichung von Inhalationsanaesthetika sind:

1. Die Löslichkeit der Anaesthetika:
Folgende Löslichkeitskoeffizienten sind von größter Bedeutung für die Aufwachphase (Eger 1980):
a) der Blut-Gas-Verteilungskoeffizient
b) der Gewebe-Blut-Verteilungskoeffizient.

Prinzipiell ist mit zunehmender Löslichkeit auch eine zunehmende Dauer der Aufwachphase gegeben. Lachgas hat die geringste Löslichkeit, Äther, Trilen und Methoxyflurane die größte. Die, für jedes Inhalationsanaesthetikum charakteristische Emilinationskurve zeigt uns den Konzentrationsabfall in der Zeit an. Es werden drei Teile dieser Kurve entsprechend den verschiedenen Steilheiten des Konzentrationsabfalles unterschieden. Sie entsprechen den drei Kompartimenten, die aufgrund ihrer Durchblutung unterschieden werden können (Torri 1972). Der zeitlich kürzeste und steilste Teil der Kurve entspricht den gut durchbluteten Organen Hirn, Herz, Leber, Niere und Lunge; der weniger steil abfallende Teil der Skelettmuskulatur. Der flache, längste Teil entspricht den schlecht durchbluteten Fettgeweben. Entsprechend der Durchblutung dauert auch die Auswaschung der Anaesthetika aus diesem Kompartiment am längsten.

2. Dauer der Anaesthesie:
Je länger eine Inhalationsnarkose dauert, um so länger ist die Aufwachphase. Mit zunehmender Dauer und gegebener Löslichkeit nimmt die Menge der in den Geweben gelösten Inhalationsanaesthetika zu. Hier ist vor allem der Gewebe-Blut-Löslichkeits- und Verteilungskoeffizient von größter Bedeutung.

Die Aufwachphase beeinflussende Faktoren von Seiten der Patienten:

3. Herzminutenvolumen:
Eine Kreislaufverschlechterung mit Abnahme des Herzminutenvolumens führt zu einer Verzögerung der Aufwachphase. Ebenso können auch Shunts in der Lunge durch Verminderung der Anaesthetikaabgabe von Blut in Alveolen die Aufwachphase verzögern. Ein normales oder erhöhtes Herzminutenvolumen ohne Shunts kann zu einer Beschleunigung des Erwachens durch raschen Rücktransport des in dem Gewebe gelösten Anaesthetikums führen.

4. Atmung:
Bei unbehinderter Atmung wird es von dem Blut-Gas-Verteilungskoeffizienten abhängen, wie lange die Aufwachphase dauert. Bei Einschränkung der Atmung kommt es durch die geringere Abatmung des Inhalationsanaesthetikums zu einer Verzögerung der Aufwachphase. Eine Erhöhung des AMV führt zu einer optimalen Ausnützung des Gewebe-Blut-Verteilungskoeffizienten, einem hohen Konzentrationsgradienten und damit zu einer Beschleunigung des Erwachens.

5. Abgabe der Anaesthetika durch die Haut:
Ist für die Aufwachphase nur von geringer Bedeutung (Stoelting und Eger 1969). Die Hautabgabe ist größer bei großer Körperoberfläche, langer Anaesthesiedauer und normaler oder erhöhter Temperatur. Die Oberflächenabgabe ist deutlich stärker bei Lachgas und Äther, von geringer Bedeutung bei Halothan (N_2O 3,6 ml/m^2/min, Halothan 0,0076 ml/m^2/min).

6. Temperaturabfall:
Bei Wärmeverlusten, z.B. bei langen Operationen oder bei solchen im Bauch- und Thoraxraum, wird einerseits durch eine Verschlechterung der regionalen Zirkulation, andererseits durch Veränderung der Löslichkeit (die Koeffizienten sind temperaturabhängig), die Aufwachzeit verlängert.

Andere Faktoren, die ebenfalls eine Rolle spielen können, sind:

7. Gummilöslichkeit der Anaesthetika (Eger und Brandstater 1963):
Für Methoxyflurane (630) und Trilen (830) besteht ein außerordentlich hoher Gummi-Gas-

Löslichkeitskoeffizient, für Halothan ist er relativ gering (120). In der Aufwachphase kann durch in Gummi gelöstes Inhalationsanaesthetikum (Methoxyflurane) eine wesentliche Verzögerung der Aufwachphase eintreten. Die Auswaschung der in Gummi gelösten Anaesthetika wird durch einen höheren Frischgasflow beschleunigt.

Prinzipiell verläuft die *Aufwachphase ähnlich der Einleitungsphase* mit folgenden Ausnahmen:

a) ein Zweitgaseffekt, der bei der Einleitung wirksam ist, ist in der Aufwachphase nicht möglich. Unter einem Zweitgaseffekt wird ein Vorgang verstanden, bei dem ein großes Volumen eines Gases (z.B. N_2O) ein geringes Volumen eines zweiten Gases (z.B. Halothan) in seiner Aufnahme beschleunigt.

b) Der Konzentrationseffekt bewirkt, daß bei der Einleitung aus einem praktisch unerschöpflichen Reservoir entnommen werden kann und auch mit einer höheren als angestrebten Anaesthesiekonzentration ein bestimmtes Anaesthesiestadium schneller erreicht werden kann. Auch das ist bei der Ausleitung nicht möglich.

Für die Aufwachphase spielt der Abbau des Blutspiegels der Inhalationsanaesthetika eine entscheidende Rolle. Stoelting und Eger (Anaesthesiology 1970) haben Blutspiegel aufwachender Patienten gemessen und dafür ein Maß, nämlich den ‚MAC awake‘ geschaffen. Unter ‚MAC awake‘ wird jene Anaesthesiekonzentration verstanden, bei der die Hälfte der Patienten auf einfache Kommandos (z.B. Augen auf!) reagieren. Er liegt bei den gebräuchlichen Anaesthetika bei etwa 50% des normalen Anaesthesie-MAC. Für die Sicherheit der Patienten in der Aufwachphase und für ihre Entlassung aus unserer Obhut ist jedenfalls ein Blutspiegel unter dem ‚MAC awake‘ erforderlich. Die Werte können hier von Patient zu Patient stark unterschiedlich sein.

Folgende *Erkrankungen* sind für die Aufwachphase nach Inhalationsanaesthetikagabe von Bedeutung und können zu einer Verlängerung derselben führen:

Lungenentzündung oder Atelektasen infolge von A-V-Kurzschlüssen in der Lunge, Schock oder niederes Herzminutenvolumen, Shunts, Operationen in Hypothermie, Fettsucht vor allem bei langen Operationen und Lebererkrankungen. Bei verzögerter Aufwachphase nach Inhalationsanaesthetika muß, wenn Morphinderivate und Muskelrelaxantien als Ursache ausgeschlossen werden können, auch an Hypoxie und Hirnödem gedacht werden.

Muskelzittern in der Aufwachphase wurde bei mindestens 25% der Patienten nach Halothanverabreichung festgestellt (Moire und Dolve 1963). Es wurde eine signifikante Korrelation zwischen dem Auftreten von Muskelzittern und einem rektalen Temperaturabfall (Mittel 0,5°) festgestellt.

Kopfschmerzen nach Halothangabe, die 2–8 h anhalten können, wurden mit großer Häufigkeit in der Aufwachphase festgestellt. Am häufigsten war es bei spontan atmenden Patienten mit 60%, am seltensten in der Kontrollgruppe, die ohne Halothan behandelt und beatmet wurde (12%). Halothan und ein erhöhter pCO_2 bedingten Hirndrucksymptome, was bei diesen Patienten eine Rolle gespielt haben dürfte (Tyrrel et al. 1968).

Eine *Beschleunigung des Aufwachens* bewirkt Schmerzstimulation, Kältezittern, Delirium und einen pCO_2-Anstieg. Medikamentös kann dies durch Prostigmin und Naloxan erreicht werden.

Folgende Maßnahmen dienen der Beschleunigung der Aufwachphase nach Inhalationsanaesthetika:

1. Wechsel der Gummischläuche nach mehr als 20 min Narkose (Vollsättigung des Gummis)

z.B. bei Methoxyflurane, wie dies beim Auftreten von maligner Hyperthermie bei allen Inhalationsanaesthetika Pflicht ist.

2. Möglichst hohe Frischgasmengen, um einen hohen Anaesthetikagradienten Blut-Gas zu bekommen und damit eine Auswaschung der Gummischläuche und keine Rückatmung erfolgt. Wegen des Kältezitterns und der Diffusionshypoxie (Fink 1955) sollte zumindest in den ersten 5–10 min der Aufwachphase reiner Sauerstoff gegeben werden.

3. Möglichst lange kontrolliert oder assistiert beatmen, um mit hohen Atemvolumina die Auswaschung zu fördern.

4. 5–10 min vor dem geplanten Narkoseende bei beatmeten Patienten pCO$_2$ auf Normalwert ansteigen lassen (etwa 4 Atemzüge/min).

5. Normalisierung der Temperatur, falls lange Operation oder Höhlenoperation durchgeführt wurde. Bei Säuglingen und Kindern ist die dauernde Temperaturkontrolle und Wiedererwärmung Pflicht.

6. Verbesserung des Herzminutenvolumens evtl. mit Infusionen und Transfusionen, weil dadurch eine Verbesserung der Durchblutung und vorhandene Gewebeblutgradienten ausgenützt werden.

Literatur

Davison LA, Steinhelber JC, Eger EI, Stevens WC (1975) Anesthesiology 43:313–324

Eger EI (1980) Anesthetic uptake and action. Williams and Wilkins Verlag, Baltimore London

Eger EI, Brandstater (1963) Solubility of methoxyflurane in rubber. Anesthesiology 24:679

Fink BR (1955) Difusionphypoxia. Anesthesiology 16:511

Kortilla K, Tamisto T, Ertama P, Pfäffli P, Blomgreen E, Häbinen S (1977) Recovery psychomotor skills and stimulated driving after brief inhalational anesthesia with halothane or enflurane combined with nitrous oxide and oxygen. Anesthesiology 46:30–27

Lindsley OR, Hobika JH, Etsten BE (1961) Operant behavior during anesthesia recovery: A continuous and objective method. Anesthesiology 22:937–946

Moire DD, Doyle PM (1963) Halothane and postoperative shivering. Anesth Analg 42:423–428

Stoelting RK, Eger EI (1969b) Percutaneous loss of nitrous oxide, cyclopropane, ether and halothane in man. Anesthesiology 30:278

Stoelting RK, Longnecker DE, Eger EI (1970) Minimum alveolar concentration in man on awakening from methoxyflurane, halothane, ether and fluorexene anesthesia. Anesthesiology 33:5–9

Torri G, Damia G, Fabiani ML, Frova G (1972) Uptake and elimination of enflurane in man. A comparative study between enflurane and halothane. Brit J Anaesth 44:789

Tyrrel M, Feldmann SA (1968) Headache following halothane anaesthesia. Br J Anaesth 40:99–102

Probleme bei der Beendigung von Opiatanaesthesien

H. Schaer

Dem Problem der postoperativen Atemdepression nach Opiaten, im speziellen nach Fentanyl, wird in letzter Zeit große Aufmerksamkeit geschenkt. Mit der immer häufigeren Verwendung von Fentanyl zur Anaesthesie ist anzunehmen, daß auch die Zwischenfälle zunehmen. Ob eine darüber hinausgehende Zunahme von postoperativen Komplikationen zu verzeichnen ist, entzieht sich meiner Kenntnis. Aus naheliegenden Gründen werden ja solche Fälle in der Regel nicht publiziert.

Nachdem die Neuroleptanaesthesie (NLA) in Europa bereits mehr als zehn Jahre zur klinischen Routine gehört hatte, haben im Jahre 1974 Cascorbi und Gravenstein [3] in einem Editorial in Anaesthesiology den Begriff des „Silent Death" geprägt. Dieser sogenannte stille Tod kommt durch eine postoperativ unbemerkt aufgetretene Atemdepression zustande.

Während Einigkeit besteht, daß Patienten in mit Opiaten geführten Anaesthesien *intraoperativ zu beatmen sind*, so bestehen bezüglich des *postoperativen Managements* recht divergierende Meinungen. Eine biphasische Atemdepression nach Fentanyl ist 1976 von Becker und Mitarb. [1] beschrieben worden. Diese Autoren stellten postoperativ eine sekundäre Abflachung der CO_2-Ventilationskurve fest und haben bereits zwei hypothetische Ursachen erwähnt, die auch im Rahmen dieses Gesprächs diskutiert werden sollten. Bei dieser Gelegenheit verdient erwähnt zu werden, daß Kamp und Mitarb. [7] an diesem Kongreß über Ergebnisse zur Bestätigung der Befunde von Becker et al. berichtet haben. Sie haben allgemein postoperativ eine abgeflachte CO_2-Ventilationskurve gefunden und in einzelnen Fällen einen angedeuteten zweiphasigen Verlauf. In den Mittelwerten ist jedoch keine sekundäre Abflachung zum Ausdruck gekommen.

Zur Erklärung der postoperativen opiatbedingten Atemdepression bestehen zwei Hypothesen:

1. Als Ausdruck der Pharmakokinetik von Fentanyl kommt es zu einem Wiederanstieg der Plasmafentanylkonzentration. Dies ist in erster Linie durch eine sog. gastro-enterosystemische Rezirkulation (GESR) bedingt.

2. Als Folge einer Interaktion mit dem postoperativ auftretenden Schlaf kann eine residuelle Atemdepression wieder klinisch relevant werden, ohne daß ein Anstieg der Plasmafentanylkonzentration vorliegen muß.

Im folgenden wird der Begriff des *Fentanyl-Rebounds* generell zur Bezeichnung des Wiederauftretens der Atemdepression verwendet, ohne daß damit ein Wirkungsmechanismus impliziert werden soll. Mit der pharmakokinetischen Hypothese haben sich besonders Stoeckel et al. [13] in Bonn befaßt, aus dessen Publikationen denn auch die folgenden zwei Abbildungen entnommen sind. Demnach kommt es nach Fentanyl nach einem initialen Abfall der Plasmakonzentration zu einem sekundären Wiederanstieg (Abb. 1). Dies wird

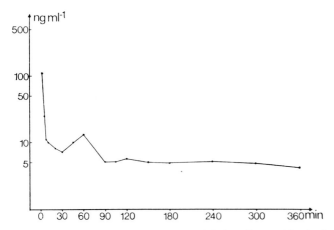

Abb. 1. Serum-Fentanylkonzentration nach 1,6 mg Fentanyl i.v. in einem Patienten. Aus Stoeckel et al.
[13]

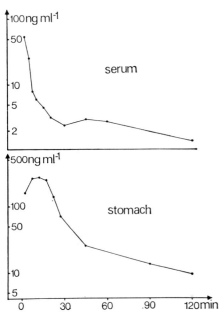

Abb. 2. Fentanylkonzentrationen in Serum und Magensaft nach 0,5 mg Fentanyl i.v. in einem Patienten.
Aus Stoeckel et al. [13]

durch eine Sekretion von Fentanyl in den Magen mit anschließender Resorption erklärt
(Abb. 2). Ob dies zur klinischen Atemdepression ausreicht, ist allerdings nicht unbestritten
[9]. Wie Abb. 3 zeigt, kann nach Verabreichung von Fentanyl über eine Magensonde mit
einer fast vollständigen Resorption gerechnet werden. Ein großer Teil des resorbierten
Fentanyls wird bei der zwangsläufigen Leberpassage jedoch metabolisiert. Bei der Auswertung von Plasmafentanylkonzentrationsverlaufskurven und deren Angabe als Mittelwerte lassen sich keine sekundären Anstiege der Plasmakonzentration erkennen. Dies aller-

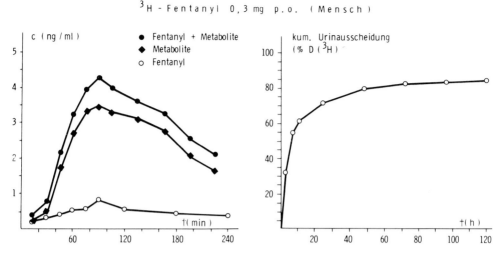

Abb. 3. Plasmakonzentration von Fentanyl und Metaboliten sowie kumulative Urinausscheidung. Nach Lehmann et al. [9]

dings sollte nicht überraschen und darf nicht als Argument gegen die GESR-Theorie ausgelegt werden; denn wenn sich individuelle Anstiege der Plasmakonzentration zu einem jeweils leicht verschiedenen Zeitpunkt ereignen, so ist mit einer Mittelwertskurve ohne Anstiege, jedoch mit einer großen Streuung zu rechnen. Überdies sind Fälle mit ausgeprägtem klinischen Fentanyl-Rebound selten. Was für Faktoren den Fentanylplasmaanstieg im einzelnen beeinflussen und was für Konzentrationen möglicherweise beim Zusammentreffen mehrerer solcher Faktoren auftreten können, ist nicht bekannt.

Nicht weniger attraktiv ist jedoch die zweite Hypothese. Die Ausleitungsphase einer Anaesthesie mit Extubation und Umlagerung des Patienten ins Bett stellt eine Phase erhöhter Reize dar. Oft schlafen die Patienten danach wieder ein. Daß die atemdepressive Wirkung von Opiaten jedoch wesentlich vom Vigilitätszustand abhängt, ist längst bekannt, jedoch leider fast vergessen worden. Schon im natürlichen Schlaf kommt es zu erhöhten pCO_2-Werten, wie dies vor mehr als 20 Jahren Robin et al. [11] gezeigt haben. Forrest und Bellville [5] konnten zeigen, daß nach Morphin eine Abflachung der CO_2-Ventilationskurve in dem Moment auftritt, wo die Patienten einschlafen. Dunbar et al. [4] haben CO_2-Ventilationskurven nach Fentanyl bestimmt und bei wachen Patienten eine Verschiebung nach rechts, bei schlafenden eine zusätzliche Abflachung gefunden. Es besteht somit ein qualitativer Unterschied in der atemdepressiven Wirkung von Fentanyl, je nachdem, ob die Patienten schlafen oder wach sind.

Unter den Bedingungen einer Anaesthesie mit Rohypnol und Fentanyl, wie wir sie seit etwa fünf Jahren regelmäßig durchführen, haben wir das Problem der postoperativen Atemdepression unter möglichst kliniknahen Bedingungen überprüft [12]. Es besteht die Absicht, die postoperative Atemdepression an zwei Patientenkollektiven zu vergleichen: einer wachen sowie einer bewußtlosen Patientengruppe. Eine Bewußtlosigkeit ist durch fortgesetztes Einatmen von Lachgas herbeigeführt worden.

Bei acht Patienten sind nach einer Anaesthesie mit Rohypnol und Fentanyl (Abb. 4) die Blutgase postoperativ gemessen worden. Die Fentanylmenge darf wohl als relativ gering bezeichnet werden und das letzte Fentanyl von 0,05 oder 0,1 mg wurde durchschnittlich

I   Situation wach

Prämedikation und Narkose-Einleitung je	0,5 mg Rohypnol
Narkosedauer	125 ± 30 min
Fentanyl	0,66 ± 0,05 mg
	0,80 ± 0,16 µg/kg/10 min
Letztes Fentanyl vor Extubation	40 ± 11 min

nach Extubation (nach letztem Fentanyl) min		pCO_2 mm Hg	pO_2 [*] mm Hg
10	(50)	38,1 ± 2,5	142 ± 16
30	(70)	40,7 ± 2,0	151 ± 11
60	(100)	40,2 ± 2,2	151 ± 10

[*] 21 O_2 durch Nasenkatheter

Abb. 4. Situation I, wache Patienten nach einer Anaesthesie mit Flunitrazepam (Rohypnol) und Fentanyl. Postoperative arterielle Blutgaswerte

40 min vor der Extubation verabreicht. Die Blutgase zeigen, was jedermann erwarten würde: Normalwerte, und somit keine klinischen Zeichen einer Atemdepression. Die Meßperiode umfaßte den Zeitraum von 50–100 min nach der letzten Fentanylgabe. In einer anderen Gruppe von ebenfalls wachen Patienten wurde unmittelbar nach der Extubation 0,05 mg Naloxon i.v. verabreicht. Dies hatte keinen Einfluß auf die postoperativen Blutgaswerte.

Eine andere Gruppe von Patienten (Abb. 5) hat man postoperativ nicht erwachen lassen, sondern durch fortgesetzte Einatmung von 70% N_2O in O_2 in einer oberflächlichen Bewußtlosigkeit gehalten. Durchschnittlich 86 min nach der letzten Fentanylverabreichung, also innerhalb der Beobachtungsperiode der vorher anhand von Blutgasanalysen beurteilten wachen Patienten, sind dann 0,05 mg Naloxon i.v. verabreicht worden. Vor Naloxon betrug das Atemminutenvolumen 71% des Sollwertes und die Atemfrequenz 18/min. 5 min nach

II   Situation "N_2O/O_2 Bewusstlosigkeit"

Prämedikation und Narkose-Einleitung je	0,5 mg Rohypnol
Narkosedauer	160 ± 58 min
Fentanyl	0,36 ± 0,12 mg
	0,35 ± 0,15 µg/kg/10 min
Letztes Fentanyl vor Naloxon	86 ± 27 min

Atemminutenvolumen (AMV)	71 ± 13 % Sollwert
Zunahme des AMV 5 min nach 0,05 mg Naloxon	33 ± 6 %

Abb. 5. Situation II, „N_2O/O_2 Bewußtlosigkeit" nach einer Anaesthesie mit Flunitrazepam und Fentanyl. Postoperatives Atemminutenvolumen und Effekt von Naloxon

Naloxon war das Atemminutenvolumen um 33% angestiegen und betrug dann approximativ den Sollwert. Die Zahl der Atemzüge nahm um 3/min auf 21 zu. Diese Beobachtungen lassen sich wie folgt zusammenfassen: Zu einem identischen Zeitpunkt nach Fentanyl zeigen
– wache Patienten normale Blutgase und keinen Effekt von Naloxon;
– bewußtlose Patienten ein um 1/4 herabgesetztes Atemminutenvolumen und einen deutlichen Effekt von Naloxon.

Durch verschiedene Kontrollserien mit Inhalationsanaesthetika, die hier im einzelnen nicht gezeigt werden können, glauben wir schlüssig nachgewiesen zu haben, daß dieser Effekt durch Fentanyl und nicht durch Lachgas hervorgerufen wird [12].

Es kann daraus geschlossen werden, daß die Empfindlichkeit des medullären Atemzentrums gegenüber depressiven Effekten durch die Aktivität höherer Zentren moduliert wird. Freye und Hartung [6] haben dieses Konzept erst neulich bestätigt. Sie hatten Fentanyl bei Hunden in den 4. Ventrikel injiziert und wohl bei anaesthesierten, nicht aber bei wachen Versuchstieren eine Atemdepression festgestellt.

Ich glaube ausreichend gezeigt zu haben, daß Patienten nach Opiatnarkosen durch einen Fentanyl-Rebound gefährdet sein können. Bei der Wertung der beiden Hypothesen ist zu sagen, daß die Vigilanz-Theorie jederzeit experimentell reproduziert werden kann, und daß die residuelle Atemdepression in jedem Fall zu einer gewissen Gefährdung führt. Vor allem Patienten ohne postoperative Schmerzen stellen eine Gruppe mit erhöhtem Risiko dar. Auf der anderen Seite kann eine GESR in einzelnen Fällen durchaus ein entscheidender Faktor sein. Wahrscheinlich ist bei den postoperativen Zwischenfällen eine Kombination beider Faktoren im Spiel. Was ist dagegen zu tun? Wie Lauven et al. [8] erst neulich beschrieben haben, kann die GESR durch Verabreichung von Cimetidin blockiert werden. Ob dies eine klinisch praktikable Methode darstellt, kann derzeit kaum entschieden werden. Nicht gelöst wird dadurch der Rebound als Folge der Interaktion mit dem Schlaf.

In Naloxon steht uns ein potenter Morphin-Antagonist ohne eigene Wirkung zur Verfügung. Es lassen sich zwei grundsätzliche Anwendungsmöglichkeiten unterscheiden:

Therapeutische Anwendung zum Aufwecken des Patienten. Dabei ist das Titrationsprinzip anzuwenden, da eine unnötig hohe Dosis von Naloxon strikt vermieden werden muß. Es kommt sonst zu heftigen sympathomimetischen Reaktionen mit starken Puls- und Blutdruckanstiegen. Bei richtiger Naloxonmenge wird die Atemdepression völlig antagonisiert, währenddem eine analgetische Restwirkung erhalten bleibt. Da bei i.v. Applikation die Naloxonwirkung nach 3 min voll zum Tragen kommt, können fraktionierte kleine Dosen von 0,05 mg alle 3 min verabreicht werden.

Prophylaktische Anwendung. Auch wenn die Patienten nach dem Abfluten des Lachgases erwachen, sei zum Schutz vor einem Rebound die prophylaktische Gabe einer geringen Menge von Naloxon, z.B. von 0,05 mg i.v., empfohlen. Dies vor allem dann, wenn Fentanyl mit Benzodiazepinen kombiniert wird, was unserer Erfahrung nach das postoperative Einschlafen eher begünstigt als bei Verwendung von Dehydrobenzperidol.

Aufgrund von Angaben von Patschke [10] läßt sich die zur Antagonisierung erforderliche Menge von Naloxon überschlagsmäßig einfach berechnen:

$$\frac{\text{Fentanylmenge (mg) pro h}}{4} = \text{Naloxonmenge (mg)}$$

Naloxon sollte langsam injiziert werden, da bei schneller Injektion häufig Erbrechen ausgelöst wird. Um jedoch nicht mit Naloxon neue Risiken zu provozieren, muß man der Kine-

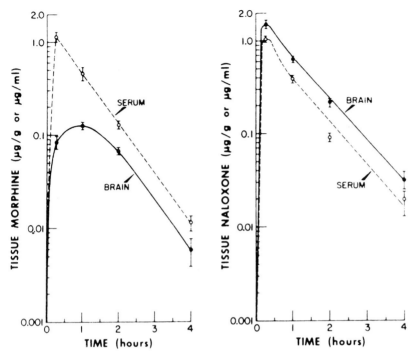

Abb. 6. Vergleichende Hirn- und Serumkonzentrationen von Naloxon und Morphin in Ratten nach je 5 mg/kg s.c. Nach Berkowitz et al. [2]

tik von Naloxon gemäß dosieren. Naloxon besitzt eine kurze Halbwertszeit und die Plasmakonzentration fällt innerhalb von 10 min auf die Hälfte ab. Wenn Naloxon im konkreten Fall weniger lang wirkt als Fentanyl, kann eine weitere Art eines Fentanyl-Rebounds auftreten. Die Abb. 6 ist einer Arbeit von Berkowitz et al. [2] entnommen und zeigt vergleichend das Verhalten der Konzentrationen von Naloxon und Morphin im Serum und im Hirngewebe. Naloxon zeichnet sich durch eine schnelle Penetration ins ZNS sowie durch einen schnellen Konzentrationsabfall aus. Nach einer anfänglich kompletten Antagonisierung würde im Falle von Morphin nach relativ kurzer Zeit die Morphinwirkung überwiegen. Insbesondere bei der Antagonisierung von höheren Opiatdosen sowie von lang wirkenden Opiaten ist durch entsprechende Überwachung des Patienten und durch ev. Nachinjektionen von Naloxon diesen Verhältnissen Rechnung zu tragen. Im Fall der Verwendung von sehr hohen Opiatdosen wäre wahrscheinlich einer verlängerten Nachbeatmung gegenüber einer Antagonisierung der Vorzug zu geben.

Zusammenfassend läßt sich sagen, daß die Ursachen des Fentanyl-Rebounds erkannt sind und daß im Morphin-Antagonisten Naloxon ein Pharmakon zur Verfügung steht, diesen zu beherrschen. Eine gute postoperative Überwachung in einer Aufwachstation läßt sich jedoch durch kein Medikament ersetzen und muß kompromißlos verlangt werden.

Literatur

1. Becker LD, Paulson BA, Miller RD, Severinghaus JW, Eger EI (1976) Biphasic respiratory depression after fentanyl-droperidol or fentanyl alone used to supplement nitrous oxide anesthesia. Anesthesiology 44:291–296
2. Berkowitz BA, Ngai SH, Hempstead J, Spector S (1975) Disposition of naloxone: use of a new radioimmunoassay. J Pharmacol Exp Ther 195:499–504
3. Cascorbi HF, Gravenstein JS (1974) Silent death. Anesthesiology 40:319–320
4. Dunbar BS, Ovassapian A, Dripps RD, Smith TC (1967) Brit J Anaesth 39:861–866
5. Forrest WH, Bellville JW (1964) The effect of sleep plus morphine on the respiratory response to carbon dioxide. Anesthesiology 25:137–141
6. Freye E, Hartung E (1981) Fentanyl in the fourth cerebral ventricle causes respiratory depression in the anesthetized but not in the awake dog. Acta anaesth scand 25:171–173
7. Kamp HD, Stallenberger R, Koch W, Winkelmair K Die postoperative Einschränkung der CO_2-Antwort nach Neuroleptanästhesie. Vortrag am Zentraleuropäischen Anaesthesiekongreß ZAK 81 in Berlin, G 4.12, S 153 der Zusammenfassungen
8. Lauven PM, Stoeckel H, Schüttler J, Schwilden H (1981) Verhinderung des Fentanyl-Rebound-Phänomens durch Cimetidin-Medikation. Anaesthesist 30:467–471
9. Lehmann KA, Freier J, Daub D Fentanyl-Pharmakokinetic und postoperative Atemdepression. D 82 (Diss TH Aachen)
10. Patschke D (1978) Naloxon (Eine klinische Untersuchung zur Frage der Dosierung). Prakt Anästh 13:127–134
11. Robin ED, Whaley RD, Crump ChH, Travis DM (1958) Alveolar gas tensions, pulmonary ventilation and blood pH during physiologic sleep in normal subjects. J Clin Invest 37:981–989
12. Schaer H, Baasch K, Reist F (1978) Die Atemdepression nach Fentanyl und ihre Antagonisierung mit Naloxone. Anaesthesist 27:259–266
13. Stoeckel H, Hengstmann JH, Schüttler J (1979) Pharmacokinetics of fentanyl as a possible explanation for recurrence of respiratory depression. Br J Anaesth 51:741–745

Muskelrelaxantien und die Aufwachphase der Anaesthesie

T. Tammisto und M. Salmenperä

Wenn man älter wird, verfällt man — neben anderen irreversiblen Veränderungen — auch der Faulheit. Sogar in dem Maße, daß man dieselbe Geschichte nicht gerne zweimal schreibt. Beim Durchlesen meiner Zusammenfassung stellte ich leider fest, daß darin eigentlich alles gesagt ist, was ich zu sagen habe und daß ich keine Lust verspürte, es in längerem Format zu wiederholen.

Anstelle dessen versuche ich lieber, so gut es geht, die in der Zusammenfassung vorgeführten Feststellungen und Behauptungen mit Hilfe von Originalarbeiten zu untermauern.

Die erste Behauptung: „Die Rezidualwirkungen der Muskelrelaxantien führen seltener zu einer akuten unmittelbaren Ateminsuffizienz als zu einer protrahierten Rekonvaleszenz durch Ansammlung von Sekreten, durch Aspiration und durch vermehrte Neigung zur Atelektasenbildung." Diese würde ich fast als axiomatisch betrachten. Denn auch wenn man die Ergebnisse des klassischen Rapports von Beecher und Todd aus dem Jahre 1954 schon längst widerlegt hat, weisen sie doch darauf hin, daß eine unsachgemäße Handhabung der Relaxantien gefährlich sein kann. Diese Gefahren wurden auch 1974 von Cascorbi und Gravenstein in dem Leitartikel von Anesthesiology mit der Überschrift „Silent Death" betont. Einer der Hauptgründe dafür, daß die leichteren bis mäßigen Rezidualwirkungen oft undiagnostiziert bleiben, ist wohl die bekannte Tatsache, daß ein ausreichender Gasaustausch im Ruhezustand ohne Atemweghindernisse trotz einem beträchtlichen Relaxierungsgrad gewährleistet werden kann. Hierzu kann die Abnahme der Atemtiefe durch erhöhte Frequenz weitgehend kompensiert werden. Dies führt leicht dazu, daß die unmittelbar postoperative Atemfunktion scheinbar ausreichend ist. Sie besitzt aber nicht unbedingt genügend Reserven, um die Entwicklung respiratorischer Komplikationen zu verhindern.

Die zweite Behauptung: „Da das Ausmaß der Rezidualwirkungen gewöhnlich mit der Plasmakonzentration der Relaxantien korreliert, soll die verwendete Gesamtdosis der Relaxantien möglichst klein gehalten werden." Zur Unterstützung dieser Behauptung möchte ich erst einige Resultate aus der Arbeit von Matteo, Spector und Horowitz (1974) anführen. Nach Verabreichung von 0,3 oder 0,6 mg/kg d-Tubocurarin während der sogenannten balancierten oder mit Halothan supplementierten $N_2O + O_2$-Narkose fanden sie eine signifikante Korrelation zwischen der Herabsetzung der Twitch Tension und der Konzentration von dTC im Serum. Der Twitch wurde meßbar bei einer Konzentration von etwa 0,7 μg/ml und erreichte 100% bei einer Konzentration von etwa 0,2 μg/ml dTC. In diesem Zusammenhang sei betont, daß diese Resultate die wohl noch heute einigermaßen verbreitete Annahme, die Erholung der Muskelkraft nach einmaliger Bolusverabreichung sei besser als nach wiederholter Gabe von kleineren Dosen, nicht unterstützen. Auch unsere Resultate (1975) sprechen eher zu Gunsten einer titrierten Verabreichung, um die Gesamtdosis möglichst klein zu halten. Während einer sogenannten balancierten Anaesthesie wurde zunächst eine 90—95%ige Herabsetzung der Twitch mit ca. 25 mg dTC hervorgerufen. Danach wurde ein 90%iger Block aufrechterhalten, indem dTC in 5-mg-Repetitionsdosen gegeben wurde oder der Block wurde durch Bolusdosen von 10, 15 oder 20 mg dTC verlängert. Zum Schluß wurde der Block mit 3×1 mg Neostigmin in 5-min-Abständen aufgehoben. Bei der Erholung beläuft sich die TOF-Ratio 5 min nach der dritten Neostigmindose auf 66%, wenn nur etwa 25 mg dTC verwendet worden war. Nach etwa 45 mg dTC dagegen beträgt die TOF-Ratio 52 bzw. 54%. Die Erholung scheint ähnlich nach wiederholter und nach Bolusgabe zu sein. Die Ergebnisse ergeben eine signifikante Korrelation zwischen der Abschwellung im TOF — also den Residualwirkungen — und der verabreichten Gesamtdosis von dTC. Diese Befunde sind später auch von Ham und Mitarb. (1979) bestätigt worden und scheinen nach Shanks und Mitarb. (1979) auch bei der Anwendung von Pancuronium zu gelten.

Die nächste Feststellung in meiner Zusammenfassung gibt deswegen einige Richtlinien für die Kleinhaltung der Gesamtdosis: „Dies setzt eine ausreichende Anaesthesietiefe und eine titrierte, der jeweiligen operativen Situation angepaßte Verabreichung der Relaxantien voraus. Die Anwendung von einem Nervenstimulator ist dabei von großem Wert, wenn nicht obligatorisch." Wichtig ist eine ausreichende Anaesthesietiefe. Bei einem Versuch in unserer Klinik reagierten von den Patienten, die nach einer i.v. Einleitung beim Abklingen des Succinylcholinblocks unter $N_2O + O_2$ den Endotrachealtubus nicht tolerierten, etwa ein Drittel, bevor die Twitch Tension sich überhaupt erholt hatte. 70% fingen an zu reagieren, bevor die Twitch Tension sich über 25% erholt hatte. Diese Resultate können auch dahin interpretiert werden, daß, wenn die Narkose gerade leicht genug ist, um das Reagieren aller Patienten gegen den Tubus zu erlauben, bei einem 90%igen Block immer noch 50% der Patienten reagieren würden. Das wiederum bedeutet, daß ein ruhiges Operationsfeld unter sehr oberflächlicher Narkose gewöhnlich eine Überdosierung der Relaxantien erfordert. Oder anders ausgedrückt, motorische Abwehrreaktionen sollte man nicht nur mit Relaxantien behandeln.

Bei der klinischen Anwendung eines Nervenstimulators wird die Tiefe des Blocks durch die Twitch-Anzahl beurteilt. Zwischen 75%- und 100%-Block verschwinden allmählich die T_4-, T_3- und T_2-Twitches. In diesem Bereich ist gewöhnlich eine gute Erschlaffung und ausreichende Antagonisierung (TOF-Ratio $> 70\%$) zu erwarten. Wir wenden seit etwa zehn Jahren den Nervenstimulator routinemäßig nach diesen Richtlinien an. Für diese Diskussion hat einer von meinen Mitarbeitern, Dr. Wirtavuori, die TOF-Ratio mit Hilfe von Elektromyogrammen im Aufwachraum bei 25 wahllos ausgesuchten Patienten unseres Krankengutes gemessen.

Bei den Patienten, die von Fachärzten betreut worden waren, wurde unmittelbar nach Verlegung in den Aufwachraum bei einem Drittel ungenügende Antagonisierung (TOF-Ratio $< 70\%$) gemessen, während die Assistenzärzte zwei Drittel ungenügend antagonisiert hatten. Nach einer Stunde war immer noch ein Fünftel dieser Patienten ungenügend antagonisiert. 80% aller Patienten hatten nur 2 mg Neostigmin bekommen. Alle Patienten waren extubiert und hatten nach klinischer Beurteilung ausreichend Spontanatmung. Obwohl diese Befunde zu meiner Enttäuschung den Wert des Nervenstimulators nicht unbedingt demonstrieren, würde ich dessen Anwendung doch befürworten und meinen Assistenzärzten Nachhilfeunterricht geben.

Tabelle 1. Ursachen ungenügender Antagonisierung

Nierenversagen	Lokalanaesthetika
Leberzirrhose	
Plasma proteine?	Antiarrhythmika
Hypothermie	Antibiotika
Hypokaliämie	Furosemid
Hypocalcämie	
Hypernaträmie	
Hypermagnesämie	Neurom. Krankheiten
Respiratorische Azidose?	
Metabolische Alkalose?	

Die nächste Behauptung lautet: ,,Fordert der operative Eingriff gegen Ende starke Muskelerschlaffung, nur z.B. für den Peritonealschluß, ist es manchmal ratsamer, den kompetitiven Block abklingen zu lassen und Succinylcholin für den Peritonealschluß zu verabreichen. Hier müssen jedoch bestimmte Grundregeln strikt eingehalten werden, um Schwierigkeiten zu vermeiden." Diese Behauptung oder Empfehlung, Succinylcholin nach kompetitiven Blockern zu geben, ist umstritten. Die sichere Anwendung dieser Praxis setzt aber voraus, daß ein normaler Abbau von Succinylcholin festgestellt worden ist, daß der kompetitive Block mindestens bis zu etwa 50% abgeklungen ist und daß Succinylcholin höchstens einmal wiederholt gegeben wird (Tammisto 1975).

Die nächste Behauptung: Wird eine genügende Antagonisierung mit 3 mg Neostigmin nicht erreicht, muß man die Ursache ausfindig machen und nach Möglichkeit beseitigen. Erhöhung der Neostigmindosis ist selten am Platze. Auch diese Feststellung ist insofern umstritten, als viele bedeutende Spezialisten, die Anwendung von Neostigmin in höheren Dosen, gewöhnlich bis zu 5 mg empfehlen. Obwohl die Effektivität von Neostigmin bis etwa 5 mg wohl zunimmt und obwohl die muskelerschlaffende Eigenwirkung von Neostigmin sich erst bei höherer Dosierung bemerkbar macht, würde ich doch schon nach 3 mg lieber überlegen, ob auch andere Faktoren mitspielen. Natürlich braucht man nach hoher Curarekonzentration im Serum auch höhere Dosen Prostigmin — insofern ist diese Behauptung vielleicht zu provokativ. Hier einige Ursachen (Tabelle 1), die die Reversibilität erschweren können. In diesen Fällen muß selbstverständlich die künstliche Beatmung mit ausreichender Sedierung bis zu genügender Antagonisierung fortgesetzt werden.

Tabelle 2. Klinische Erholungskriterien

Hebung des Kopfes (> 5 s)
Augenlidtonus
Husten
Greifkraft
Zungenherausstrecken
Vitalkapazität (> 20 ml/kg)
Einatmungskraft (> 25 CMH$_2$O)

Die letzte Behauptung: „Die klinische Beurteilung einer genügenden Rückkehr der Muskelkraft muß zusätzlich neben die TOF-Schätzungen treten." Diese Feststellung gilt für einen Kliniker als axiomatisch. Z.B. diese Kriterien empfiehlt man in der Literatur zur Beurteilung einer abgeklungenen Relaxanswirkung (Tabelle 2). Zu dieser Liste möchte ich zum Schluß sehr, vielleicht sogar zu provokatorisch bemerken, daß sie eigentlich keine Kriterien für eine abgeklungene Relaxanswirkung wiedergibt, sondern eher Kriterien dafür aufführt, daß der Patient trotz einer Restkurarisierung genügend Muskelkraft besitzt, um die postoperative Phase zu meistern. Ich würde meinen, leider ohne stichhaltige Befunde, daß ein Patient mit nahezu völlig abgeklungenen Relaxans- und Narkosewirkungen beim Aufwachen spontan eine Seitenlage anstrebt.

Literatur

Beecher HK, Todd DP (1954) A study of the deaths associated with anesthesia and surgery. Based on a study of 599, 548 anesthesias in ten institutions 1948–1952, inclusive. Ann Surg 140:2–34

Cascorbi HF, Gravenstein JS (1974) Silent death. Anesthesiology 40:319–320

Ham J, Miller RD, Sheiner LB, Matteo RS (1979) Dosage schedule independence of d-tubocurarine pharmacokinetics, pharmacodynamics, and recovery of neuromuscular function. Anesthesiology 50:528–533

Matteo RS, Spector S, Horowitz PE (1974) Relation of serum d-tubocurarine concentration to neuromuscular blockade in man. Anesthesiology 41:440–443

Shanks CA, Somogyi AA, Triggs EJ (1979) Dose-response and plasma concentration-response relationships of pancuronium in man. Anesthesiology 51:111–118

Tammisto T (1975) Interaction of depolarizing and non-depolarizing muscle relaxant. Abstract. The twelfth congress of the Scandinavian Society of anaesthesiologists. Oulu, Finland

Tammisto T, Kjellberg M (1975) Efficacy of reversal after different modes of relaxant administration. Abstract, 89. The twelfth Congress of the Scandinavian Society of Anesthesiologists, Oulu, Finland

Probleme der Narkoseausleitung (postanaesthesiologischer Stoffwechsel)

U. Braun, E. Turner und M. Ackermann

Seit etwa 80 Jahren weiß man, daß während der Narkose Temperaturveränderungen auftreten. Die Mechanismen der Thermoregulation sind gestört, ein poikilothermer d.h. wechselwarmer Zustand ist die Folge. In den klimatisierten Operationssälen von heute besteht die Tendenz zur Entwicklung einer milden bis mäßiggradigen Hypothermie. Die Ergebnisse von Roe und Mitarb. [1] aus dem Jahre 1966 stellen erstmals einen Zusammenhang her zwischen der intraoperativen Hypothermie und einer beträchtlichen postoperativen Stoffwechselsteigerung. Danach betrug der durchschnittliche postoperative Umsatzanstieg bei 24 nicht ausgewählten Patienten im Mittel 80%. Bei einer Beobachtungzeit von vier Stunden nach Narkoseende zeigte sich der stärkste Umsatzanstieg bei einer rektalen Auskühlung zwischen 0,3 und 1,2 °C. Bei geringerer und stärkerer Auskühlung war die mit Kältezittern (Shivering) verbundene Stoffwechselsteigerung weniger stark ausgeprägt. Bei Männern sind Temperaturabfall und Umsatzanstieg stärker als bei Frauen. Die stärkste Auskühlung wurde in der Altersklasse zwischen 60 und 80 Jahren registriert. Der ausgeprägteste Stoffwechseleffekt lag im Bereich zwischen 20 und 60 Jahren. Von den Anaesthetika (verglichen wurden Halothan mit N_2O, Thiopental mit Curare und N_2O, Cyclopropan, Methoxyfluran) war die Halothan-N_2O-Applikation mit der stärksten Stoffwechselsteigerung verbunden.

Unsere eigenen Befunde ergaben sich aus Messungen an 22 Patienten, davon 11 allgemeinchirurgische und 11 Herzoperationen. Überwiegend kam die NLA mit einer konventionellen Dosierung von Fentanyl zum Einsatz, in zwei Fällen Halothan. Die Ergebnisse bestätigen die Resultate von Roe et al. weitgehend, so daß Auskühlung und postoperative Umsatzsteigerung auch für die NLA typisch sind. Auch regionale rückenmarksnahe Anaesthesieverfahren bilden keine Ausnahme [2]. Die Beziehung zwischen Energie- und Wärmehaushalt ist eng. Die Frage ist jedoch, ob die postoperative Umsatzsteigerung allein durch die narkosebedingten Einflüsse auf den Wärmehaushalt zurückzuführen sind. Diese bestehen in erster Linie in einer mangelnden Regulationsfähigkeit der Wärmeabgabe im Bereich der peripheren Durchblutung und in einer fehlenden Anpassung der Wärmeproduktion. Die maximale postoperative Umsatzsteigerung geht in der Regel mit Kältezittern einher. Dies stellt die stärkste kurzfristige perioperative Kreislaufbelastung dar (Abb. 1). Der periphere Widerstand fällt zum Zeitpunkt der maximalen Sauerstoffaufnahme deutlich ab. Es ist leicht vorstellbar, daß eine Hypovolämie unter diesen Bedingungen demaskiert werden kann. Das Kältezittern ist jedoch nicht grundsätzlich als gefährlich anzusehen. Alte Patienten mit eingeschränkter Organreserve lassen es gelegentlich vermissen (Abb. 2), es tritt nur oberhalb einer bestimmten Temperatur (z.B. 34 °C) und nur unterhalb eines bestimmten Anaesthetikaspiegels auf und ist am stärksten bei jugendlichen gesunden Patienten. Andererseits zeigt die Abb. 3, daß es auch einmal einen kritischen Zustand herbeiführen kann. Es handelt sich

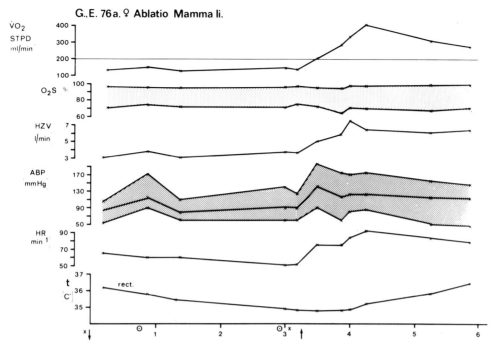

Abb. 1. Typische intraoperative Auskühlung und postoperative Umsatzsteigerung bei einem 76jährigen Patienten während und nach einer Mastektomie

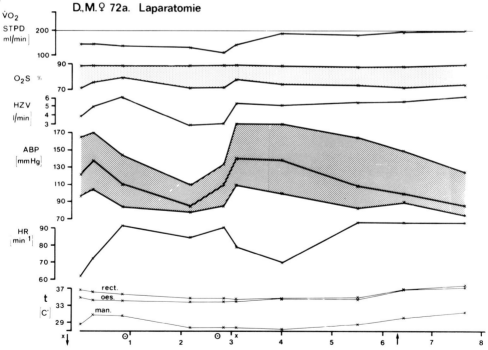

Abb. 2. 72jährige Patientin, diagnostische Laparotomie. Trotz intraoperativer Auskühlung kommt es nicht zum postoperativen Umsatzanstieg mit Kältezittern

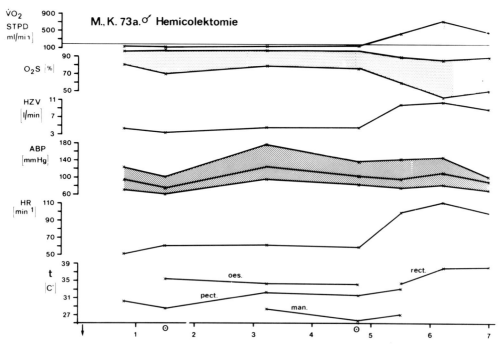

Abb. 3. 73jähriger Patient, Hemicolektomie. Der postoperative Umsatzanstieg mit Zittern führt respiratorisch (Hypoventilation) und zirkulatorisch zu einer starken Belastung. Die zentralvenöse Sättigung ist relativ stark erniedrigt. Der mittlere Pulmonalarteriendruck steigt auf 40 mmHg an

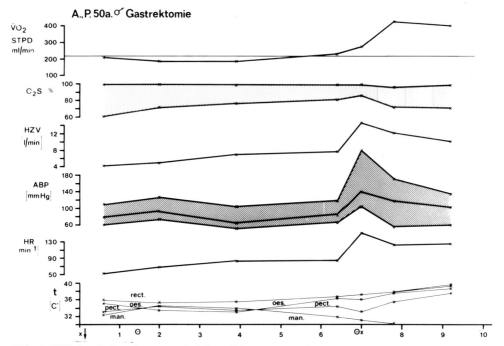

Abb. 4. 50jähriger Patient, Laparotomie. Die periphere Wärmezufuhr im Bereich der Extremitäten und des Stammes ist wirksam, zentral kommt es jedoch über die Laparotomiewunde zu einer Auskühlung

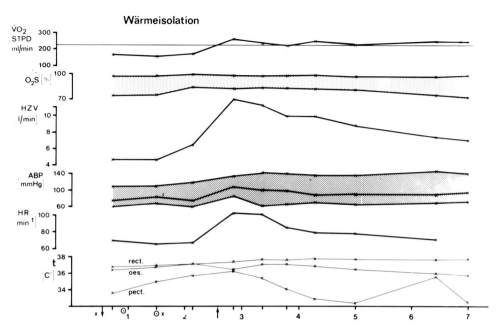

Abb. 5. Meniscusoperation bei einem 45jährigen Patienten. Die periphere Wärmezufuhr führt zu einem Ansteigen aller Temperaturen. Kältezittern und Umsatzsteigerung bleiben aus. Herzfrequenz und Herzzeitvolumen nehmen jedoch beträchtlich zu

um einen 73jährigen Patienten, der nach einer Hemicolektomie in der Aufwachphase durch den Umsatzanstieg respiratorisch und zirkulatorisch grenzwertig belastet wurde. Der Umsatzanstieg hat im Zusammenhang mit einem Fentanyl-Überhang eine Hypoventilation ausgelöst. Die zentralvenöse Entsättigung sowie ein Anstieg des pulmonalarteriellen Mitteldruckes auf 40 mmHg belegen die kardiale Situation. Eine Beatmung der vorher spontan über einen Tubus atmenden Patienten war zu diesem Zeitpunkt nicht zu umgehen.

Zur Frage der Ursache des Kältezitterns, das immer auch von Kreislaufveränderungen begleitet ist, haben wir versucht, die intraoperativen Wärmeverluste durch Heizdecken und periphere Wärmeisolation zu verhindern. Als Kriterium einer effektiven Wärmeisolierung sehen wir einen intraoperativen Anstieg der Kerntemperatur an. Dies ist bei Laparotomien nicht möglich (Abb. 4), bei peripheren Eingriffen nur mit beträchtlichem Aufwand. Die Ergebnisse lassen sich noch nicht abschließend beurteilen. Die Abb. 5 zeigt exemplarisch, daß die postoperative Umsatzsteigerung nur sehr gering ausfällt. Das Kältezittern bleibt aus. Bemerkenswert ist eine trotzdem vorhandene ergotrope Kreislaufreaktion. Es ist durchaus möglich, daß diese in erster Linie die frühe Aufwachphase kennzeichnet und nicht primär die Folge von Störungen der Wärmeregulation darstellt. Dieser Zusammenhang würde eine pharmakologische β-Blockade nahelegen.

Unter dem Eindruck unserer Ergebnisse ist es nicht zweckmäßig, im klinischen Routineeinsatz eine komplette Wärmekonservierung bzw. -isolierung anzustreben. Die periphere Durchblutung nimmt zu und damit das zirkulierende Blutvolumen. Blutverluste unter diesen Bedingungen erfordern eine höhere Substitutionsmenge als bei mäßiggradiger peripherer

Auskühlung. Außerdem ist eine zirkulatorisch stabile Ausleitungsphase auch unter solchen Bedingungen eine Illusion. Stärkere Auskühlung, etwa zentrale Temperaturen von unter 35 °C sollten jedoch, wenn möglich, vermieden werden. Dies ist jedoch bei Operationen mit großer exponierter Wundfläche (Laparotomien, Thorakotomien, große Gefäßeingriffe) nur begrenzt möglich. Hierzu eignen sich

Raumerwärmung auf 22–24 °C

technisch sichere Heizdecken

Einwickeln von Armen und Beinen

halbgeschlossenes Beatmungssystem

erwärmte und angefeuchtete Atemgase

angewärmte Infusionen und Blutkonserven

körperwarme Spülflüssigkeiten.

Bei Patienten nach Herzoperationen (z.B. Coronarbypass) tritt die postoperative Umsatzsteigerung erst 3–4 h nach Op-Ende auf und ist wesentlich schwächer ausgeprägt.

Dies hängt zusammen mit der Verwendung der HLM, der Höhe des Fentanylspiegels und der Körpertemperatur, die unmittelbar postoperativ noch einmal abfällt sowie einem kritischen Kreislaufzustand in der ersten postoperativen Stunde. Bei langdauernden Eingriffen mit großen Wundflächen und nicht immer zu verhindernder Auskühlung empfiehlt sich die kontrollierte Beatmung in der Aufwachphase evtl. unter weiterer Verwendung von N_2O mit langsamer peripherer Erwärmung. Die Erwärmungsphase ist für die Volumenzufuhr kritisch, da der zunehmende periphere Perfusionsbedarf der Gewebe eine Volumenmangelsituation hervorrufen kann. Der günstigste Ort für eine perioperative Temperaturmessung ist das untere Oesophagusdrittel. Die rektale Temperatur entspricht der Kerntemperatur nur sehr unvollkommen und reagiert sehr träge.

Literatur

1. Roe CF, Goldberg MJ, Blair CS, Kinney JM (1966) The influence of body temperature on early postoperative oxygen consumption. Surgery 60:85
2. Gerber H, Purschke R, Rosenblatt S (1977) Zum Informationswert der kontinuierlichen Sauerstoffaufnahme in der postoperativen Phase. Refresher Course, ZAK Genève 1977, Verlag Medizin und Hygiene Genf

Paneldiskussion

Leitung: K. Bonhoeffer

Bonhoeffer: Ich möchte eigentlich bitten, zunächst mit dem Auditorium das bisher so geduldig zuhören mußte, gemeinsam zu diskutieren. Etwas strukturieren sollte man allerdings: Ich schlage vor, es in der Reihenfolge der Vorträge zu tun. Zuerst also zum Vortrag von Herrn Rolly, zu den Problemen der intravenösen Anaesthetika.

N.N.: Eine Frage zur Plasmaeiweißbindung von Thiopental und anderen Einleitungspharmaka?

N.N.: Die Plasmaeiweißbindung von Thiopental ist insofern konzentrationsabhängig, da Thiopental als saures Pharmakon vor allem an Albumin gebunden ist. Da Thiopental im Gegensatz zu anderen Pharmaka sehr hoch dosiert wird, kann, wenn eine Konzentration von 6 μg/ml überschritten wird, die Eiweißbindungskapazität des Albumins aufgebraucht sein und dann nimmt graduell die Eiweißbindung von Thiopental ab. Unter einem Serumspiegel von 6 μg/ml steigt entsprechend die Eiweißbindung wieder an.

Bonhoeffer: Ich möchte Herrn Rolly gerne fragen, ob man in Belgien das eine oder andere der hier vorgestellten Anaesthetika vorzieht oder weniger gut beurteilt als andere?

Rolly: Wir verwenden in unserer Abteilung Propanidid und Althesin nicht mehr wegen des mit diesen Medikamenten verbundenen Nachteils der Histaminausschüttung. Für eine NLA-Einleitung brauchen wir meist Etomidate. Bei Inhalationsnarkosen nehmen wir zur Einleitung lieber Thiopental oder Methohexital. Ketamin wird nur für bestimmte Einzelfälle wie z.B. Verbrennungen oder Kindernarkosen reserviert. Diazepam wenden wir nicht routinemäßig für die Einleitung an, wir nehmen es aber in kleinen, titrierten Dosen zusammen mit Thalamonal zur Sedierung bei Regionalanaesthesien.

Bonhoeffer: An einigen Kliniken in Deutschland verwendet man Diazepam anstelle des DHB. Würden Sie das als eine vernünftige Maßnahme ansehen?

Rolly: Man kann Diazepam zur Induktion einer NLA verwenden. Für meinen Geschmack ziehe ich allerdings ein kurzwirkendes i.v.-Anaesthetikum vor.

Bonhoeffer: Sie fürchten bei Diazepamverwendung das Wiedereinschlafen in der frühen postoperativen Phase?

Rolly: Ja.

Schaer: Es ist die Frage aufgeworfen worden, ob man DHB oder ein Benzodiazepin gebrauchen soll. Grote konnte, wie er gestern hier zeigte, über 48 Stunden nach DHB an Versuchspersonen ausgesprochene psychische Nebeneffekte feststellen, die meist unangenehmer Natur waren. Natürlich sind Patienten in der postoperativen Phase meist noch sediert und bekommen Analgetika. Man sollte aber die bis in den zweiten postoperativen Tag hineinreichende Nebenwirkung des DHB berücksichtigen. Auf der anderen Seite wirken Benzodiazepine viel stärker schlafanstoßend als DHB, so daß evtl. die postoperativen Komplikationen größer sein können, man befindet sich also zwischen Scylla und Karyptis.

Bonhoeffer: Als Lösung, aber das ist meine persönliche Meinung, schlage ich vor, Halothan zu verwenden!

Tammisto: Herr Rolly hat einen ziemlich deutlichen Unterschied zwischen Methohexital und Thiopental demonstriert, was die Erholung betraf. Die Resultate von Kortilla aus unserem Institut, der die psychomotorische Erholung untersucht hat, stimmen mit Ihrer Aussage nicht überein, sondern was das endgültige Aufwachen, die Erholung der psychomotorischen Funktion betrifft, war der Unterschied gar nicht so groß. Glauben Sie, daß die von Ihnen gezeigten Unterschiede zwischen Methohexital und Thiopental klinisch wirklich eine Rolle spielen?

Rolly: Nach Kortilla kann man in der Tat nach Methohexital von einer längeren Herabsetzung der Straßenverkehrsfähigkeit im Vergleich zu Thiopental ausgehen. Ich kann die Unterschiede zwischen den vorhandenen Studien nicht erklären, nehme aber an, daß verschiedene Versuchsansätze das Ergebnis beeinflußt haben.

Tammisto: Was ist denn Ihre eigene Meinung, was die Klinik betrifft, sowohl für ambulante als auch für stationäre Patienten?

Rolly: Ambulante Narkosen werden in unserer Abteilung nur ganz selten gemacht, wir bevorzugen dafür das Althesin.

List: Wir haben gerade beim Althesin besonders lange Aufwachzeiten festgestellt. Wir nehmen für ambulante Narkosen geringe Dosen Thiopental kombiniert mit Inhalationsanaesthesie.

Schaer: Wir machen es wie Herr List und nehmen für ganz kurze Eingriffe immer noch Propanidid.

Bonhoeffer: In Köln verwenden wir Thiopental kombiniert mit Inhalationsanaesthesie und gelegentlich Methohexital.

Tammisto: Ich würde Herrn List zustimmen.

Braun: Für allgemeinchirurgische Eingriffe kombinieren wir Methohexital mit Inhalationsanaesthesie aber auch Regionalanaesthesie bei entsprechender Indikation.

Stoeckel: Die Frage einer Wirkdauer einer Substanz und damit das Problem der Nachschlafzeit kann nur anhand des Dosierungsschema beantwortet werden. Hier und bei der Applikationsart ist ein großer Unterschied festzustellen. Wenn man bei der Induktion nur einen einmaligen Bolus gibt, wird man wohl Unterschiede zwischen Methohexital und Thiopental feststellen können, wenn man von Dosen ausgeht, die eine vergleichbare Wirkung erzeugen. Das kann sich aber ganz anders verhalten und sich in das Gegenteil umkehren, wenn man mehrfach dosiert, es über längere Zeit zu Kumulation und unnötig langer Wirkung gekommen ist, dann kann eine Methohexital- oder Etomidatenachwirkung sehr viel länger als eine Thiopentalnachwirkung sein. Das gilt für alle Substanzen in Abhängigkeit vom Dosierungsschema und ihren pharmakokinetischen Eigenschaften.

Zum Thema Narkoseausleitung und welche Substanzen verwendet werden sollen, muß gesagt werden, daß hier besonders kurzwirkende Pharmaka zu fordern sind, die schnell das therapeutische Minimum unterschreiten und das sind in der Regel solche mit rascher Elimination. Für die Hypnotika ist das äußerst kurz wirkende Medikament das Etomidate. Wenn diese Substanz vernünftig dosiert wird auf einen vernünftigen Wirkspiegel, dann wird die Nachwirkung am geringsten sein, verglichen mit allen anderen Hypnotika, besonders den Barbituraten. Vielleicht wird mit dem Diprivan in Zukunft eine Substanz zur Verfügung stehen, die ähnliche Eigenschaften wie Etomidate aufweist.

Bei den Benzodiazepinen hat für mich Diazepam überhaupt keinen Platz mehr mit der Ausnahme bei Patienten, die ohnehin nachbeatmet werden müssen, z.B. in der Neurochirurgie. Flunitrazepam und Midazolam sind viel besser, bei den Opiaten ist es das Fentanyl, in Zukunft wird es das Alfentanyl sein. Alle anderen Substanzen spielen bei uns keine Rolle mehr.

Zindler: Wir geben häufig Kindern, die ambulant zur Audiometrie kommen, Ketamin. Ab wann können diese Kinder in Begleitung nach Hause gehen?

Rolly: Wir machen diese Eingriffe in Inhalationsanaesthesie, wenn die Patienten ambulant sind. Im Falle der Verwendung von Ketamin behalten wir die Kinder mindestens zwei Stunden im Aufwachraum zur Beobachtung.

Bonhoeffer: Wir kommen jetzt zur Diskussion des Vortrages von Herrn List.

Cascorbi: Ich habe diese Veranstaltung besucht, um ein „silent professor" zu sein, das ist eine contradictio in adjectu.

Hat der Metabolismus, die Biotransformation der Anaesthetika, klinisch etwas mit dem Aufwachen zu tun? Die Antwort ist ein klares Nein.

Was die Anaesthetika und „silent death" — einer meiner Jugendsünden — anbelangt, so muß man den Hintergrund kennen. Damals war es in Amerika populär zu diskutieren, daß die halogenierten Anaesthetika alle Patienten vergiften und deshalb sollte man unter keinen Umständen sie mehr zur Anaesthesie verwenden, das wäre ein Kunstfehler, da würde man verklagt. Ich hatte auf einem ASA-Meeting behauptet, daß auch mit anderen Anaesthetika ein schlechtes Ergebnis herauskommen könnte. Wir haben dann diese Behauptung im Raum Cleveland überprüft und es gab dort derzeit eine fragliche Halothan-Hepatitis und vier decerebrierte Patienten, wovon zwei zufällig im Aufwachraum vom Respirator abgehängt wurden. Drei dieser Patienten hatten eine Anaesthesie, die „nie schadet", nämlich eine Spinal-Anaesthesie gehabt. Mindestens zwei Patienten konnten klar unter der Rubrik „Kunstfehler" eingeordnet werden und was hier das Panel ganz klar herausstellt, ist daß bei einem perfekten Aufwachraum es eigentlich egal ist, welche Anaesthetika wir verwenden. Aber selbst in Cleveland haben wir auch noch keine ganz perfekte Aufwachstation zur Verfügung und die Frage, welche Chance ein Patient hat, der um zwei Uhr morgens auf die Aufwachstation kommt, wenn er schwer überdosiert ist mit Relaxantien und Opiaten gegenüber einem Patienten, der „nur" das Ethrane ausatmen muß, lasse ich offen. Ich habe immer das Gefühl, daß die Elimination über den Atemweg wahrscheinlich die sichere ist, wenn der Patient sowie postoperativ beatmet werden muß und dann ist die Narkoseindikation ja ganz anders.

Das letzte, was ich hier sagen möchte: Ich habe das Gefühl, daß zwei Gebiete hier wichtig werden: *Erstens*, wie diagnostizieren wir, ob eine Spontanatmung, ob der Kreislauf und das ZNS in Ordnung sind? Da ist noch viel zu erarbeiten. Die Monitoren, die entwickelt werden, sollen, müssen nicht invasiv sein und einigermaßen verläßlich arbeiten und auch lesbar für das Personal der Aufwachstation sein. *Zweitens*, ich habe so das Gefühl, daß wir mit der intravenösen Anaesthesie da sind, wo wir vor etwa dreißig Jahren mit der Inhalationsanaesthesie waren. Damals habe ich noch unter der Anleitung von Herrn Zindler Äthernarkosen mit der Schimmelbuschmaske machen müssen. Was die Entwicklung des Modells der Inhalationsanaesthesie anbelangt, da sind wir jetzt mit Drei- bis Vierkompartmenttheorien mit einstellbaren Verdampfern und dem Verständnis des geschlossenen Systems viel weiter als wir damals mit dem offenen Tropf waren. Ein Bolus Thiopental kommt mir immer vor, wie eine Äthertropfnarkose. Ich glaube, daß wir an unseren Anaesthesiegeäten bald auch „Verdampfer" für intravenöse Pharmaka sehen werden, so drei bis vier verschiedene Pumpen, mit

denen man Konzentrationen besser kontrollieren kann. Das tun wir schon routinemäßig.
jetzt für besondere Narkosen, wie z.B. in der Neurochirurgie. And now I'm going to be a
"silent professor".

Bonhoeffer: Vielen Dank Herr Cascorbi. Sie haben mir aus dem Herzen gesprochen mit der
Aussage, daß Sie zur Zeit den Inhalationsanaesthetika den Vorzug geben.

Stoeckel: Ich stimme mit Herrn Cascorbi auch weitgehend überein, wenn er sagt, daß wir in
manchen Dingen bei der intravenösen Anaesthesie noch auf dem Stand der Äthertropfnarkose sind. Aber das bezieht sich halt auf das Dosierungsschema und nicht so auf die toxikologischen Eigenschaften, da würde ich doch sagen, daß die intravenösen Anaesthetika den halogenierten Inhalationsanaesthetika nicht nachstehen. Wie wir allerdings heute intravenös dosieren, wobei Anfangsdosis, Repititionsdosis und Intervalle ja völlig nach der Empirie gewählt werden, in Wirklichkeit ist doch dabei viel Willkür mit im Spiel, was natürlich durch
die kontinuierliche Applikation bei Verwendung eines Verdampfers ganz anders ist, da kann
gar nicht so viel falsch gemacht werden, da weiß jeder Anfänger, er gibt eine höhere Einlei-
tungsdosis und geht dann auf eine Erhaltungsdosis über. Es ist sehr viel einfacher, weil die
Applikationsart günstiger ist, als bei der repetitiven Verabreichung der intravenösen Narkotika.

N.N.: Wie ist das mit den individuellen Dosierungsschwankungen bei den Inhalationsanaesthetika? Es werden da immer Mittelwerte angegeben, die nicht allzusehr schwanken. In der
klinischen Praxis hat man dagegen gelegentlich den Eindruck, daß einzelne Individuen
kollossal empfindlich sind, d.h., es kann einem ohne weiteres passieren, daß, wenn man bisher Enflurane für ein rasch eliminierbares Inhalationsanaesthetikum hielt, man plötzlich
an einen Patienten gerät, wo dieses Medikament ganz wesentlich länger wirkt, als man erwartet hätte. Was weiß man eigentlich über diese individuellen Empfindlichkeiten bei Inhalationsanaesthetika?

Bonhoeffer: Könnten Sie auch gleich noch etwas über Konzentrationen sagen, in denen man
diese Anaesthetika so gibt?

List: Definitionsgemäß ist der MAC-Wert ja schon eine Zusammenfassung: 50 Prozent reagieren noch, 50 Prozent nicht mehr. Der MAC-Wert zeigt also schon, daß da eine sehr
große Streubreite da ist. Das ist noch viel schlimmer beim sogenannten „Aufwach-MAC",
da sind die Standardabweichungen noch größer. Sie werden auch dann zusätzliche Variable
wie Alkoholismus hineinbekommen; man kann da so über den Daumen gepeilt gar keine de-
finitiven Aussagen machen, weil so große Schwankungsbreiten drin sind. Wenn wir gerade
an die Aufwachphase denken, dann wird es keine Maßeinheit für ein Allgemeinanaestheti-
kum geben; die wir messen könnten und aus der die Schlußfolgerung gestattet wäre: Dieser
Patient ist jetzt so weit, daß wir ihn aus unserer Obhut entlassen können. Es werden immer noch unsere Sinne wesentlich sein, um festzustellen, ist dieser Patient jetzt soweit da,
reagiert er gut? Nach einem MAC-Wert können wir uns sicherlich nicht richten. Man muß
die Ansprechbarkeit als wesentlichen Parameter heranziehen.

Schaer: Ich wollte zum 0,1 MAC etwas sagen. Da gibt es eine Publikation, die 1976 im
Canadian Journal of Anaesthesia erschienen ist und da wurde festgestellt, daß eine Studie
postoperativ noch 0,1 MAC bei Patienten gefunden wird und daß dies eine erhebliche Abflachung der CO_2-Ventilationskurve bedingt. Das müßte natürlich ein erhebliches Risiko
für den Patienten bedeuten. Ich habe allerdings seither darüber nichts mehr gelesen. Wenn
jetzt auch in der Schweiz vermehrt die Tendenz zu sehen ist, „Bircher-Müsli"-Narkosen
zu machen, d.h. man nimmt von allem etwas — in einer wissenschaftlichen Veranstaltung
sagt man dazu „balanced anaesthesia" — wenn man also alles, auch Fentanyl und Inhala-

tionsanaesthetika zusammengibt, werden sich wahrscheinlich diese postoperativen negativen Effekte addieren.

List: Diese 0,1 MAC kommt mir etwas unheimlich vor, weil ja da viele Variable, wie z.B. Dauer der Anaesthesie, Löslichkeit des Mittels usw. bestehen. Es kann also nicht nach jedem Mittel nach einer Stunde ein MAC von 0,1 bestehen. Sicher ist die CO_2-Ansprechbarkeit aber postoperativ reduziert.

Bonhoeffer: Gegen Kombinationsnarkosen als solches wollten Sie doch eigentlich nichts gesagt haben? Denn Sie müssen ja nicht unbedingt so kombinieren, daß Sie eine volle Halothan-Dosis mit einer vollen Dosis anderer Anaesthesiemittel zusammenfügen. Dann allerdings kriegen Sie die additiven Komplikationen. Wenn man es ein bißchen aufeinander abstimmt, geht es sicherlich ganz gut, wie wir alle wissen. Gelegentlich kann es eine ganz gute Idee sein, eine Halothan-Narkose mit etwas Fentanyl zu stützen.

Braun: Ich glaube, daß für den klinisch-praktisch tätigen Arzt in unserem Fachgebiet die MAC-Größe kaum eine Bedeutung hat, denn es handelt sich ja um eine analgetische Größe, die theoretisch definiert ist, um verschiedene Anaesthetika vergleichen zu können; man hat doch gar keine klinische Beziehung dazu, was 2, 3 oder 4 MAC überhaupt bedeutet! Als Kliniker sollte man sich nicht am MAC orientieren.

Dudziak: Ich möchte Stellung nehmen zu der Frage, warum ein Patient viel früher und ein anderer sehr viel später nach etwa der gleichen Dosis aufwacht. Wir haben beim Menschen sehr viele Untersuchungen gemacht, wir haben das Halothane und das Ethrane verglichen. Wenn sie zwei Patienten, die beide 70 kg wiegen, mit 1% Halothan anaesthesieren, so können sie bei dem einen z.B. eine Konzentration von 16 mg% und bei dem anderen eine Konzentration von 5 mg% messen. Wenn sie diese beiden Patienten jetzt in den Aufwachraum bringen, dann erleben sie, daß der Patient, der 16 mg% im Blut hatte, früher aufwacht, als der, bei dem ein Blutspiegel von 5 mg% gemessen wurde. Wir haben es nachgerechnet und entsprechende kinetische Überlegungen angestellt. Es stellt sich heraus, daß der, der — überspitzt gesagt „nur 5 mg% hatte" das Halothan im Fettgewebe gespeichert hat, offensichtlich ist sein Fettgewebe gut durchblutet gewesen, während derjenige, der einen Blutspiegel von 16 mg% hatte, über ein nur wenig durchblutetes Fettgewebe verfügte, so daß das Halothan sich mehr in den zentralen Kompartimenten aufgefüllt hatte. Vielleicht ist das die Erklärung dafür, daß manche Patienten sehr viel früher und andere sehr viel später wieder aufwachen.

Bonhoeffer: Sie würden es letztlich abhängig machen von einer unterschiedlichen Durchblutung oder einer unterschiedlichen Menge von Fettgewebe?

Dudziak: Das wäre eine Erklärung, auch die anderen Kompartimente, die gut durchbluteten Organe müßten bei den Überlegungen allerdings mit einbezogen werden.

Cascorbi: Eine weitere Erklärung kann darin liegen, daß die meisten Verdampfer nicht sehr verläßlich sind. Wenn man das tatsächlich mal überprüft, dann kann man oft erstaunt sein; und ich finde, daß, wenn ein Patient nicht weiß, daß er bei 1,3 MAC zu schlafen hat, dann muß man eben mehr anbieten, oder wenn er zu kollabieren droht, dann gibt man eben weniger. Das ist die „Kunst der Anaesthesie".

Bonhoeffer: Wir kommen jetzt zur Diskussion des Vortrages von Herrn Schaer.

Stoeckel: Ich darf vielleicht vorausschicken, Herr Schaer, daß Dosen, die Sie als „low-dose" bezeichnen, ich eine normale klassische Dosis für eine Neuroleptanalgesie nenne. Bei Reduktion dieser Dosis etwa auf die Hälfte, kombiniert mit 0,8—1 MAC und 60% Sauerstoff bekommt man eine Technik, die nicht nur die Nachteile beider Standardmethoden herabsetzt, sondern auch insbesondere die Nachteile der Inhalationstechnik. Nicht nur

Atemdepression durch Opiate, sondern das shivering und was sonst als Nachteilen durch Halothan da ist.

Nun zu den Rebound-Phänomenen. Da gibt es ja inzwischen eine ganze Reihe. Wir haben die gastroenterale-systemische Rezirkulation beschrieben, die — wie Sie sagten, Herr Schaer — angezweifelt wurde. Ich darf dazu sagen, daß ich bereits in Innsbruck in meinem Vortrag aufgezeigt habe, anhand einer Probandengruppe, daß es tatsächlich relevant ist und die relativ geringen Mengen, die wieder in die Zirkulation gelangen, ausreichen, um eine klinische Atemdepression zu erreichen. Es sind eben in den Geweben, im peripheren Kompartement, noch soviel Substanz in der Regel drin — bis zu 60%, in Einzelfällen sogar mehr — daß die rezirkulierende Menge von 6—10% sich dazuaddieren kann und ausreicht, um an den Rezeptoren einen entsprechenden Effekt hervorzurufen. Es ist allgemein bekannt, daß die Bioverfügbarkeit von Opiaten gering ist, um die 30% liegt, und nur geringe Unterschiede bei den einzelnen Opiaten bestehen. Wir haben das auch für das Fentanyl gemessen und selbstverständlich bei der Konstruktion unseres Modells berücksichtigt. Wir haben also abgezogen was im enterohepatischen Kreislauf im „first pass metabolic effect" verloren geht. Was übrig bleibt, isf eben das, was als Fläche unter der Kurve des Wiederanstiegs der Plasmaspiegel effektiv da ist, das sind sechs bis zehn Prozent, die dazu kommen zu den 60%, die etwa noch drinnen sind. Bei diesen Probanden haben wir zusätzlich auch CO_2-Antwortkurven gemessen, Blutgasanalysen und Spirometrie. In zwei von diesen sieben Probanden ist es zu einer manifesten Atemdepression gekommen, die natürlich nicht den Mechanismus dieser Rezirkulation erklärt, aber doch die Relevanz der Wiederanstiege des Plasmaspiegels für eine klinisch manifeste Atemdepression.

Es gibt daneben noch zwei andere bisher bekannte Rebound-Effekte: Der eine ist, was wir „Bäcker-Phänomen" nennen, d.h., daß durch eine Stimulation die Atemdepression aufgehoben wird und nach Ende der Stimulation wieder auftritt. Ein weiterer Rebound-Effekt entsteht durch eine zu kurze Wirkung der Antagonisten bei einer vorausgegangenen hohen Opiat-Dosis. Das ist auch eine Möglichkeit für einen „silent death", der allerdings sehr selten ist, obwohl die Rebound-Phänomene viel häufiger in den CO_2-Kurven und den Plasmaspiegeln nachweisbar sind.

Bonhoeffer: Ich glaube, ein wenig von dem, was sie gerade gesagt haben beim Vortrag von Herrn Schaer schon gehört zu haben, oder stimmt es nicht Herr Schaer?

Schaer: Wenn Sie es gehört haben, haben es die anderen auch gehört!

Lehmann: Wir beschäftigen uns sehr intensiv mit der Korrelation zwischen Pharmakinetik und -dynamik. Wir sind aufgrund dieser Untersuchungen zur zweiten Schlußfolgerung von Herrn Schaer gekommen, daß nämlich die Vigilanz offensichtlich einen wesentlich größeren Effekt hat, als irgendwelche kinetischen Daten aus Blutspiegeln. Das Fentanyl wirkt halt nicht im Blut, sondern an den Rezeptoren des ZNS. Wir haben eine klinische Studie durchgeführt, bei der 36 postoperative Patienten gleichzeitig aus arteriellen Proben die Blutgase bestimmt bekommen haben und den Fentanyl-Gehalt. Unsere Ergebnisse zeigen: die Blutkonzentrationen reichten bei diesen Patienten nach Routineneuroleptanalgesien von 1—7 ng/ml, und es sind ganz übliche Werte. Wir hatten natürlich vermutet, daß ein Anstieg der Plasmafentanylkonzentration einen Anstieg des pCO_2 und damit der Atemdepression zur Folge hat. Die inter- aber auch die intraindividuelle Streuung der Korrelationen Plasmaspiegel/pCO_2 ist so extrem, daß es nicht möglich ist, eine Korrelation anzugeben. Der Korrelationskoeffizient betrug 0,31, das ist so gut wie keine Korrelation. Aus diesen Ergebnissen kann man ableiten, daß ein Anstieg der Fentanylblutkonzentration, wie er bei den Sekundärpeaks beobachtet worden ist, nach unseren Messungen eigentlich keinerlei klinische Relevanz hat. Dann konnten wir nachweisen, daß z.B. Halothan den Stoffwechsel von Fentanyl vermindert, was bisher noch nicht bekannt war. Die Patienten in Halothan-Narkose zeigten erheblich höhere Fentanylplasmaspiegel bei Anwendung der gleichen Dosis als bei Verwendung der Neuroleptanalgesie. Wenn aber nun die Vigilanz, wie Herr Schaer das auch betont hat, beim Auftreten von postoperativen Atemdepressionen eine große Rolle spielt, dann kann das hier ein additiver Effekt sein. Bei der Stoffwechselhemmung, die zu erhöhten Plasmaspiegeln führt, brauchen die hohen Plasmaspiegel für sich alleine noch nichts bedeuten, aber die Vigilanzreduktion, die zusätzlich — wie das ja auch Herr List betont hat — nach Inhalationsanaesthetika auftritt, könnte sich zu den erhöhten Plasmaspiegeln additiv hinzufügen.

Bonhoeffer: Für mich hat im Aufwachraum die größte Bedeutung, daß wir aufpassen, daß es diese Effekte geben kann und wir uns nicht damit zufrieden geben, daß das vielleicht gar nicht an uns liegt, wenn es zu irgendwelchen Katastrophen kommt. Egal, was die Ursache letztlich war, wir müssen diese bedrohlichen Situationen erkennen und behandeln können.

N.N.: Diese Aussagen bedingen also, daß man Patienten nach Neuroleptanalgesien auf jeden Fall solange im Aufwachraum behält, bis die Möglichkeit des Rebound-Effektes vorbei ist. Wie sieht es dann aber aus, wenn ein antagonisierter Patient Schmerzen bekommt, die wiederum mit einem Opiat behandelt werden? Inwieweit ist da eine Antagonisierung durch Naloxon noch gewährleistet?

Schaer: Wichtig ist vor allem, daß man nicht überantagonisiert; dann haben die Patienten sofort Schmerzen und diese unangenehmen Begleiterscheinungen. Bei adäquater Antagonisierung brauchen die Patienten wie nach jeder anderen Anaesthesie nach 1—2 Stunden ein Analgetikum. Meiner Erfahrung nach beeinflußt dieses Analgetikum den Rebound nicht. Später als nach der ersten postoperativen Stunde habe ich in meiner bisher fünfzehnjährigen klinischen Praxis keine klinisch wirksamen Rebound-Effekte mit negativem Ausgang gesehen. Diese Zwischenfälle ereignen sich alle relativ früh, eine halbe bis maximal eine Stunde nach Ende der Operation, und kaum mehr später, also für ein Analgetikum 1,5—2 Stunden nach Ende der Anaesthesie hätte ich keine Bedenken. Vielleicht noch eine Ergänzung: Die klinisch-relevanten Rebound-Phänomene ereignen sich meistens bei Patienten, die postoperativ wenig Schmerzen haben. Es sind dies oft oto-rhino-laryngologische Operationen, Varizen-Stripping, vaginale gynäkologische Operationen. Man findet aber selten klinische Komplikationen nach Laparotomien und Thorakotomien, d.h., bei Patienten, wo der nach der Operation auftretende Schmerz das Einschlafen effektiv verhindert.

Bonhoeffer: Die Gefahren in dieser Phase sind halt groß, wenn man zuviel Fentanyl genommen hat und hinterher dann auch noch antagonisieren muß.

N.N.: Das Problem der Antagonisierung mit Naloxon, daß die Patienten so unangenehme Erfahrungen haben, ist ja ziemlich bekannt. Deswegen sind ja auch Opiatagonisten/Antagonisten entwickelt worden, wie z.B. das Buprenorphin. Dieses Medikament hat ja eine sehr lang anhaltende Wirkung und ich wollte Herrn Schaer fragen, ob er damit schon Erfahrungen gewinnen konnte? Kann man Buprenorphin als Antagonist nach einer Neuroleptanalgesie einsetzen?

Schaer: Da sprechen Sie ein ganz heikles Thema an. Wir haben gestern hier einen Vortrag über Buprenorphin gehört, als Ersatz für Fentanyl zur NLA. Das als Einleitung. Buprenorphin wirkt sehr lang und ist nicht oder sehr schlecht mit Naloxon antagonisierbar und hat eine ausgesprochene atemdepressive Wirkung. Es ist zu einer Art Neuroleptanalgesie benutzt worden von der Arbeitsgruppe in Gießen und die haben die Patienten nachbeatmet. Wenn man das will, ist sicherlich Buprenorphin ein geeigneter Fentanyl-Ersatz. Buprenorphin kann nicht antagonisiert werden, das sollte man berücksichtigen, wenn man es postoperativ Patienten gibt, die nicht beatmet werden. Man hat hier ein Präparat mit zwar guter analgetischer aber erheblicher atemdepressiver Wirkung.

Tammisto: Wir haben hier bisher nur diskutiert über die Gefahren in der unmittelbaren postoperativen Phase, das ist natürlich auch richtig so, wenn es um Leben und Tod des von uns behandelten Patienten geht. Ich würde aber gerne auch einmal schleppende Nachwirkungen betonen, die durchaus in der Ausleitungsphase hervortreten und die wir aber nicht gut erkennen können. Diese Nachwirkungen können die Gesamterholung der Patienten doch erheblich erschweren. Wir sollten diese Wirkungen nicht vergessen, auch wenn sie für den Patienten nicht unbedingt eine primäre Lebensbedrohung bedeuten. Als Beispiel möge angeführt werden, daß durch Einschränkungen der Vigilanz es in der postoperativen Phase zu einer Minderung des Vermögens abzuhusten kommen kann. Als Sekundärfolge wären dann respiratorische Folgen bei einzelnen Patienten durchaus zu erwarten.

N.N.: Es wurde behauptet, daß die Antagonisierung mit Prostigmin die Häufigkeit von Komplikationen nach Magen-Darm-Anastomosen erheblich erhöhen kann. Wie ist dazu Ihre Meinung?

Tammisto: Wir haben dazu keine eigenen Erfahrungen. Diese Frage tauchte vor etwa zehn Jahren auf, wo solche Komplikationen immer behauptet wurden. Soweit mir bekannt ist, hat man methodologisch keine einwandfreien Experimente bisher aufbauen können, womit man das hätte bestätigen können. In den letzten Jahren wurde über dieses Thema allerdings kaum noch gesprochen. Die Verschwiegenheit braucht natürlich nicht bedeuten, daß es diesen Effekt nicht gibt, aber man konnte ihn bisher nicht sicher bestätigen.

Bonhoeffer: Hier wird sehr viel von antagonisieren gesprochen und ich muß doch einmal mein persönliches Unbehagen über diese Maßnahme loswerden. Ich finde es grundsätzlich nicht gut, wenn man Medikamente gibt, um sie hinterher mit anderen Medikamenten wieder zu vertreiben. Wir machen das bei uns im Institut eigentlich auch nicht. Selbst bei der NLA, die bei uns relativ selten gemacht wird, versuchen wir hinterher ohne Antagonisierung auszukommen. Ich weiß, daß wir mit dieser Meinung ziemlich allein stehen, es würde mich aber interessieren, was das Panel davon hält?

Rolly: Bei der Durchführung von Neuroleptanalgesien verwenden wir meist nur kleine Dosen von Fentanyl, wenn es im Einzelfall mal nicht zum Wiederauftreten einer suffizienten Spontanatmung kommt, nehmen wir ebenfalls nur kleine Dosen von Naloxon nach der Titriermethode. Wir antagonisieren nur wenige unserer Patienten.

List: Wir antagonisieren im Prinzip nicht, nur in besonderen Fällen, wo z.B. eine Probatoria anstelle eines geplanten längerdauernden Eingriffs vorkommt, würden wir bei einer Neuroleptanalgesie antagonisieren. Im Prinzip aber nicht!

Bonhoeffer: Würden Sie meinen Gedankengängen zustimmen?

List: Ganz sicher, nur passiert es doch immer wieder mal, daß man etwas überdosiert. Ganz sicher soll man Opiate und Relaxantien in kleineren Dosen dosieren und sehen, daß man am Ende ohne Antagonisierung auskommt.

Noch ein Wort zur Kombination: Nachdem ich sehr viel kombiniert habe mit Neuroleptanalgesie, Halothan, Ethran usw., bin ich zu der Überzeugung gekommen, daß man so unklare Aufwachphasen bekommt, daß man nicht weiß, welcher Effekt von welchem Medikament herrührt. Ich bin jetzt wieder zurückgegangen, entweder zur reinen Neurolept- oder zur reinen Inhalationsanaesthesie.

Schaer: Ich bin an und für sich ein Befürworter der Antagonisten; sehr oft ist es eben so, daß man das eine Gift in einer Menge geben muß, die eine Antagonisierung erforderlich macht.

Ich bin aber durchaus der Meinung von Herrn Bonhoeffer, daß man möglichst wenig von den Giften geben soll, aber man muß andererseits auch genug geben, um den erwünschten Effekt zu erreichen. Ich glaube, bei Verwendung von Antagonisten in adäquater Dosierung geschieht nichts Schlimmes. Ein Ja zur Antagonisierung von Benzodiazepinen mit Physostigmin und Opiaten mit Naloxon nur im Ausnahmefall. Dagegen bejahe ich die Antagonisierung von Muskelrelaxantien als notwendige grundsätzliche Maßnahme.

Braun: Ich würde auch einen Unterschied machen zwischen Muskelrelaxantien und den Antagonisten für Opiate. Ich bin der Meinung, daß alles, was wir machen, gefährlich ist. Ich weigere mich dagegen, daß wir unnötig gefährliche Drogen geben und ich wende mich hier ganz ausdrücklich gegen eine prophylaktische Gabe von Antagonisten bei Opiaten. Das halte ich für nicht zweckmäßig — hier sollten wir zurückhaltend sein, wenn irgend möglich. Ich verweise auch auf die personellen und organisatorischen Möglichkeiten des Aufwachraumes, die ausdrücklich für diese Situationen geschaffen worden sind. Wenn kein Aufwachraum vorhanden ist, sind natürlich die Bedingungen anders. Bei der Antagonisierung der Muskelrelaxantien bin ich allerdings nicht so strikt.

N.N.: Wie ist die rechtliche Situation; die Arbeit von Tammisto hat doch gezeigt, daß viele Patienten noch einen Relaxantien-Überhang haben, der sich in die Aufwachphase hinein erstreckt. Angenommen, sie machen eine Inhalationsanaesthesie und geben Muskelrelaxantien, antagonisieren am Ende nicht, es passiert ein tödlicher Zwischenfall — was sagt dann der Gutachter?

Tammisto: Wenn ich der Gutachter wäre, würde ich sagen, daß man sich da in der Aufwachphase fahrlässig benommen hat, egal, ob antagonisiert oder nicht antagonisiert wurde. Ein solcher Zwischenfall ist im Prinzip kein Argument für das Für und Wider der Anwendung von Antagonisten. In diesem Fall müßte man sehen, ob der Patient am Ende der Narkose Hinweise dafür hatte, daß die Curare-Wirkung abgeklungen war.

N.N.: In welchem Bereich sind die Dosierungen, wo man mit großer Wahrscheinlichkeit nicht mehr zu antagonisieren braucht?

Zindler: Das möchten wir natürlich alle gerne wissen.

Bonhoeffer: Es fragt sich, was Sie für eine Narkose machen? Ich komme mir langsam etwas einsam vor, wenn ich noch einmal betone, daß wir diese Kombinationsnarkosen mit Halothan und Fentanyl so dosieren, daß wir ohne je antagonisieren zu müssen, am Ende einen ausreichend spontanatmenden Patienten haben. Man kann da mit 0,3 mg Fentanyl über viele Stunden auskommen. In diesem Dosisbereich hat man, insbesondere bei längerdauernden Narkosen, nie Schwierigkeiten hinterher. Man muß das Zeug dann geben, wenn es gebraucht wird und nie prophylaktisch.

Stoeckel: Wenn wir davon ausgehen, daß die sogenannte klassische Neuroleptanalgesie eine Dosierung hat von initial 0,5 mg Fentanyl und wir dann alle 35 bis 40 Minuten 20 Prozent davon repetieren, also 0,1 mg, und die letzte Dosis ungefähr 30 bis 40 Minuten vor dem Ende der Operation gegeben wird, dann müssen wir aus Sicherheitsgründen antagonisieren. Wenn wir diese Dosen um 50 Prozent reduzieren, dann können Sie das als Faustregel für die obere Grenze der Dosis nehmen, bei der nicht mehr antagonisiert werden muß; das ergibt sich aus unseren Messungen und aus Arbeiten, die CO_2-Antwortkurven zur Basis hatten.

Schaer: Man darf das Fentanyl nicht allein betrachten. Wie bereits erwähnt, begünstigt gerade Flunitrazepam das Einschlafen. Das DHB scheint das weniger zu tun. Es hängt also von den Begleitumständen und der Dosierung der begleitenden Pharmaka durchaus auch ab. Das muß bei der ganzen Diskussion mit in die Betrachtung einbezogen werden.

N.N.: Es wird bei der Antagonisierung von Opiaten nur noch vom Naloxon gesprochen.

Aus meiner eigenen klinischen Erfahrung mußte ich, als ich vom Lorfan auf das Naloxon umstieg, feststellen, daß die Patienten ganz schnell über Schmerzen klagten. Seither machen meine Mitarbeiter und ich es so, daß wir zuerst versuchen mit Lorfan zu antagonisieren. Natürlich versuchen wir, in jedem Fall unsere Fentanyl-Dosen so niedrig zu halten, daß wir nicht antagonisieren müssen. Nur wenn das Lorfan nicht ausreicht und der Aufwachraum schnell geräumt werden muß, dann geben wir Naloxon. Ich weiß nicht, warum heute das Lorfan gar nicht mehr im Gespräch ist, das ja auch eine relativ starke Antagonisierung hat.

Bonhoeffer: Ich kann sie beruhigen, auch wir nehmen Lorfan, wenn wir schon antagonisieren müssen.

Zindler: Nun zu den Muskelrelaxantien. Nach meiner Überzeugung sind Sie, wenn Sie Muskelrelaxantien nicht in der Regel antagonisieren, hinter dem Mond. Ich sage das sehr pointiert und ich finde es schön, wenn man sich ein bißchen streitet. Für meine Behauptung gibt es sehr gut dokumentierte Hinweise. Es ist nachweisbar, daß bei einer Besetzung der neuromuskulären Rezeptoren zu 75 Prozent die Atmung noch normal ist. Das bedeutet, daß, wenn der Patient genügend wach ist, die Atmung zentral reguliert wird und die Muskeln sich viermal so stark anstrengen müssen. Das ist meiner Überzeugung nach die Ursache für die – Gott sei Dank – relativ seltenen Re- und Restcurarisierungen, wo man zwei bis drei Stunden nach der Operation den Patienten erstickt im Bett findet. Um diese Möglichkeit zu verhindern, ist sicher richtig, routinemäßig zu antagonisieren und alle diejenigen, die sich die Mühe machen, mit einem Nervenstimulator die neuromuskuläre Übertragung zu prüfen, sind davon ganz fest überzeugt.

List: Ich gehe mit Herrn Zindler nicht ganz konform. Es gibt ja auch Dosierungen, die so niedrig sind, daß sie zur assistierten Beatmung gerade ausreichen, aber keine markante Muskelrelaxierung bewirken. Wenn dann die Operation noch länger dauert, glaube ich nicht, daß man diese Patienten decurarisieren muß. Eine Volldosis von Muskelrelaxantien sollte man antagonisieren.

N.N.: Wenn Sie jetzt an einer kleinen Klinik tätig wären, würden Sie sich dann auch so verhalten, daß Sie nicht antagonisieren, Herr Bonhoeffer?

Bonhoeffer: Die Antwort liegt in Ihrer Frage bereits drin, wenn Sie nicht in der Lage sind, auf ihrer Aufwachstation oder ihrer Intensivstation Patienten postoperativ zu beatmen, dann wird die Sache natürlich überhaupt problematisch mit irgendwelchen größeren Anaesthesien. Es muß ja nicht apparative Beatmung sein, eine der ganz wesentlichen Maßnahmen, die möglich sein muß, ist, daß Sie in der Lage sind, postoperativ jemand zu beatmen. Es muß ja nicht tagelang sein. Es kann natürlich bei jedem Patienten irgendwie passieren, daß er eine Art von Überhang postoperativ hat.

N.N.: Aber würden Sie nicht doch lieber dann das Risiko eingehen und antagonisieren?

Bonhoeffer: Ich würde natürlich kein Risiko eingehen an einer kleinen Klinik, in einer großen aber auch nicht. Es ist doch die Frage, welche Voraussetzungen Sie haben und danach müssen Sie sich richten. Ich halte es, und das möchte ich noch einmal betonen, für einen der ganz wesentlichen Punkte, daß Sie so sparsam wie möglich mit Ihrem Relaxans umgehen, damit Sie hinterher nicht in die Verlegenheit kommen. Ich kenne Kliniken, in denen die Patienten regelmäßig hinterher ihren Relaxans-Überhang haben, da würde ich mich wahrscheinlich auch anders verhalten. Bei uns haben sie den Relaxans-Überhang so gut wie nie und ich übertreibe das tatsächlich nicht. Das liegt an der Art der Medikation und dann stellt sich die Frage plötzlich ganz anders.

Tammisto: Ich bin doch der Meinung, daß man die Patienten so relaxiert, daß die Chirurgen optimale Verhältnisse haben, dann muß man antagonisieren. Man kann natürlich oberflächliche Operationen u.a. durchführen mit nur sehr geringer Curarisierung, man kann auch in tiefer Inhalationsanaesthesie ohne Relaxantien operieren, aber wenn man die Muskelrelaxierung hauptsächlich durch Muskelrelaxantien erzielt, dann finde ich, muß man grundsätzlich antagonisieren.

Bonhoeffer: Ich sehe, daß ich allein bin, aber ich lade jeden, der sehen will, wie man so etwas machen kann, herzlich ein.

List: Noch ein Wort zur Antagonisierung, zum Neostigmin beim Curare und Naloxon bei Opiaten. Beide Mittel sind nicht harmlos, das muß man wissen. Es gibt Untersuchungen und Erfahrungsberichte von Naloxontodesfällen und es gibt eine Unzahl von Todesfällen mit Neostigmin. Wenn man es also vermeiden kann, dann sollte man es auch tun!

N.N.: Es kommt doch häufig vor, daß am Ende der Operation, nämlich beim Verschluß des Peritoneums der Operateur den Anaesthesisten bittet, möglichst eine gute Relaxierung zu bekommen. Danach ist ein schneller Operateur, wie sie überwiegend an den kleineren Krankenhäusern haben, schnell mit dem Hautverschluß fertig, es dauert dann im allgemeinen noch fünf Minuten und die Operation ist zu Ende. Dann soll der Patient möglichst ohne Decurarisierung und möglichst ohne Aufwachraum wieder auf die Station kommen. Da sah ich vorhin auf einem Dia, daß ein Referent die Empfehlung gab, dann Succinylcholin. Das ist ja lange Zeit in den Lehrbüchern quasi als „Kunstfehler" angesehen worden, wegen der Gefahr des Dualblocks. Ich habe das bisher nur ein einziges Mal gesehen und ich gebe auch Succinylcholin zum Verschluß der Bauchdecke. Frage: Kann man das allgemein machen, wird das heute nicht mehr als Kunstfehler angesehen?

Bonhoeffer: Ich bin vielleicht auch in diesem Punkt in der Minderheit, ich mache das seit vielen Jahren und ich habe mich irgendwann mal getraut in einem Panel zu sagen, daß man das machen kann und bin von meinen Panelteilnehmern dann nachher gesteinigt worden, weil ich damit angeblich ganz böse Dinge behauptet hätte. Wenn Sie es machen, ist wichtig zu wissen, was ein gespanntes bzw. ein entspanntes Peritoneum ist und diese Entscheidung nicht dem Chirurgen überlassen und das Sie sicher sind, daß zum Zeitpunkt des Peritonealverschlusses tatsächlich eine signifikante Rückkehr der Muskelaktivität vorhanden ist. Dann können Sie vom klinischen her sehr sicher sein, daß Sie Succinylcholin ohne Gefahr geben können. Ich mache es seit über zehn Jahren und habe nie irgendeinen Ärger mit dieser Methode gehabt.

Tammisto: Betrachtet man das Verhalten der Twitch-Tension nach 100 und 200 mg Succinylcholin bei einer Twitch-Tension von 10, 30 und 60 Prozent. 100 mg Succinylcholin verursacht zusätzliche Relaxierung, wenn es bei ziemlich tiefem Block noch gegeben wird. Bei 30 Prozent Twitch-Tension vielleicht etwas vermehrter Block — aber nur kurzfristig — und erst, wenn die Muskelkraft sich so etwa bis zu 60 Prozent erholt hat, kriegt man eine deutliche zusätzliche Relaxierung durch Succinylcholin. Mit 200 mg Succinylcholin kann man immer eine Relaxierung, d.h.eine Diffusion der Twitch-Tension hervorrufen. Bei Pancuronium ist es etwas anders, 100 mg Succinylcholin verursachen eine etwa 10 Minuten lange dauernde Relaxierung. Wenn nach d-Tubocurarin 100 bzw. 200 mg Succinylcholin verabreicht werden, oder nach Pancuronium 100 mg Succinylcholin, dann ist die Erholung der Twitch-Tension mit diesen Dosen schon sehr gut. Wenn man höhere Dosen Succinylcholin anwendet, dann sieht es so aus, als ob die Twitch-Tension eine fallende Tendenz aufweist. Aufgrund dieser Beobachtung würde ich sagen, daß wenn man am Anfang der Anaesthesie Succinylcholin verwendet, und man weiß, daß der Abbau normal ist, und man hat Beweise dafür, daß die Muskelkraft nach Curare oder Pancuronium bis etwa zur Hälfte wiedergekehrt ist, und sich auf Gaben bis maximal 200 mg Succinylcholin beschränkt, dann würde ich meinen, daß die Erholung der Muskelkraft schneller und besser ist, als wenn man nur nichtdepolarisierende Relaxantien zum Peritonealverschluß appliziert. Diese Technik setzt ja voraus, daß man die Gesamtdosis viel kleiner halten kann, wenn man z.B. in der Phase, wo der Darm genäht wird, mit der Muskelrelaxierung etwas sparsamer umgeht, kann man ohne weiteres Succinylcholin zum Verschluß der Bauchdecke und des Peritoneums intravenös geben. Falls man aber am Anfang nicht sicher war, ob das Succinylcholin normal abgebaut wird, dann sollte man vorsichtig sein, dann kann man bei Succinylcholingabe in der Phase des Peritonealverschlusses zu einem völlig unkontrollierten gemischten Block kommen.

Zindler: Wir haben das auch jahrelang gemacht, nur würde ich selbst empfehlen 40–50 mg Succinylcholin zum Verschluß des Peritoneums zu geben — das reicht völlig aus — und diese Dosis läßt sich ohne weiteres auch wiederholen. 100 bis 200 mg halte ich dagegen für eine unnötig hohe Dosierung.

Tammisto. Es hängt ja sehr davon ab, wie weit die Wirkung des Curare abgeklungen ist. Wenn Sie mit einem Nervenstimulator quantitativ feststellen, daß Sie von der Wirkung der nichtdepolarisierenden Relaxantien schon ziemlich weit weg sind, dann geht es mit kleineren Dosen sehr gut. Wenn Sie aber Succinylcholin verabreichen müssen in einer Situation, wo Sie nicht genau wissen, wie weit die Erholung vom Curarederivat passiert ist, dann würde ich mindestens 100 mg Succinylcholin geben um sicher zu sein, daß der erwünschte Effekt auch eintritt. Nach d-Tubocurarin und Pancuronium ist es anders.

Schaer: Sie haben gezeigt, Herr Tammisto, daß Succinylcholin nach Pancuronium länger wirkt als nach d-Tubocurarin. Hängt das mit der Cholinesterasehemmung durch Pancuronium zusammen?

Tammisto: Da ist man noch unter den Experten verschiedener Meinung. Ich glaube, daß das damit irgendwie zusammenhängen muß, obwohl ich in einem Artikel von Herrn Schuh im Anaesthesisten kürzlich gelesen habe, daß dies nicht die totale Erklärung für den Effekt ist.

Braun: Mir ist nicht ganz klar geworden, ob Sie bei dieser Kombination von nichtdepolarisierenden und depolarisierenden Relaxantien einen Antagonisten noch anwenden, wenn ja, zu welchem Zeitpunkt?

Tammisto: Ich habe auch Antagonisten angewendet nach dieser Kombination. Das ist auch eine ziemlich komplizierte Angelegenheit. Wenn nach Gabe von nichtdepolarisierenden Relaxantien die Erholung der Twitch-Tension 50–60 Prozent beträgt, dann passiert die Erholung nach Succinylcholin auf diesem Niveau und auch sehr schnell. Dann kann man auch sehr gut normal mit Neostigmin arbeiten. Wenn aber die Twitch-Tension noch wesentlich stärker deprimiert ist und man dann Succinylcholin gibt, und dann unmittelbar anschließend antagonisiert, dann bekommt man verschiedenartige Kurven. In einigen Fällen ist die Erholung schnell, in einigen ist sie nur initial schnell und stabilisiert sich dann vielleicht für eine halbe Stunde und geht dann erst wieder hoch. Diese Kombination würde ich nicht empfehlen. Aber wenn man grundsätzlich nur mit kleinen Succinylcholindosen arbeitet und sich einigermaßen versichert hat, daß eine Erholung von der Wirkung der nichtdepolarisierenden Relaxantien eingetreten ist, dann finde ich kann man Neostigmin geben, wenn die Wirkung von Succinylcholin vorbei ist.

N.N.: Gibt es Unterschiede zwischen den Wechselwirkungen von d-TC und Succinyl und denen von Alkuronium (Alloferin) und Succinyl?

Tammisto: Das haben wir nicht untersucht.

Bonhoeffer: Wir verwenden die Kombination Alloferin/Succinyl!

N.N.: Haben Sie auch Erfahrungen mit dem Antagonisten Nivalin?

Tammisto: In unserem Institut wurde von Kotzanikis eine Dissertation geschrieben, wo auch Nivalin untersucht wurde. Es geht damit, m.E. besitzt die Substanz aber nicht unbedingt Vorteile gegenüber Neostigmin, Pyridostigmin oder Edrophonium.

Bonhoeffer: Sie haben eigentlich alle klinischen Kriterien zur Beurteilung der Restcurarewirkung als mehr oder weniger unbrauchbar im Vergleich zu den Ergebnissen des Nervenstimulators beschrieben. Was machen wir nun, brauchen wir für jede Anaesthesie einen Nervenstimulator?

Tammisto: Da bin ich offenbar falsch verstanden worden. Klinische Befunde müssen Ergebnisse des Nervenstimulators bestätigen. Wenn der Patient den Kopf fünf Sekunden hochheben kann, die Augen gut öffnet, die Hand drücken kann, genügt das meist. Ich meine allerdings, daß diese klinischen Tests nicht 100%ig ausschließen können, daß keine Relaxanswirkung mehr vorliegt.

Bonhoeffer: Wir kommen jetzt zur Diskussion des Vortrags von Herrn Braun.

Zindler: Das sind ganz bedeutende Befunde, die uns auch in Zukunft noch beschäftigen werden: die Frage der postoperativen Belastung, wenn die Überwachung nicht mehr so intensiv ist, wie während der Operation. Wäre es nicht besser, den Patienten in dieser Zeit noch etwas zu narkotisieren? Sie deuteten an, daß Lachgas eine besondere Bedeutung hat, waren die Patienten bei Ihren Messungen in der Regel beatmet und wäre es nicht vernünftig dann noch etwas Lachgas hinzuzugeben, um diese u.U. gefährliche Stoffwechselsteigerung zu vermeiden?

Braun: Die meisten unserer Patienten waren extubiert, einige haben spontan über den Tubus geatmet. Zunächst muß von diesen Befunden ausgehend, auf die Bedeutung des Aufwachraumes hingewiesen werden. Wenn wir die Kreislaufparameter bei der Lachgasausleitung kontinuierlich registrieren, dann zeigt sich, daß sie ansteigen, so daß man davon ausgehen kann, daß bei dieser hämodynamisch-metabolischen Reaktion die Lachgasausleitung eine Rolle spielt. Es wäre also besonders bei den langdauernden Eingriffen, die ja relativ stark ausgekühlt werden, zweckmäßig, kontrolliert in der postoperativen Phase unter Lachgasanwendung zu beatmen. Dann kann die Aufwärmung noch abgewartet werden, ohne daß parallel dazu der Stoffwechsel stimuliert wird.

Ich möchte noch auf einen weiteren wichtigen Punkt hinweisen: man kann es nicht immer verhindern, daß die Patienten auskühlen. Wenn man es mit relativ großem Aufwand dennoch versucht, findet man neben einem hohen HZV eine weite Peripherie und das Ausbleiben des Muskelshivering. Diese hohe periphere Durchblutung ist eigentlich unerwünscht während der Operation: wenn es blutet, müssen wir viel mehr Blutersatz geben. Das ist schwieriger, als wenn wir die Aufwärmung in die postoperative Phase verlegen, aber auch dann muß die Volumensituation gut überwacht werden.

Schaer: Ich möchte mich auf verschiedene Arbeiten von Karliczeck beziehen, der das Lachgas in erster Linie für die postoperative hyperdyname Phase verantwortlich macht. Es würde mich interessieren, ob er mit dieser Ansicht allein auf weiter Flur steht oder diese Meinung auch von anderen Autoren geteilt wird? Als Konsequenz ergäbe sich ja dann, weniger Lachgas anzuwenden.

Braun: Es ist zweifelsfrei so, daß Lachgas eine Rolle spielt, nur haben Patienten nach der Periduralanaesthesie die gleichen Reaktionen. Es kann also kein kausaler Zusammenhang gegenwärtig nachgewiesen werden. Man kann in der postoperativen Phase durch weitere Zufuhr von Lachgas die metabolischen Reaktionen unterdrücken oder verkleinern.

Schaer: In Extrapolation der Ansichten von Karliczeck müßte man dann doch überhaupt von der grundsätzlichen Verwendung von Lachgas bei jeder Anaesthesie abkommen?

Braun: Wir haben im Augenblick noch keine vernünftige Alternative zu Lachgas. Wir wissen ja auch, daß N_2O ausgeprägte hämodynamische Reaktionen erzeugt, z.B. bei Herzoperationen reagieren die Patienten sehr empfindlich bezüglich ihrer Kontraktilität. Man sollte versuchen, ohne Lachgas auszukommen, vielleicht können O_2/Stickstoffgemische es ersetzen?

Schaer: 60–70% Lachgas entsprechen 0,6–0,7 MAC. Man könnte dies theoretisch mit 1 Vol.-% Ethrane in Luft/Sauerstoff verabreichen. Wäre das eventuell ein Weg?

Braun: Ich halte das für machbar. Es ist aber heute noch nicht bewiesen, ob es wirklich vernünftig ist, auf Lachgas zu verzichten, so daß Ihr Vorschlag dem Auditorium nicht als echte Alternative zur Diskussion angeboten werden kann. Man sollte allerdings diese Frage in Zukunft weiter prüfen.

Bonhoeffer: Ich möchte einen Schritt weiter gehen und sogar davor warnen, in der gegenwärtigen Situation vom Lachgas Abstand zu nehmen, denn es ist eines der schönsten Analgetika, das wir überhaupt haben. Da müßte man schon wirklich gute Beweise dafür haben, bis man N_2O ad acta legen kann.

Zindler: Ich habe schon vor zwei Tagen hier diskutiert, ob die postoperative Reaktion nur eine Lachgasentzugsreaktion darstellt und stimme Herrn Braun zu, daß die postoperative Gabe von Lachgas die metabolische Reaktion verschieben oder verhindern kann.

Braun: Ein kausaler Zusammenhang, ich betone das noch einmal, ist bisher nicht bewiesen worden, man kann nur annehmen, daß er existiert.

N.N.: Wir haben in unseren Untersuchungen auch den Eindruck gewonnen, daß es sich überwiegend um ein Lachgasentzugssyndrom handelt. Es kommt nach dem Abstellen von N_2O zu einer dramatischen Erholung des peripheren Widerstandes, das könnte u.U. über eine erniedrigte Hauttemperatur getriggert werden. Wenn Sie Lachgas weiter geben, kommt es nicht zu dieser Reaktion und wird der Patient inzwischen aufgewärmt, ist die Reaktion zwar noch vorhanden, jedoch erheblich abgeschwächt.

Tammisto: Das Grundproblem ist doch, daß die Solltemperatur im Gehirn während der Operation durch den Streß erhöht wird, vielleicht auf 38,0 oder 38,5 °C, je nachdem wie streßreich diese Operation war. Erst wenn diese Solltemperatur erreicht worden ist, verschwinden diese Symptome und die Hauttemperatur erhöht sich. Ich glaube, daß man das Problem verhindern könnte, wenn man die Temperatur während der Operation nicht nur hält, sondern etwas erhöht. Oder man dämpft diese gestörte Temperaturregulation durch Lachgas oder Opiate.

Bonhoeffer: Die Steigerung des Sauerstoffverbrauchs und die damit verbundene Belastung ist ja in der Regel um ein Vielfaches größer, als was z.B. bei der Anaesthesieeinleitung alles an Streß passieren kann. Sie sprechen von 100% Steigerung, es können aber auch 500% werden!

Braun: In der Literatur sind Stoffwechselsteigerungen bis 500% beschrieben worden, wir selbst haben Sauerstoffverbrauchssteigerungen „nur" um ca. 350% gemessen. Das alles ist eine ganz enorme Belastung, die zudem im Einzelfall nicht kalkulierbar ist. Die Situation ist natürlich nicht gleich bei jedem Patienten gefährlich, aber man muß das Syndrom kennen, erkennen und im Auge behalten können.

Bonhoeffer: Es steht jetzt zwar hier im Programm: „Zusammenfassung und Schlußwort". In Anbetracht der sehr heterogenen Diskussion und der fortgeschrittenen Zeit möchte ich jedoch einfach auf beides verzichten und das Panel unkonventionell schließen und Ihnen sehr für Ihre Geduld danken, mit der Sie hier ausgeharrt und diskutiert haben.

Freie Vorträge
Die Aufwachphase einer Anaesthesie

Vergleichende Untersuchungen von Anaesthesieverfahren in der postoperativen Phase nach großen abdominal-chirurgischen Eingriffen bei geriatrischen Patienten

B. Schockenhoff und P. Hoffmann

Über Jahrtausende hinweg hat sich die mittlere Lebenserwartung der Menschen nur gering verändert. In den letzten 100 Jahren hingegen kam es zu einem Anstieg auf das Doppelte, wobei diese Steigerungstendenz noch anhält. Derzeit liegt die Lebenserwartung bei Männern etwa um 70 Jahre und bei Frauen um 74 Jahre. 8.3% der Bevölkerung der Bundesrepublik waren 1980 älter als 70 Jahre.

Im Gegensatz zum Beginn dieses Jahrhunderts, als das 40. Lebensjahr zumeist als oberste Grenze für einen operativen Eingriff galt, hat sich der Anaesthesist zunehmend darauf einzustellen, daß das chronologische Alter eines Patienten keine Kontraindikation für die Durchführung eines operativen Eingriffes und einer Anaesthesie darstellt. Im Mittel aller deutschen Kliniken werden heute etwa 20% aller Operationen an Patienten jenseits des 65. Lebensjahres vorgenommen.

Mit der Zunahme der Lebenserwartung synchron geht eine deutliche Zunahme der Morbiditätsziffer des Dickdarmscarcinoms, das in seiner Verbreitung in den letzten Jahren im Vergleich zu anderen malignen Tumoren besonders stark zugenommen hat und dessen Rate noch weiterhin ansteigt. Nach Deyhle erkranken jährlich in der BRD fast 30 000 Menschen an colo-rectalen Tumoren, 20 000 Menschen sterben jährlich daran. Dies ist eine höhere Zahl, als die der Menschen, die im Straßenverkehr ums Leben kommen.

Da das Dickdarmcarcinom bevorzugt eine Erkrankung des höheren Lebensalters ist und der geriatrische Patient aufgrund seiner bekannten Multimorbidität trotz verbesserter diagnostischer und therapeutischer Möglichkeiten nach wie vor durch die Anaesthesie in seinen Vitalfunktionen erheblich beeinträchtigt werden kann, haben wir vier verschiedene Anaesthesieverfahren in der so entscheidend wichtigen postoperativen Phase miteinander verglichen.

Wir untersuchten im Vergleich die Kreislaufparameter Blutdruck und Herzfrequenz, den arteriellen Sauerstoff- und Kohlensäure-Partialdruck sowie den pH-Wert und die Sauerstoffsättigung in 6stündlichen Abständen bis zum 2. postoperativen Tag.

Die vier untersuchten Patientenkollektive waren statistisch vergleichbar, sie unterschieden sich nicht in Art und Zahl der Vorerkrankungen. Auch hinsichtlich Lebensalter und Gewicht traten zwischen den vier Gruppen keine signifikanten Unterschiede auf. Ebenfalls vergleichbar waren die operativen Eingriffe. Es handelte sich um anteriore oder transsacrale Rektumamputationen, Hemicolektomien, Colektomien oder Sigmaresektionen.

Zur Verdeutlichung seien die durchgeführten Anaesthesieverfahren kurz beschrieben; wobei darauf hingewiesen sein soll, daß alle Patienten 30–45 min vor Anaesthesiebeginn mit Thalamonal und Atropin prämediziert worden war: Die Halothan-Inhalationsnarkose wurde mit Methohexithal 1,0–1,25 mg/kg/KG eingeleitet. Nach Intubation unter Succinylcholin wurde die Narkose unter 0,8–1,2 Vol.-% Halothan sowie kontrollierter Beatmung mit N_2O/O_2 65%:35% bei Relaxierung mit Pancuronium weitergeführt.

Die Neuroleptanaesthesie wurde in klassischer Weise mit 10–20 mg Dehydrobenzperidol und 0,4–0,5 mg Fentanyl eingeleitet, nach Intubation wurde ebenfalls kontrolliert beatmet mit N_2O/O_2 65%:35% unter Relaxation mit Pancuronium und Fentanyl je nach operationsbedingter Notwendigkeit und nach dem Verhalten der Patienten intermittierend nachinjiziert.

Die Anlage der Katheter-Peridural-Anaesthesie erfolgte in Seitenlage in Höhe $L_{3/4}$ oder $L_{4/5}$. Als Anaesthetikum verwendeten wir Bupivacain 0,5% 17–22 ml als Initialdosis sowie 6–10 ml als Nachinjektion nach etwa 2–2,5 h nach Operationsbeginn.

Bei dem Kombinationsverfahren KPD + NLA wurde zunächst die KPD wie beschrieben angelegt und anschließend eine modifizierte NLA mit 0,2–0,3 mg Fentanyl und 15–20 mg Hypnomidate sowie Relaxation und kontrollierter Ventilation mit N_2O/O_2 wie oben durchgeführt. DHBP wurde in einer reduzierten Dosis von 5–10 mg erst nach Kreislaufstabilisierung im Verlauf der Anaesthesie gegeben.

Es standen also einem Anaesthesieverfahren unter Spontanatmungsbedingungen drei Verfahren mit kontrollierter Beatmung gegenüber. Ebenfalls unterschiedlich war das postoperative analgetische Therapieschema. Während die mit Halothan-Narkose und klassischer NLA anaesthesierten Patienten mit Piritramid oder Pentazocin behandelt wurden, erfolgte bei den Patienten, die einen Periduralkatheter hatten, die Analgesierung mit Nachinjektionen von Bupivacain 0,5%.

Die Ergebnisse hinsichtlich der Kreislaufparameter gehen aus Abb. 1 hervor. Der arterielle Mitteldruck zeigt in allen vier Anaesthesieverfahren postoperativ weitgehend konstantes Verhalten. Der Einfluß der Thalamonal-Prämedikation zeigt sich in allen Fällen in einem Absinken des arteriellen Mitteldruckes. Auffallend ist die im Vergleich zu den drei anderen Anaesthesieverfahren sehr geringe Standardabweichung in der NLA/KPD-Gruppe. Sonst ist aber keinem Verfahren hinsichtlich des Verhaltens des arteriellen Mitteldruckes eindeutig der Vorzug zu geben.

Im postoperativen Verhalten der Herzfrequenz (Abb. 2) kam es zum ersten Meßzeitpunkt in der Halothan-Gruppe zu den deutlichsten Veränderungen mit einer Frequenzzunahme um 15%, möglicherweise durch die geringe analgetische Potenz dieses Anaesthesieverfahrens. Bei der NLA-Gruppe nahm die Herzfrequenz um 7% und bei der KPD-Gruppe um 4% zu. Die Patienten, die eine Kombination aus KPD und NLA bekommen hatten, zeigten keine Veränderungen der Herzfrequenz. Auch im weiteren postoperativen Verlauf zeigt die Halothan-Gruppe Herzfrequenz-Anstiege um 11% nach 4 und 10 h. Bei der NLA-Gruppe sinkt die Herzfrequenz nach 4 h um 2% und nach 10 h um 4% ab. Bei maximal 6% liegen die Herzfrequenzveränderungen bei den Patienten, die ausschließlich mit Katheter-PDA anaesthesiert wurden. Das stabilste Verhalten mit Schwankungen von nur 1–2% zeigte die Patientengruppe mit Katheter-PDA und NLA.

Das postoperative Verhalten des arteriellen Sauerstoff- und Kohlensäure-Partialdruckes zeigte charakteristische Verläufe und ist den Abb. 3 und 4 zu entnehmen.

Der arterielle paO_2 ist nach Halothan-Narkose 90 min postoperativ gegenüber dem Ausgangswert um 22% erniedrigt, nach 4 h um 20% und nach 10 h um 24% gesenkt. Dies sind doch relativ erhebliche Veränderungen, die stärker ausgeprägt sind, als nach der NLA klassischen Typs. Hier sind die Verminderungen 18% nach 0 min, 13% nach 4 h und 14% nach 10 h. Zwei Patienten der Halothan-Gruppe hatten jeweils einen paO_2-Abfall auf Werte, die knapp unter 55 mmHg lagen ohne jedoch klinisch relevante Veränderungen zu

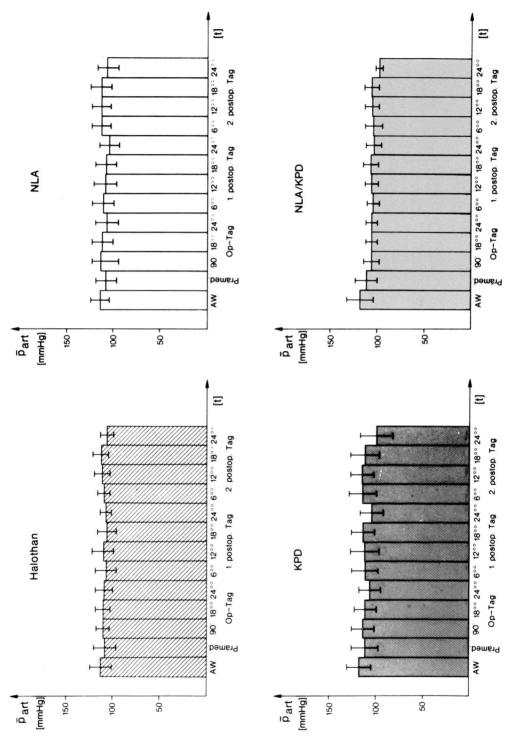

Abb. 1

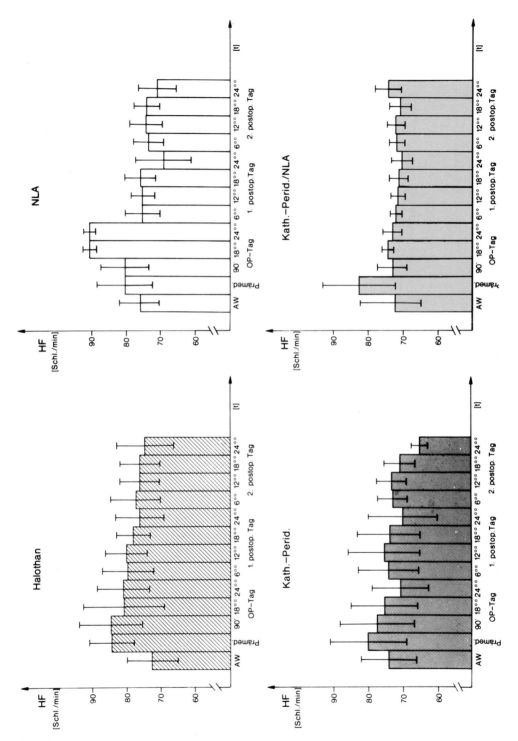

Abb. 2

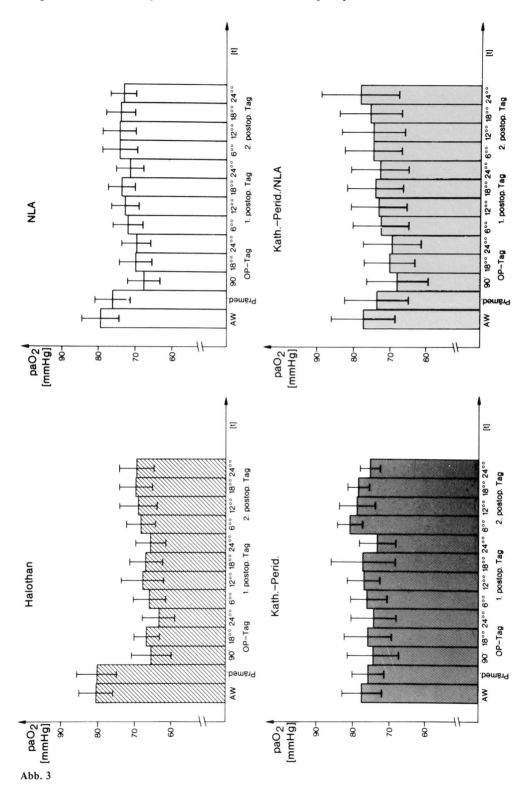

Abb. 3

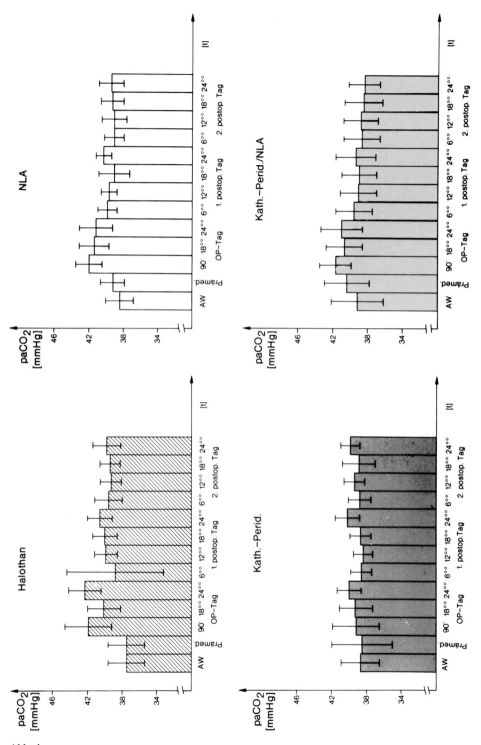

Abb. 4

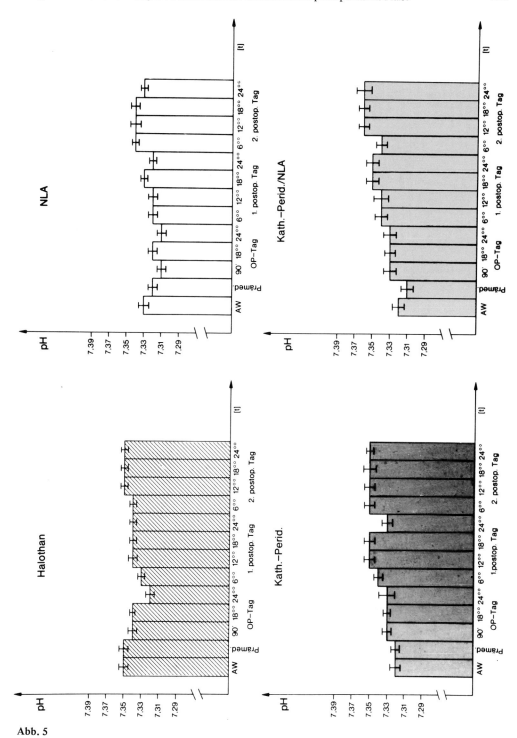

Abb. 5

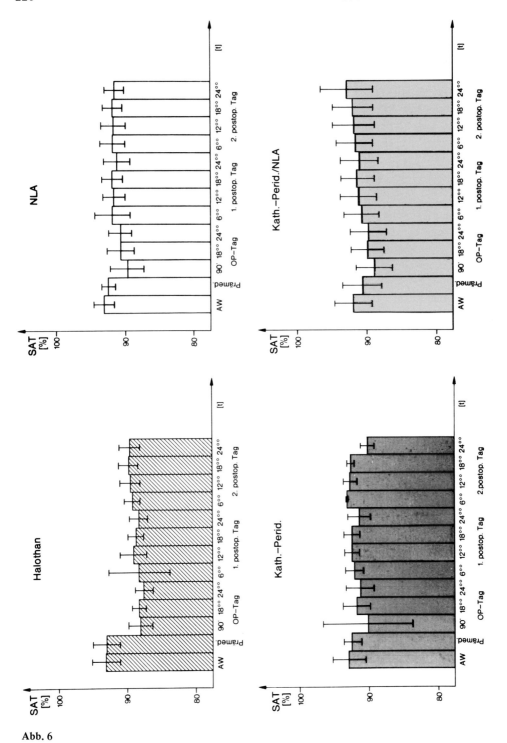

Abb. 6

zeigen, zumal sich alle Patienten zur Überwachung auf unserer Intensivstation befanden.

Die Kombinationsanaesthesie mit KPD und NLA zeigte Senkungen des paO_2 um 12% nach 90 min, um 9% nach 4 h und um 10% nach 10 h. Die Patienten, die ausschließlich mit Katheter-PDA anaesthesiert worden waren und deren Spontanatmung durch das Verfahren nicht ausgeschaltet worden war, hatten nur paO_2-Veränderungen sehr geringen Ausmaßes, nämlich 5% 90 min postoperativ, um 3% nach 4 h und um 5% nach 10 h.

Entsprechend verhielten sich die Werte des $paCO_2$ (Abb. 4). Unter Halothan zeigte sich eine Erhöhung um 10% nach 90 min, um 7% nach 4 h und um 13% nach 10 h. Nach NLA betrug die Erhöhung 8% nach 90 min, 7% nach 4 h und 6% nach 10 h.

Das Kombinationsverfahren zeigte 6% Erhöhung des $paCO_2$ nach 90 min, 4% nach 4 h und 5% nach 10 h. Die „reine" Katheter-PDA brachte eine $paCO_2$-Erhöhung um 3% nach 90 min, nach 4 h ebenfalls 3% und nach 10 h um 4%.

Der pH-Wert (Abb. 5) blieb bei allen vier untersuchten Gruppen innerhalb eines sehr engen physiologischen Bereiches zwischen 7,31 und 7,35. Entsprechend dem Verhalten des paO_2 zeigten sich die Werte der arteriellen Sauerstoffsättigung (Abb. 6). Erwähnenswert erscheint, daß die Werte bei den mit Halothan-Inhalationsnarkose behandelten Patienten über einen Zeitraum von über zwei Tagen unter 90% liegen.

Unsere Studie untersuchte den besonders bei geriatrischen Patienten und nach entsprechend ausgedehnten chirurgischen Eingriffen bedeutungsvollen und gefahrenbelasteten postoperativen Zeitraum in Abhängigkeit vom gewählten Anaesthesieverfahren. Ein wichtiges Ergebnis unserer Untersuchungen ist, daß sich mit allen vier geprüften Verfahren gute und risikoarme Anaesthesien durchführen lassen. Allerdings haben sich graduelle Unterschiede gezeigt, die die Überlegenheit der postoperativen Analgesierung durch Lokalanaesthetika-Gabe in einen Peridural-Katheter deutlich werden lassen. Zu den bekannten Vorteilen wie geringere Wundheilungsstörungen und besseres Ingangkommen der Darmfunktion bei diesen ausgedehnten Dickdarmoperationen, kommt eine ausgesprochene Stabilität der Kreislauf- und Atmungsparameter hinzu, die den nach Halothan und klassischer NLA gefundenen Werten überlegen ist. Graduell schneidet die „reine" Periduralanaesthesie geringfügig günstiger ab. Allerdings ist bei einer Vielzahl der Befunde die Standardabweichung recht groß, so daß wir wegen des günstigeren intraoperativen Verhaltens während der kontrollierten Beatmung und wegen der sehr kontinuierlich stabil bleibenden Werte sowie der nach Hempelmann eindrucksvollen Blockade der Streßparameter (z.B. ADH) dem Kombinationsverfahren aus Katheter-Peridural- und Neurolept-Anaesthesie bei großen abdominal-chirurgischen Eingriffen an einem geriatrischen Patientengut den Vorzug geben möchten.

Die Aufwachphase bei geriatrischen Patienten

J. Link und J. Goecke

Einleitung

Durch die Untersuchung soll geklärt werden, wie häufig in der Aufwachphase geriatrischer Patienten Komplikationen auftreten. Um der Schwierigkeit zu entgehen, zwischen anaesthesiebedingten und operationsbedingten Komplikationen unterscheiden zu müssen, bezieht sich die Auswertung nur auf Patienten, die am Auge operiert wurden, da in diesen Fällen eine operationsbedingte Beeinträchtigung vitaler Funktionen in der Aufwachphase in der Regel nie vorkommt. Nach Angaben aus der Literatur [3, 4] liegt die Krankenhausmortalität dieser Patienten, bezogen auf alle Altersgruppen, unter 1%.

Methodik

In unserer Datenbank [2] wurden per Programm alle Patienten gesucht, die von 1973 bis 1980 in der Augenklinik unseres Hauses elektiv während des Routineprogramms operiert wurden und älter als 59 Jahre waren. Anschließend wurden die Daten bezüglich anaesthesiologisch relevanter Inhalte mit dem Programmpaket SPSS analysiert. War für die Aufwachphase eine Komplikation angegeben, wurden die betreffenden Narkoseprotokolle, ggf. auch die Krankenakte, zusätzlich von Hand ausgewertet. Als Aufwachphase wird der Zeitraum definiert, den der Patient nach Übergabe durch den Anaesthesisten im Aufwachraum verbringt.

Ergebnisse

Die Auswertung ergab, daß 1007 Patienten den genannten Kriterien entsprachen, davon waren 989 Patienten entweder in Halothan-Intubationsnarkose (41,6%) oder Neuroleptanalgesie (58,4%) operiert worden. Die Daten der letztgenannten 989 Patienten werden im Folgenden analysiert. Tabelle 1 gibt die Verteilung der Patienten auf die einzelnen Gruppen wieder.

Anaesthesiologisch relevante Nebenerkrankungen, soweit sie in unserem Datensatz erfaßt sind [2], kamen in den einzelnen Patientengruppen gleich häufig vor. Tabelle 2 gibt eine grobe Übersicht über den präoperativen Status der Patienten.

Aus Tabelle 3 ist die durchschnittliche Anaesthesiedauer in den einzelnen Gruppen und die Dosierung der zur Anaesthesie verwandten Medikamente zu entnehmen.

Tabelle 1. Verteilung der Patienten nach Alter, Geschlecht und Anaesthesieverfahren

	60–69 Jahre	70–79 Jahre	80–89 Jahre	≥90 Jahre	Sex.	Komplikationen Aufwachphase	Gesamtzahl d. Patienten	Patienten mit Komplikationen
Halothan	75	45(1)	4	–	M	1(0,8%)	124	4/411
	150a (1)	117(2)	20	–	F	3(1%)	289	(1%)
NLA	100(1)	85	18(1)	2	M	2(1%)	205	19/578
	150(2)	158(11)	64(4)	1	F	17(4,6%)	373	(3,3%)
Summe	475	405	106	3		23	989	

a Anzahl der Patienten, bei denen eine oder mehrere Komplikationen in der Aufwachphase auftraten

Tabelle 2. Praeoperativer Status gegen Anaesthesieverfahren

	Nebenerkrankungen	mehr als eine Nebenerkrankung	Hypertonus	Herzinfarkt im EKG	>20% Übergewicht
Halothan	80%	34%	25%	8%	18%
NLA	90%	35%	30%	11%	17%

90% der Patienten sowohl des Gesamtkollektivs wie auch der Gruppe, bei der postoperative Komplikationen auftraten, wurden mit Succinylcholin + Alloferin relaxiert. Bei 98% der durchgeführten Narkosen wurden kristalloide Infusionslösungen — in 80% der Fälle ausschließlich — infundiert. 14% der Patienten bekamen kolloidale Plasmaersatzmittel. Die Häufigkeit diverser intraoperativer Komplikationen, z.B. Kreislaufdepression, Ventilationsstörung, war mit ungefähr 10% in allen Patientengruppen gleich. Intraoperative Herzstillstände traten nicht auf. Bei Beendigung der Anaesthesie wurde die Wirkung des Relaxans oder des Fentanyls, falls notwendig, mit Pyridostigmin und/oder Lorfan bzw. Naloxan antagonisiert. Zwei Patienten starben im späteren postoperativen Verlauf der Behandlung, ohne daß ein Zusammenhang mit der Anaesthesie erkennbar war.

Tabelle 3. Dosierung und Anaesthesiedauer gegen Anaesthesieverfahren gegen Geschlecht

	60−69 Jahre	70−79 Jahre	80−89 Jahre	≥90 Jahre	Sex	
Thiobarbiturat	3,5 ± 0,7	3,5 ± 0,9	2,8 −		M	Halothan
(mg × kg⁻¹)	3,7 ± 0,7	3,4 ± 0,8	3,3 ± 0,6		F	
	3,5 ± 0,8	3,1 ± 0,9	3,1 ± 0,8		M	NLA
	3,5 ± 2,3	3,1 ± 0,9	3,1 ± 1,4		F	
Methohexital	1,1	0,8	0,8		M	Halothan
(mg × kg⁻¹)	1,0 ± 0,2	0,9 ± 0,2	0,9		F	
	0,9 ± 0,16	0,9 ± 0,3	0,9 ± 0,1	0,7	M	NLA
	0,9 ± 0,2	0,9 ± 0,2	0,9 ± 0,3	0,8	F	
Fentanyl	−	−	−	−	M	Halothan
(µg × kg⁻¹ · h)	−	−	−	−	F	
	6,1 ± 2,9	4,9 ± 1,5	4,6 ± 1,7	4,9	M	NLA
	6,3 ± 2,7	5,9 ± 2,7	6,3 ± 3,1	5,1	F	
DHB	−	−	−	−	H	Halothan
(µg × kg⁻¹ · h)	−	−	−	−	F	
	77 ± 38	66 ± 29	63 ± 29	57	M	NLA
	79 ± 32	73 ± 34	82 ± 30	64	F	
Kristalloide	630 ± 260	750 ± 340	700 ± 250		M	Halothan
Infusion	660 ± 370	680 ± 340	600 ± 300		F	
(ml)	900 ± 400	830 ± 350	730 ± 260	1000	M	NLA
	841 ± 340	810 ± 340	720 ± 325	1100	F	
Dauer	1,4 ± 0,7	1,5 ± 0,6	1,7 ± 0,8		M	Halothan
	1,4 ± 0,7	1,5 ± 0,8	1,3 ± 0,5		F	
	1,5 ± 0,7	1,7 ± 0,8	1,4 ± 0,7	1,8	M	NLA
	1,5 ± 0,7	1,5 ± 0,7	1,3 ± 0,7	1,0	F	

Tabelle 4. Komplikationen im Aufwachraum gegen Geschlecht und Anaesthesieverfahren (Mehrfachnennung eines Patienten möglich)

	Zustand im Aufwachraum:						
	RR-Anstieg >200 mmHg	nicht ansprechbar	Atemdepression (Nachbeatmung)	Lungenödem	wiederholtes Erbrechen (akut)	pulmonale Spastik (akut)	Sex
Halothan	1	–	–	–	–	–	M
	–	1	1	–	–	1	F
NLA	1	1	–	–	–	–	M
	8	2	9	1	1	–	F
Gesamt	10	4	10	1	1	1	27

Bei 23 Patienten traten in der Aufwachphase Komplikationen auf, die in Tabelle 4 aufgeschlüsselt sind. Das Auftreten dieser Komplikationen war unabhängig vom Ausbildungsstand der Anaesthesisten, Fachärzte waren gleichermaßen betroffen wie Kollegen im ersten Jahr der Weiterbildung.

Diskussion

Es überrascht, daß die postoperative Komplikationsrate mit etwa 1% bei den 3 Gruppen „Männer/Halothan", „Frauen/Halothan" und „Männer/NLA" gleich ist, während sie in der Gruppe „Frauen/NLA" auf 4,6% ansteigt. Weiterhin fällt auf, daß Fentanyl und DHB bei Frauen ab 70 Jahren erheblich höher dosiert werden als bei den Männern der gleichen Altersgruppe. Eine Erklärung für dieses Dosierverhalten können wir nicht geben, zumal die Barbiturate in allen Gruppen offensichtlich streng nach Körpergewicht dosiert wurden, ebenso wie Fentanyl und DHB bei den 60–69jährigen (Tabelle 3).

Die höhere Dosierung von Fentanyl in der genannten Gruppe erklärt möglicherweise die häufigere Notwendigkeit der Nachbeatmung (Tabelle 4) bei diesen Patientinnen. Nicht erklären können wir, warum die nicht ungefährlichen hypertonen Krisen postoperativ bevorzugt bei Frauen der NLA-Gruppe auftreten.

Die Ergebnisse unserer Untersuchung stützen die in einem Editorial [1] geäußerte Ansicht, daß Opiatanaesthesien postoperativ für den Patienten gefährlich werden können und deshalb eine besondere Überwachung erfordern.

Literatur

1. Cascorbi HF et al. (1974) Anesthesiology 40:319
2. Link J et al. (1980) Anaesthesist 29:675
3. Petruscak J et al. (1973) Arch Ophthalm 89:106
4. Quigley HA (1974) Am J Ophthalm 77:517

Die CO_2-Antwort nach Neuroleptanaesthesie

H.-D. Kamp, R. Stallenberger und K. Winkelmair

Die Vorteile der Neuroleptanaesthesie bei Einleitung und Aufrechterhaltung einer Narkose sind anerkannt. Zunehmende Unsicherheit verursachen jedoch Berichte über postoperativ aufgetretene Atemdepressionen, die gelegentlich im Atemstillstand gipfeln sollen. Hierfür wird ein biphasischer Verlauf der Atemdepression nach Gabe von Fentanyl verantwortlich gemacht [1, 2].

Der einzige, objektive, experimentelle Beleg für ein solches Geschehen war bisher eine Untersuchung von Becker und Mitarb. [2], die im Anschluß an Narkosen, bei denen Fentanyl bzw. Thalamonal verwendet wurde, die CO_2-Antwort der Patienten bestimmten. Die Messung der CO_2-Antwort, d.h. die Aufzeichnung der Ventilationssteigerung unter CO_2-Stimulation stellt die empfindlichste Methode zur Beurteilung der Regulationsfähigkeit des Atemzentrums dar. Durch Änderung des Kohlendioxydpartialdruckes, der wichtigsten Stellgröße des Atemzentrums, läßt sich weitgehend unabhängig von kortikalen Einflüssen, Umweltreizen und Milieuänderungen isoliert die Erregbarkeit des Atemzentrums definieren, schon bevor eine klinisch manifeste Atemdepression in der Blutgasanalyse erkennbar ist [6].

Abb. 1 zeigt das Ergebnis der Untersuchung von Becker. Die Steilheit der CO_2-Antwortkurve in Prozent des Kontrollwertes bei insgesamt 29 Patienten mit drei verschiedenen Narkosevarianten ist gegen die Zeit aufgetragen. Überraschenderweise findet sich nicht ein steter Anstieg der Steilheit der CO_2-Antwortkurve als Zeichen einer kontinuierlich abklingenden Atemdepression im Gefolge einer ungestörten Pharmakaelimination, sondern nach einer völligen Erholung des Atemzentrums tritt eine erneute Verschlechterung des Atemantriebes ziemlich konstant 3 h nach der letzten Fentanylgabe auf. Dieser steile Abfall signalisiert eine Gefahr, die seit Beckers Untersuchungen mit den Begriffen Fentanyl-Rebound bzw. Refentanylisierung [4, 5] ausgedrückt wurde.

Die Sorge um die sich daraus ergebende Gefährdung unserer Patienten nach „Opioid-Anaesthesien" veranlaßte uns, den Verlauf der CO_2-Antwort im Anschluß an modifizierte Neuroleptanaesthesien, wie sie derzeit am Institut für Anaesthesiologie der Universität Erlangen-Nürnberg durchgeführt werden [7], nachzuprüfen. Bei elf unausgewählten, erwachsenen Patienten, wurde anläßlich eines chirurgischen Extremitäteneingriffes eine Neuroleptanaesthesie durchgeführt (Tabelle 1). Zur Prämedikation erhielten alle Patienten 0,5 mg Atropin und 10 mg Diazepam i.m.. Die Narkoseinduktion erfolgte mit Diazepam, 0,3–0,5 mg Fentanyl, Etomidate und Succinylcholin. Nach Intubation wurden die Patienten mit Alcuronium relaxiert und mit einem Lachgas-Sauerstoff-Gemisch von 7 : 3 l im halboffenen System mäßig hyperventiliert. Falls erforderlich wurde die Analgesie durch Repetitionsdosen von 0,1–0,2 mg Fentanyl aufrechterhalten. Die durchschnittliche Narkosedauer betrug 94 min,

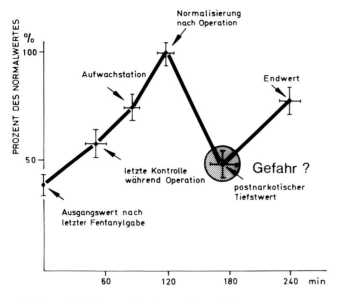

Abb. 1. Die Steilheit der CO$_2$-Antwortkurve in Prozent des präoperativen Kontrollwertes im Anschluß an Narkosen, bei denen Fentanyl verwendet wurde (nach Becker et al. [2])

die letzte Fentanylgabe vor Extubation lag durchschnittlich 68 min zurück. Am Ende der Narkose wurde die Relaxantienwirkung vor der Extubation durch Pyridostigmin antagonisiert. Anschließend erfolgte im halbstündlichen Abstand während 3,5 h die Messung der CO$_2$-Antwort. Um Vigilanzeinflüsse auf die CO$_2$-Antwort durch einen „Weckeffekt" möglichst gering zu halten, modifizieren wir die Rückatemmethode nach Read [6]. Das Kreissystem (Abb. 2) war initial mit 5 l Sauerstoff gefüllt. Das Atemminutenvolumen wurde mit einem Pneumotachographen (Jäger) integriert und über jeweils 30 s gemittelt. Zur Bestimmung der endexspiratorischen CO$_2$-Konzentration diente ein Infrarot-CO$_2$-Meßgerät (Jäger). Die Steilheit der CO$_2$-Antwortkurve wurde als Ventilationssteigerung gegenüber dem endexspiratorischen PCO$_2$-Anstieg von 45 mmHg auf 60 mmHg konstruiert. Als Kontrollwert diente die CO$_2$-Antwort mindestens 24 h nach dem operativen Eingriff.

Das Ergebnis unserer Untersuchung zeigt die Abb. 3. Der erste Meßwert der CO$_2$-Antwort nach Ankunft im Aufwachraum lag bei 47% des Kontrollwertes. Während der folgenden 3 h fand sich für das Gesamtkollektiv ein kontinuierlicher Anstieg der CO$_2$-Antwort auf 85% des Kontrollwertes 3,5 h nach der Extubation. Das Ergebnis unserer Messungen steht somit in deutlichem Gegensatz zu Beckers Untersuchung. Für das Gesamtkollektiv ergab sich kein biphasischer Verlauf der Atemdepression nach Neuroleptanaesthesien. Die individuelle Betrachtung des postoperativen Verlaufs der CO$_2$-Antwort in Prozent des Kontrollwertes bei den elf Patienten zeigt jedoch, daß die CO$_2$-Antwort nicht bei allen Patienten postoperativ eine kontinuierlich ansteigende Tendenz aufwies (Abb. 4). Die sekundäre Verringerung der CO$_2$-Antwort war in keinem Fall größer als 25%. Die Verläufe mit den auffälligsten und größten sekundären Verringerungen der CO$_2$-Antwort sind im oberen Teil der Abb. 5 noch einmal exklusiv dargestellt. Um zu zeigen, welche Konsequenzen solche Veränderungen der Erregbarkeit des Atemzentrums für die Ventilation haben, wurde im unteren Teil der Abbildung parallel das interpolierte Atemminutenvolumen bei einem

Tabelle 1. Allgemeine Daten zur Untersuchung

Untersuchung:
Postoperative Messung der CO_2-Antwort nach Neuroleptanaesthesien (Fentanyl, Diazepam). Jeweils
7 Messungen während 3,5 h
Patienten:
(Mittelwert ± Standardabweichung)
n = 11 (7 männlich, 4 weiblich)

Alter	47,3 ± 15,5	(Jahre)
Gewicht	75,0 ± 10,1	(kg)
Größe	171 ± 10	(cm)

Prämedikation:
Diazepam 10 mg i.m./Atropin 0,5 mg i.m.
Pharmaka während der Anaesthesie: (Mittelwert ± Standardabweichung)

Fentanyl	0,61 ± 0,08	mg
Diazepam	9,3 ± 3,5	mg
Etomidate	12,9 ± 3,5	mg
Alcuronium	13,4 ± 5,6	mg
N_2O/O_2	7,3 l/min	

Zeitangaben zur Anaesthesie: (Mittelwert ± Standardabweichung)

Narkosedauer	94	± 24	min
Zeit zw. Extubation u. letzter Fentanylgabe	68	± 28	min

(0,19 ± 0,12 mg)

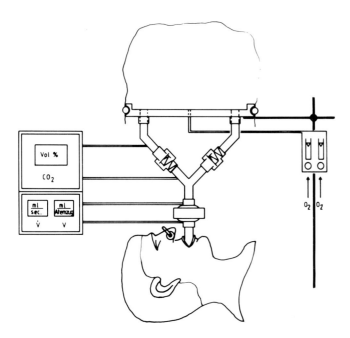

Abb. 2. Anordnung zur Messung der CO_2-Antwort im Rückatemsystem

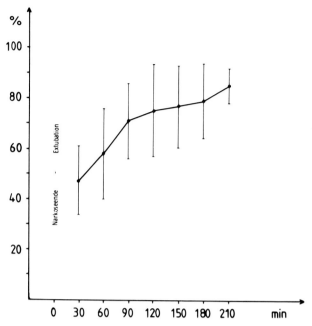

Abb. 3. Steilheit der CO$_2$-Antwortkurve in % des Kontrollwertes nach Neuroleptanaesthesien (Diazepam, Fentanyl). n = 11, Mittelwerte ± Standardabweichungen

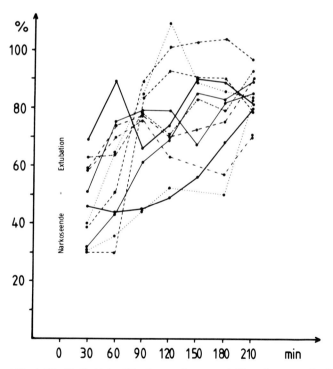

Abb. 4. Die Steilheit der CO$_2$-Antwortkurve nach Neuroleptanaesthesien (Diazepam, Fentanyl) bei 11 Patienten

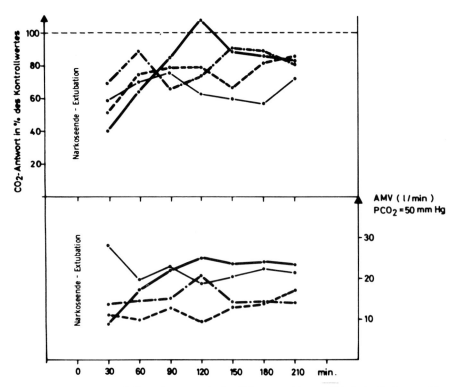

Abb. 5. Die Atmung nach Neuroleptanaesthesien (Diazepam, Fentanyl) bei vier Patienten. Oben: Steilheit der CO_2-Antwortkurve in % des Kontrollwertes. Unten: Atemminutenvolumina bei einem endexspiratorischen PCO_2 von 50 mmHg

endexspiratorischen PCO_2 von 50 mmHg aufgetragen. Es geht daraus hervor, daß keine Kongruenz zwischen diesem Atemminutenvolumen und der Erregbarkeit des Atemzentrums bestand. Bei diesen vier Patienten war die Verringerung der CO_2-Antwort von einem praktisch gleichbleibenden Atemminutenvolumen begleitet, bzw. ging sie sogar mit einer Steigerung der Gesamtventilation einher. Das bedeutet, daß jeweils gegensinnig zur Minderung der Steilheit eine Linksverschiebung der CO_2-Antwortkurve eingetreten war. Die gefundenen sekundären Verringerungen der Erregbarkeit des Atemzentrums hatten somit bei den untersuchten Patienten keine Relevanz. Eigene Untersuchungen haben auch bestätigt, daß bei Verlaufskontrollen der CO_2-Antwort ohne Pharmakaeinfluß Standardabweichungen bis zu 25% auftreten können [6]. Die von uns nach Narkosen mit Fentanyl gefundenen Schwankungen liegen innerhalb dieses Größenbereiches.

Unsere Ergebnisse haben somit keinen Anhalt für einen regelmäßig auftretenden Fentanyl-Rebound gegeben, wenn sich auch eine solche Möglichkeit dadurch nicht ausschließen läßt. Manifeste Atemstörungen nach Opioid-Analgesien sind unserer Meinung nach eher die Folgen einer Überdosierung oder einer inadäquaten Medikamentenkombination [3, 7]. Die angemessenen Gegenmaßnahmen zur Vermeidung von Atemstörungen sind eine sparsame Opioiddosierung und eine konsequente postoperative Überwachung. Andere Maßnahmen zur Verhinderung eines bisher unbewiesenen Fentanyl-Rebounds sind dagegen absolut nachrangig. Ich denke hierbei insbesondere an das Konzept der sogenannten gastroenterosystemischen Rezirkulation [5, 8], das auf der Basis der Becker'schen Untersuchungen entwickelt wurde, die wir mit unseren Ergebnissen nicht bestätigen konnten.

Literatur

1. Adams AP, Pybus DA (1978) Delayed respiratory depression after use of fentanyl during anaesthesia. Brit med J 1:278
2. Becker LD, Paulson BA, Miller RD, Severinghaus JW, Eger EI (1976) Biphasic respiratory depression after fentanyl-droperidol or fentanyl alone used to supplement nitrous oxide anesthesia. Anesthesiology 44:291
3. Kamp HD (in Druck) Opioidrebound und Antagonisierung. In: Ahnefeld FW, Bergmann H, Burri C, Dick W, Doenicke A, Halmagyi M, Hossli G, Rügheimer E (Hrsg) Aufwachphase – Aufwachstation, eine anästhesiologische Aufgabe, Bd 24, Springer, Berlin Heidelberg New York
4. Landauer B (1978) Zur Problematik der unmittelbaren postnarkotischen Phase. Anaesth Intensivmed 19:547
5. Lauven PM, Stoeckel H, Schüttler J, Schwilden H (1981) Verhinderung des Fentanyl-Rebound-Phänomens durch Cimetidin-Medikation. Anaesthesist 30:467
6. Read DJC (1967) A clinical method for assessing the ventilatory response to carbon dioxide. Aust Ann Med 16:20
7. Rügheimer E (1981) Neuroleptanaesthesie. In: Ahnefeld FW, Bergmann H, Burri C, Dick W, Doenicke A, Halmagyi M, Hossli G, Rügheimer E (Hrsg) Die intravenöse Narkose. Bd 23, Springer, Berlin Heidelberg New York
8. Stoeckel H, Hengstmann JH, Schüttler J (1979) Pharmacokinetics of fentanyl as a possible explanation for recurrence of respiratory depression. Brit J Anaesth 51:741

Das Aufwachverhalten von Patienten nach Enflurane-Narkose bzw. Neurolept-Analgesie mit und ohne Antagonisierung durch Naloxone

M. Sold, K.H. Weis und S. Lehrl

Problemstellung

Über das Aufwachverhalten nach längeren Eingriffen existieren nur spärliche Befunde, ein direkter Vergleich der vorliegenden Untersuchungsergebnisse wird durch die Verschiedenheit der angewandten Testmethoden erschwert. Zweck dieser Studie war die Untersuchung des Aufwachverhaltens mit dem Syndrom-Kurztest nach Erzigkeit (SKT), einem Verfahren, das sich bei der Dokumentation neuropsychiatrischer Krankheitsverläufe bewährt hat und die Gesamtheit der Ergebnisse von neun Subtests in einer absoluten Skala ähnlich einer Thermometerskala auszudrücken gestattet [1, 2].

Methodik

Patientenkollektiv: 3×20 HNO-Patienten. Durchgeführte Operation: Tympanoplastik.
Vorgehen:

	Neurolept-Anaesthesie	Enflurane
Prämedikation	Atropin/Thalamonal	0,5 mg/2 ml
Einleitung	Fentanyl/Diazepam	Thiopental
	Succinylcholin	Succinylcholin
	Intubation, Beatmung mit $N_2 O/O_2$, $F_I O_2 = 0,30$	
Erhaltung	Fentanyl, Diazepam,	Enflurane n. Bedarf
	Alloferin nach Bedarf	
	gegen OP-Ende u.U.	
	geringe Dosen Thiopental	
Beendigung	Beatmung mit reinem Sauerstoff	
	20 Patienten	20 Patienten
	$\emptyset$ Antag.	Naloxone
	Extubation, sobald der Tubus nicht mehr toleriert wird	
Testung	30 min, 1, 2 und 3 h postoperativ	

Ergebnisse

Die Ausgangsbedingungen der untersuchten Kollektive waren gleich (Tabelle 1); Unterschiede im Narkosemittelverbrauch der beiden Neurolept-Gruppen bestanden nicht (Tabelle 2). Das Erwachen dauerte nach Enflurane-Narkose signifikant länger als nach NLA (Tabelle 3, p $<$ 0,05). Bezüglich des Extubationszeitpunkts schnitt die nicht antagonisierte NLA erheblich schlechter ab als die beiden konkurrierenden Verfahren (Tabelle 3).

Die psychopathometrischen Tests zeigten eine erhebliche Beeinträchtigung der cerebralen Leistungsfähigkeit (Tabelle 3, Abb. 1); so wiesen alle Patienten nach 30 min ein schweres Durchgangssyndrom auf, ein mittelschweres nach 1–2 h und ein leichtes nach 3 h. Einzige Ausnahme bildete die mit Naloxone (Dosis: 0,27 ± 0,09 mg) antagonisierte Patientengruppe, die 30 min postoperativ ein signifikant besseres Resultat erbrachte (p $<$ 0,05). Unmittelbar postoperativ am schlechtesten schnitten die Patienten nach reiner NLA ab: zwar scheint ihr erster Leistungswert (16,8) mit dem der Enflurane-Patienten (16,9) vergleichbar, doch repräsentiert er lediglich die innerhalb der ersten 30 min extubierten Patienten und vermittelt daher ein verzerrtes Bild.

Die Korrelationsanalyse ergab (Tabelle 4): Benachbarte Leistungswerte wiesen eine engere Korrelation auf als Werte, deren Abnahmezeiten weiter auseinander lagen, ein Hinweis auf das stetige Abklingen der Wirkung der Anaesthetika. Die Dauer der Narkose hatte auf die postoperativ gemessenen Leistungsparameter keinen Einfluß. Bei reiner NLA bestand kein Zusammenhang zwischen der Extubation und dem Verbrauch an Diazepam und Fentanyl (Tabelle 5A); vielmehr korrelierte der Extubationszeitpunkt allein mit dem Zeitpunkt der letzten Fentanylgabe (r = −0,43; p $<$ 0,05). Beim Naloxone fand sich ebenfalls ein signifikanter Zusammenhang allein zwischen der erforderlichen Naloxone-Dosis und dem Zeitpunkt der letzten Verabreichung von Fentanyl (r = −0,49; p < 0,05) (Tabelle 5B). Dies deckt sich mit der klinischen Erfahrung, daß bei zurückhaltender Dosierung von Fentanyl

Tabelle 1. Anthropomorphe Daten

	NLA	NLA + Naloxone	Enflurane
Alter (Jahre)	36,5 ± 8,7	36,1 ± 11,4	33,7 ± 11,7
Gewicht (kg)	73,6 ± 9,7	70,5 ± 12,3	71,5 ± 12,7
Intelligenzquotient	99,9 ± 12,0	95,7 ± 10,8	101,6 ± 15,8

Tabelle 2. Dosierung und Timing der Anaesthetika

	NLA	NLA + Naloxone	Enflurane
Narkosedauer (min)	181 ± 56	181 ± 54	179 ± 48
Diazepamdosis (mg)	13,8 ± 5,8	16,5 ± 8,0	
Fentanyldosis (mg)	1,01 ± 0,29	0,94 ± 0,20	
Alloferindosis (mg)	14,6 ± 5,0	14,2 ± 3,0	7,4 ± 4,0
Thiopentaldosis (mg)	112 ± 117	78 ± 103	369 ± 100
Letzte Fentanylgabe (min[a])	60 ± 24	53 ± 21	
Letzte Alloferingabe (min[a])	74 ± 29	74 ± 36	136 ± 55

[a]min vor OP-Ende

Tabelle 3. Erwachen, Extubation und SKT-Leistungswerte nach mehrstündigen Eingriffen ($\bar{x}$ ± S.D.).
SKT-Punktwert zwischen 0 und 4 Punkten bedeutet einen normalen Befund

	Neurolept-Anaesthesie	NLA + Naloxone	Enflurane
Aufwachzeit (min)	1,2 ± 3,3	1,1 ± 3,5	7,3 ± 6,3[a]
Extubation (min)	65,1 ± 44,4[a]	4,7 ± 2,8	6,9 ± 6,8
SKT-Score präoperativ	2,3 ± 1,9	2,3 ± 1,9	2,4 ± 2,9
SKT 30 min postoperativ	16,8 ± 6,4	12,7 ± 4,4[a]	16,9 ± 3,8
SKT 1 h postoperativ	11,4 ± 5,2	9,4 ± 3,7	10,8 ± 4,0
SKT 2 h postoperativ	10,0 ± 4,0	9,3 ± 3,6	8,6 ± 2,7
SKT 3 h postoperativ	8,1 ± 3,8	8,2 ± 3,4	7,1 ± 2,8

[a] $p < 0{,}05$

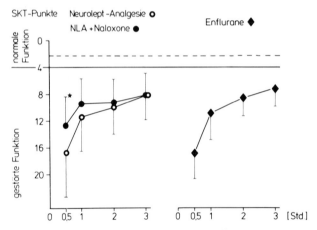

Abb. 1. Das Aufwachverhalten nach mehrstündigen Narkosen, ausgedrückt in den Punktwerten des Syndrom-Kurztests (SKT). Angegeben sind Mittelwerte und Standardabweichung. * = $p < 0{,}05$

Tabelle 4. Korrelationsmatrix sämtlicher SKT-Werte

	präoperativ		postoperativ		
		1/2 h	1 h	2 h	3 h
präoperativ		0,17	0,20	0,39[a]	0,44[a]
1/2 h postoperativ	0,17		0,65[a]	0,50[a]	0,35[a]
1 h postoperativ	0,20	0,65[a]		0,72[a]	0,56[a]
2 h postoperativ	0,39[a]	0,50[a]	0,72[a]		0,75[a]
3 h postoperativ	0,44[a]	0,35[a]	0,56[a]	0,75[a]	

[a] $p < 0{,}01$

Tabelle 5. Multiple Korrelationen nach Neurolept-Anaesthesie, antagonisierter NLA und Enflurane-Narkose. Angegeben sind die Pearson-Korrelationskoeffizienten

		NLA	NLA + Naloxone	Enflurane
A	Extubationszeitpunkt/Diazepam-Dosis	0,29	0,39[a]	
	Extubationszeitpunkt/Fentanyl-Dosis	0,32	0,14	
	Extubationszeitpunkt/Alloferin-Dosis	0,14	0,47[a]	0,43[a]
	Extubationszeitpunkt/Letzte Alloferin-Gabe	−0,21	−0,06	−0,31
	Extubationszeitpunkt/Letzte Fentanyl-Gabe	−0,43[a]	0,23	
B	Naloxon-Dosis/Letzte Fentanyl-Gabe		−0,49[a]	
	Naloxon-Dosis/Fentanyl-Gesamtdosis		0,01	
	Naloxon-Dosis/		0,11	
C	Erwachen/Extubation	0,12	0,46[a]	0,78[a]

[a] $p < 0,05$

der Extubationszeitpunkt nach NLA bzw. eine erforderliche Naloxone-Dosis durch den Zeitpunkt der letzten Fentanyl-Nachinjektion determiniert werden. – Der Korrelationskoeffizient von 0,78 zwischen Erwachen und Extubation nach Enflurane bringt die für Inhalationsanaesthetika charakteristische Gleichzeitigkeit in der Wiederkehr von Bewußtsein und Schutzreflexen zum Ausdruck (Tabelle 5C).

Zusammenfassung

1. Nach mehrstündigen Narkosen besteht unabhängig vom angewandten Narkoseverfahren eine stetig abnehmende, auch noch drei Stunden postoperativ nachweisbare, signifikante Leistungsminderung.
2. Zwischen Inhalationsnarkose und Neurolept-Anaesthesie liegt der Hauptunterschied in der Inkongruenz zwischen dem Erwachen und der Wiederkehr der Schutzreflexe nach NLA. Zwar erwachen die Patienten nach Neurolept-Anaesthesie rascher als nach einer Inhalationsnarkose, eine frühzeitige Extubation erfordert jedoch den Einsatz von Antagonisten.
3. Die durch Naloxone erreichte Antagonisierung der Fentanylwirkung dokumentiert sich auch im initial signifikant besseren Leistungsverhalten dieser Gruppe.
4. Die Korrelationsmatrix ergab:
   a) keinen Zusammenhang zwischen dem Gesamtverbrauch an Fentanyl bzw. Diazepam und dem Extubationszeitpunkt nach NLA,
   b) hingegen eine signifikante Korrelation zwischen dem Zeitpunkt der Extubation und dem Zeitpunkt der letzten Fentanylgabe,
   c) beim Einsatz von Naloxone ebenfalls einen Zusammenhang zwischen der erforderlichen Dosis und dem Zeitpunkt der letzten Fentanylgabe,
   d) eine um so deutlichere Korrelation der gemessenen Leistungswerte, je näher die Abnahmezeitpunkte der Tests beieinander lagen, ein Hinweis auf die Stetigkeit des Abklingens der Wirkung der Anaesthetika.

Literatur

1. Erzigkeit H (1977) Manual zum Syndrom-Kurztest. Vless, Vaterstetten
2. Wieck HH (1978) Relationship between somatic and psychopathometric variables in disorders of consciousness. Arch Psychiat Nervenkr 225:193

Vermeidung einer Re-Fentanylisierung durch die Opiatantagonisten EN-1639 (Naltrexon) und S-20682 im Vergleich zu Naloxon beim Hund

E. Freye und E. Hartung

Einleitung

In der klinischen Praxis ist ein Opiat wie Fentanyl mit hoher Proteinbindung dadurch charakterisiert, daß es sich in den stillen Rezeptoren, den Proteinen des Blutes, der Lunge, der Leber, des Herzens, der gesamten Muskelmasse und des Fettgewebes anreichert (Hess, Herz und Friedel 1971). Diese Eigenschaft führt in der späten postoperativen Phase auf Grund von Umverteilungen zur Freisetzung in das Blut und zu einer noch nach drei Stunden auftretenden Atemdepression. So sind z.B. 60 min nach der Injektion einer Initialdosis von 0,5 mg Fentanyl beim Menschen 65% der injizierten Menge in den stillen Rezeptoren nachzuweisen (Heykants 1977). Von diesen peripheren Depots, dem peripheren Kompartiment, induzieren lokale pH-Veränderungen eine Freisetzung in den Blutstrom (Ainslie, Eisele und Corkill 1979; Adams und Pybus 1978), mit anschließender Atemdepression. Diese Tatsache wird als „Remorphinisierung" bezeichnet. Opiat-Antagonisten, die in der Lage sind, die spezifischen Opiat-Bindungsstellen im ZNS über eine lange Zeit hin zu blockieren, würden eine solche Remorphinisierung vermeiden.

Naloxon, auf Grund seiner Sauerstoffbrücke (Abb. 1) hat eine zu kurze Wirkdauer, da es in der Leber rasch metabolisiert wird (Pachter 1974). Substanzen, die eine solche Brücke nicht enthalten, wären möglicherweise Kandidaten für eine lange antagonistische Wirkung.

Zwei Opioide, die eine solche Sauerstoffbrücke nicht aufweisen, sind das Cyclorphan und das Oxilorphan. Durch Einführung eines Sauerstoffmoleküls in der Sechserposition,

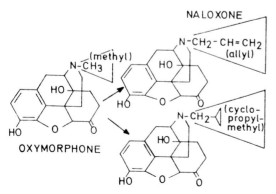

Abb. 1. Die Ausgangssubstanz von Naloxon und Naltrexon (EN-1639). Im Vergleich zu Naloxon hat das Naltrexon anstatt der N-endständigen Allyl- eine Cyclo-propyl-methyl-Gruppe

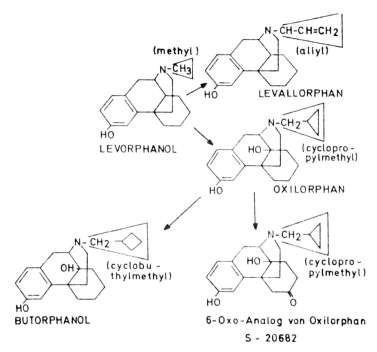

Abb. 2. Die Ausgangssubstanz von Oxilorphan, wo die Einfügung eines Sauerstoffmoleküls in die Sechser
position das 6-Oxo-Analog von Oxilorphan (S-20682) ergibt

erhält man vom Oxilorphan das 6-Oxo-Analog (L-3,14-dihydro-6-oxo-N-cyclopropyl-
methyl-morphinan, Abb. 2). Dieses Derivat zeigt insofern ein interessantes pharmakologi-
sches Wirkprofil, als seine antagonistische Potenz etwa 2 1/2mal so groß ist wie Naloxon,
eine morphininduzierte Analgesie beim Tier aufzuheben (Hirose et al. 1979).

Als potentiell interessanter Antagonist, wurde die Wirkstärke dieses Derivats mit Naloxon sowie seinem N-Cyclo-propyl-Abkömmling, dem Naltrexon (EN-1639, Abb. 1) damit
verglichen, eine fentanylinduzierte Atemdepression beim Hund zu antagonisieren.

Methodik

Trainierte Carotis-Schlingenhunde wurden in drei gleiche Gruppen aufgeteilt (jede Gruppe
n = 6), wobei jedes Tier initial 50 μg/kg Fentanyl als Bolus erhielt. 5 min danach wurde entweder Naloxon, Naltrexon (beide von Endo Laboratories, Garden City, New York USA)
oder das 6-Oxo-Analog von Oxilorphan (S-20682, Shionogi Japan) in einer Dosierung von
1 μg/kg i.v. appliziert und 5-, 30-, 60-, 120-, 180- und 240 min später folgende Parameter bestimmt:
1. Die Atemfrequenz, welche mit einem Monitor der Firma American Optical aus der Wider-
standsänderung der thorakalen EKG-Ableitung errechnet wurde.
2. Die arteriellen Blutgase (art. PO_2, pCO_2), welche wiederholt durch Punktion einer Caro-
tisschlinge gewonnen und mit einem Instrumentation Laboratory System 1303 bestimmt
wurden.

3. Da eine Atemdepression mit dem Vigilanzzustand eine gewisse Korrelation zeigt (Schaer, Baasch und Reist 1978) wurden zusätzlich die EEG-Aktivitäten mit Hilfe von Silber/Silberchlorid-Elektroden (Position C_2-C_3) über einen EEG-Schwarzer-Verstärker (Zeitkonstante 0,3, Hochpassfilter bis 30 Hz) abgeleitet.

Ergebnisse und Diskussion

Die Abb. 3 zeigt die prozentualen Veränderungen der Atemfrequenz im Vergleich zum wachen Ausgangswert.

Wie erwartet führt Fentanyl in dieser hohen Dosierung zu einem Abfall der Atemfrequenz im Mittel um 85%. Dieser Abfall wird durch Naloxon, als auch durch Naltrexon rasch antagonisiert, wobei eine „overshoot"-Reaktion mit Tachykardie nicht zu übersehen ist. Dieser antagonistische Effekt hält jedoch nur bis zur 30. min nach der Applikation des Antidots an, denn schon in der 60. min beträgt der Abfall der Atemfrequenz in der Naloxongruppe 70%, ein Wirkverlust, der in der 180. und 240. min auch für Naltrexon augenfällig wird.

Das S-20682 dagegen, demonstriert einen maximalen Wirkeffekt erst in der 20.–30. min post inj., ohne daß eine Tachypnoe auftritt. In der 240. min beträgt der Frequenzabfall im Vergleich zum Ausgangswert 40%, der in der Naloxongruppe 85% und in der Naltre-

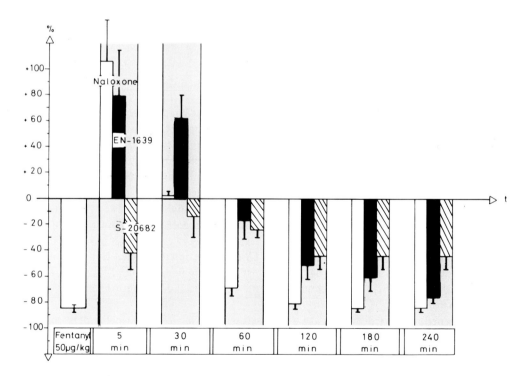

Abb. 3. Die prozentualen Veränderungen der Atemfrequenz im Vergleich zum Ausgangswert nach Fentanylinjektion und folgender Antagonisierung durch Naloxon, Naltrexon oder S-20682. Mittelwert ± mittlerer Fehler des Mittelwertes bis zur 3. Stunde post inj.

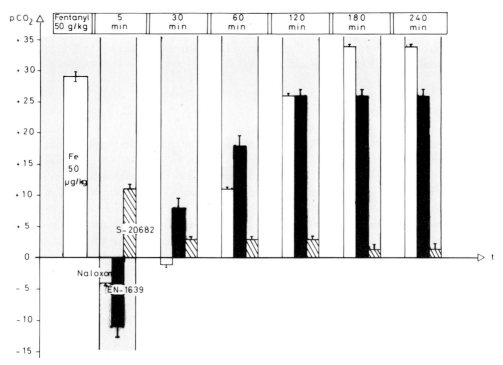

Abb. 4. Die prozentualen Veränderungen des art. pCO_2 im Vergleich zum Ausgangswert nach Fentanylinjektion, und folgender Antagonisierung durch Naloxon, Naltrexon oder S-20682. Mittelwert ± mittlerer Fehler des Mittelwertes bis zur 3. Stunde post inj.

xongruppe ist ein Wirkverlust um 78% zu verzeichnen. Dieser Wirkunterschied der drei Antagonisten ist noch augenfälliger, wenn das Verhalten des art pCO_2 untereinander verglichen wird (Abb. 4).

Während nach der Fentanylinjektion eine pCO_2-Zunahme um 30% zum Ausgangswert besteht, bewirken Naloxon und Naltrexon eine sofortige Aufhebung der Hyperkapnie. In der 60. min post inj. ist bei der Naloxongruppe der pCO_2 wieder um 11% angestiegen, während die Naltrexongruppe durch einen Anstieg um 17% charakterisiert ist. In der 240. min bewirkt der Naloxonwirkverlust schon einen Anstieg um 33%, dem ein Anstieg von 28% bei der Naltrexongruppe gegenübersteht.

S-20682 induziert auch hier keine sofortige Umkehr der opiatbedingten Hyperkapnie. Mit einem maximalen Wirkeffekt in der 30. min, ist der pCO_2 nur noch um 3% zum Ausgangswert erhöht, ein Wirkeffekt, der auch in der 240. min nach der Injektion noch voll zum Tragen kommt.

Der arterielle pO_2 verdeutlicht, daß die Wirkdauer von Naltrexon gegenüber der von Naloxon etwa um das Doppelte verlängert ist. Jedoch in der 180. min steht das S-20682 gegenüber den beiden Oxymorphon-Abkömmlingen günstiger dar insofern, als der art pO_2-Abfall bei der Naloxongruppe 22%, bei der Naltrexongruppe 8% und bei der S-20682-Gruppe nur 5% beträgt (Abb. 5).

Die Ursache für den längeren Wirkeffekt von S-20682 ist möglicherweise in
a) einer längeren Haftung am spezifischen Rezeptor oder

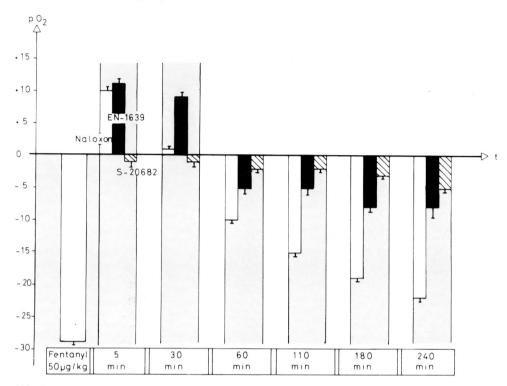

Abb. 5. Die prozentualen Veränderungen des art pO_2 im Vergleich zum Ausgangswert nach Fentanyl-injektion, und folgender Antagonisierung durch Naloxon, Naltrexon oder S-20682. Mittelwert ± mittlerer Fehler des Mittelwertes bis zur 3. Stunde post inj.

b) einer geringeren biologischen Abbaurate in der Leber (Pachter 1974) zu sehen.

Ähnlich wie der partielle Opiat-Antagonist Buprenorphin, der sich durch eine niedrige Dissoziationsrate vom Rezeptor auszeichnet, ist der Wirkungseintritt von S-20682 als sehr „träge" zu bezeichnen. Diese Tatsache bringt jedoch den Vorteil mit sich, daß eine „Overshoot"-Reaktion, wo es zu einer schlagartigen Verdrängung des Opiates vom Rezeptor mit einer daraus resultierenden exzitatorischen Reaktion kommt, ausbleibt.

In den Fällen, wo eine fentanylbedingte, noch nach 240 min wieder auftretende Atemdepression auffällig wird, sind auch charakteristische Veränderungen im EEG zu verzeichnen. Es kommt dann, ähnlich unter der alleinigen Fentanylapplikation, zu einer Amplitudenzunahme und Frequenzverminderung cortikaler Aktivitäten (Abb. 6).

Schlußfolgerung

1. Die Studie konnte demonstrieren, daß Naltrexon (EN-1639) im Vergleich zu Naloxon eine etwa doppelte Wirkdauer aufweist, die fentanylbedingte Atemdepression zu antagonisieren. Der Morphinan-Abkömmling S-20682 (das 6-Oxo-Analog von Oxilorphan) zeigte demgegenüber jedoch auch noch in der 240. min post inj. einen deutlichen Wirkeffekt.
2. Bei der Beurteilung der Wirkprofile neuer Opiatantagonisten ist nicht so sehr die antagonistische Stärke als vielmehr die Wirkdauer von klinischem Interesse.

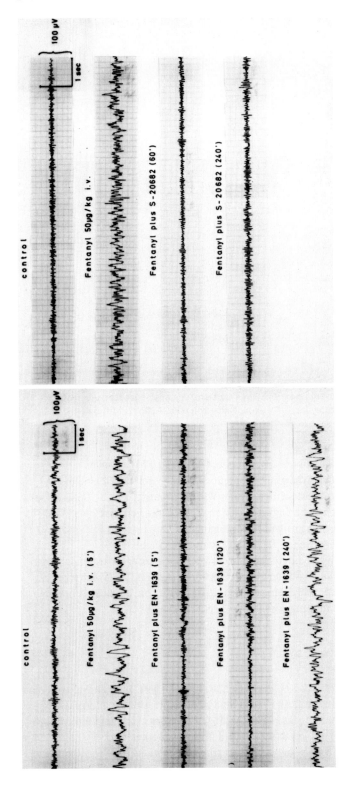

Abb. 6. Repräsentatives Beispiel frontaler EEG-Ableitungen im Wachzustand, nach Fentanyl und folgender Antagonisierung durch Naltrexone bzw. durch S-20682. Im Gegensatz zu Naltrexon tritt auch nach der 240. min unter S-20682 eine Amplitudenzunahme und Frequenzverminderung nicht auf

3. Das EEG scheint insofern ein zusätzlicher, nützlicher Parameter zu sein, als es in der Lage ist, neuropharmakologische Verbindungen zwischen Atemregulation und kortikalen Aktivitäten aufzuzeigen.

Literatur

Adams AP, Pybus DA (1978) Delayed respiratory depression after use of fentanyl during anaesthesia. Brit Med J 1:278

Ainslie SG, Eisele JH, Corkill G (1979) Fentanyl concentration in brain and serum during respiratory acid-base changes in the dog. Anesthesiology 51:293

Hess R, Herz A, Friedel V (1971) Pharmakokinetics of fentanyl in rabbits in view of the importance for limiting the effects. J Pharmacol & Expt Ther 179:474

Heykants J (1977) On the Pharmakokinetics of fentanyl. Internal Research Report, Janssen Pharmaceutica

Hirose K, Matsushita A, Kojima Y, Eihyo M, Ijoyama H, Shiomi T, Tsukinoki Y, Matsubara K, Hatakeyama H, Kawasaki K (1979) The pharmacology of S-20681 and S-20682, 6-oxo-cyclopropyl-methyl-morphinans as narcotic antagonist analgesics. Arch Int Pharmacodyn 241:79

Pachter IJ (1974) Synthetic 14-hydroxymorphinan narcotic antagonists. In: Braude MC, Harris LS, Smith MJP, Villareal JE (eds) Narcotic Antagonits. Adv Biochem Psychopharm 8:57, Raven Press New York

Schaer H, Baasch K, Reist F (1978) Die Atemdepression nach Fentanyl und ihre Antagonisierung mit Naloxone. Anaesthesist 27:259

Die Therapie des postoperativen Schüttelfrostes

Eine vergleichende Untersuchung mit Methylphenidat, Doxapram, Physostigmin und Placebo

H. van Aken, C. Puchstein, J. Plassmann und P. Lawin

Einleitung

Das Zittern bei frischoperierten, aus der Narkose aufwachenden Patienten besteht in einem Muskeltremor und gleichzeitiger Muskelrigidität, die für den Patienten sehr unangenehm und bei der Überwachung und Pflege im Aufwachraum recht störend sind. Die Häufigkeit dieses Symptoms, gewöhnlich kurz als „shivering" bezeichnet, wird in der Literatur verschieden angegeben, wahrscheinlich aufgrund der jeweils verschiedenen Narkosemittel und der unterschiedlichen Patientengruppen [1, 4]. Dieses Shivering geht einher mit verschiedenen unerwünschten physiologischen Reaktionen [4, 7], wie erhöhtem Sauerstoffverbrauch, erhöhter Kohlensäureabgabe, Tachykardie, Wärmeproduktion und Azidose. Ist die kardiopulmonale Reserve des Patienten beeinträchtigt, so kann er diesem erhöhten Bedarf nicht entsprechen. Zudem ist dieses Kältezittern für den aus der Narkose aufwachenden Patienten äußerst unbehaglich und beängstigend, und es ist wünschenswert, diesen Zustand therapeutisch möglichst zu mildern. Verschiedene Medikamente wurden bereits zu diesem Zweck angewendet, doch war bislang keines voll zufriedenstellend [1, 2, 4, 6].

In einer Doppelblindstudie wurde die Wirksamkeit von Methylphenidat (Ritaline), Doxapram (Dopram), Physostigmin mit einem Placebo im Hinblick auf die Beherrschung des postnarkotischen Muskelzitterns verglichen.

Methodik

100 Patienten, deren körperliche Verfassung dem Status I oder II ASA entsprach, wurden im Verlauf von 8 Monaten untersucht. Alle in die Studie aufgenommenen Patienten hatten sich operativen Eingriffen der verschiedensten Art unterzogen, wobei die Narkose mit Enfluran erfolgte. Alle Patienten waren in wachem Zustand mit Zeichen des Muskelzitterns in den Aufwachraum gebracht worden. Als Kriterium für das „Shivering" galt eine unwillkürliche Muskelaktivität, entweder generalisiert oder vorherrschend in den Nacken-, Thorax- und Kiefermuskeln. Patienten mit intrakraniellen Eingriffen, Epilepsie, mit Herzkrankheiten oder Hochdruckkrankheiten wurden nicht in die Studie aufgenommen.

Eine sonst an der Untersuchung nicht beteiligte Person stellte die Testlösungen her: 20 mg Methylphenidat, 100 mg Dopram, 2 mg Physostigmin und als Placebo normale Kochsalzlösung, jeweils in Dosen von 5 ml. Das Personal im Aufwachraum war angewiesen, eine dieser Lösungen i.v. zu geben, sobald ein Patient mit Muskelzittern (shivering) in den Aufwachraum verlegt wurde. Bei allen Patienten wurde über eine Maske 5 l Sauerstoff pro Minu-

te gegeben. Rektaltemperatur, Blutdruck und Puls wurden jeweils vor und nach der Medikation gemessen. Nach der Injektion wurden die Patienten genau beobachtet und das Nach-
lassen des Muskelzitterns zeitlich festgehalten. Sobald der Patient voll ansprechbar war und
das Muskelzittern aufgehört hatte, wurde er nach dem subjektiven Empfinden befragt. Die
statistische Auswertung erfolgte nach dem X^2-, und dem t-Test.

Ergebnisse

100 Patienten wurden in vier Gruppen zu je 25 aufgeteilt. Alter und Gewicht der Patienten
in den vier Gruppen sowie die Operationszeit sind in Abb. 1 dargestellt. Vor und eine Stunde nach Verabreichung der Medikation bestand kein signifikanter Unterschied in der Körpertemperatur der Patienten.

Unsere Behandlung wurde als erfolgreich registriert, wenn das Muskelzittern innerhalb
von fünf Minuten aufhörte und binnen 45 Minuten nicht wieder auftrat. Die Wirkung der
verschiedenen Medikamente auf das Shivering sind in Abb. 2 dargestellt.

Mit Methylphenidat konnte das Muskelzittern erfolgreich bei 23 von 25 Patienten
(92%) beherrscht werden, mit Doxapram bei 18 von 25 Patienten (72%), mit Physostigmin
bei 12 von 25 Patienten (48%). Kochsalzlösung als Placebo wirkte bei 6 von 25 Patienten
erfolgreich (24%).

	NaCl	Doxapram	Methyl-phenidate	Physostigmine
Narkosedauer (min)	163,5 ±40,7	157 ±37	168,3 ±38	155 ±45
Alter (J)	36 ±10	42 ±12	38 ±8	43 ±8
Gewicht (kg)	68 ±22	72 ±12	70 ±3	72 ±5

Abb. 1. Alter, Gewicht und Narkosedauer der vier Untersuchungsgruppen

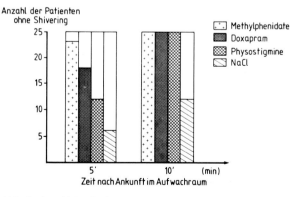

Abb. 2. Anzahl der Patienten ohne Muskelzittern 5 und 10 min nach Ankunft im Aufwachraum

Diskussion

Als Ursachen für das Muskelzittern beim Aufwachen aus der Narkose sind verschiedene Faktoren genannt worden [1, 7].

Ein Absinken der Körpertemperatur wird oft bei Patienten beobachtet, die den klimatisierten Operationssaal verlassen. In unserer Studie fand sich jedoch keine Korrelation zwischen dem Shivering und einem Absinken der Temperatur unter physiologische Werte. Ebenso stieg die Körpertemperatur nach verabreichter Medikation und nachlassendem Shivering nicht wesentlich an. Britchard und Johnston [1] nehmen entgegen der Wärme-verlust-Hypothese an, daß die Muskelspastizität und der Tremor in der Aufwachphase von der sich erholenden spinalen Reflexaktivität herrühren, d.h. von der Aktivierung der höheren motorischen Neuronen nach Einwirkung der Narkose. In jedem Fall ist dieses Symptom während der Aufwachphase physiologisch unerwünscht. Horvath et al. [3] konnten nachweisen, daß sich Energie- und Sauerstoffverbrauch während des Muskelzitterns auf das 2- bis 4fache der Norm erhöhen. Prys-Roberts [7] fand während des Shivering einen Anstieg des Sauerstoffverbrauches und der arterio-venösen Sauerstoff-Differenz; trotz hohen Herz-minutenvolumens war die Sauerstoffversorgung der peripheren Gewebe unzureichend und ging mit erheblicher peripherer Gefäßverengung einher.

Bei jungen Patienten mit ausreichender kardiopulmonaler Reserve und guter Hirn-durchblutung ist ein deutlicher Abfall des arteriellen Sauerstoffanteils als Folge des Shivering nicht von allzu großer Bedeutung. Bei älteren Patienten jedoch, die nicht über diese Reserven verfugen, wie bei atherosklerotischen Gefäßen oder koronarer Herzkrankheit, könnte ein solches Absinken der Sauerstoffsättigung ernste Gefahren mit sich bringen.

In unserer Studie erwies sich Methylphenidat mit 92% als besonders erfolgreich. Es ist ein psychomotorisches Stimulans, dessen Wirkung etwa zwischen der von Koffein und Amphetamin liegt und im besonderen auf einer Änderung der oberen motorischen Neuro-nenblockade beruht. Schließlich kann der sympathikomimetische Effekt des Methylpheni-dats auch antagonistisch zu subnarkotischen Dosen der Narkosemittel wirken. Der uner-wünschte Nebeneffekt einer Tachykardie konnte leicht mit geringen Dosen eines Beta-Blockers beherrscht werden.

Doxapram, ein unspezifisches Analeptikum mit weitgestreuter stimulierender Wirkung auf das Zentralnervensystem, wurde bisher noch nicht gegen das Aufwach-Shivering einge-setzt. Bei einer Erfolgsquote von 72% zeigte diese Substanz keinerlei Nebenwirkungen. Bei Physostigmin lag die Wirksamkeit unter 50%. Möglicherweise wirkt es nur dann, wenn das Muskelzittern als Teilsymptom des zentralen anticholinergischen Syndroms auftritt.

Aus unseren Untersuchungsdaten ergibt sich, daß Methylphenidat und Doxapram unter den getesteten Substanzen die besten Resultate bei der Behandlung des Muskelzitterns in der Aufwachphase erzielen.

Literatur

1. Brichard C, Johnstone M (1970) The effect of methylphenidate (Ritalin) on posthalothane muscular spasticity. Brit J Anaesth 42:718–721
2. Fry ENS (1967) Pentazocine and tremor following halothane anaesthesia. Brit J Anaesth 39:82
3. Horvath SM, Spurr GB, Hutt MK, Hamilton LH (1956) The metabolic cost of shivering. J Appl Physiol 8:595

4. Jones HD, McLaren CA (1965) Postoperative shivering and hypoxaemia after halothane, nitrous oxide and oxygen anaesthesia. Brit J Anaesth 37:35−41

5. Lim TPK (1960) Central and peripheral control mechanisms of shivering and its effects on respiration. J Appl Physiol 15:567

6. Clayban LE, Hirsh RA (1980) Meperidine arrests postanesthesia shivering. ASA 53:180

7. Prys-Roberts C (1968) Postanesthetic Shivering. In: Jenkins MT (ed) Clinical Anesthesia. FA Davis Company, Philadelphia

Physostigmin als Antagonist zu Rohypnol in der postoperativen Phase

C. Puchstein, H. van Aken, J. Plassmann und P. Lawin

Flunitrazepam bietet sich aufgrund seiner rasch einsetzenden schlafanstoßenden Wirkung und der ausgeprägten Amnesie zur Einleitung und Aufrechterhaltung einer Kombinationsnarkose an. Gelegentlich wird jedoch eine verlängerte postoperative Nachschlafphase beobachtet. Vor allem bei relativer Überdosierung kann es zu Verwirrtheit und zu komatösen Zuständen kommen. Von Bernards wurde 1973 und von Rosenberg 1974 vermutet, daß der Cholinesterase-Hemmstoff Physostigmin diese unerwünschten Wirkungen der Benzodiazepine aufheben könne. Physostigmin ist ein wirksamer Antagonist bei Überdosierung von tricyclischen Antidepressiva, Phenothiazinen und Butyrophenon. Aufgrund seiner tertiären Aminogruppe kann es die Blut-Liquorschranke durchwandern. Es ist dadurch möglich, zentrale Störungen, die durch Medikamente hervorgerufen werden und von Halluzinationen, Desorientiertheit bis zu komatösen Zuständen reichen, zu behandeln.

Es wurde eine Untersuchung durchgeführt, um festzustellen, ob sich die bei manchen Patienten auftretende ausgeprägte postoperative Somnolenz durch Physostigmin vermindern oder aufheben läßt.

In einem Doppelblindversuch wurden 78 Patienten, die sich vorwiegend unfallchirurgischen Operationen unterziehen mußten, untersucht. Die Eingriffe dauerten meistens nicht länger als 120–150 min. Die Patienten erhielten als Prämedikation Atropin, Dolantin und Atosil. Die Anaesthesie wurde mit 0,6–1,2 mg Flunitrazepam und 0,3–0,5 mg Fentanyl eingeleitet. Zur Intubation erhielten die Patienten 250–300 mg Thiopental und 60–100 mg Succinylcholin. Die Aufrechterhaltung der Narkose erfolgte mit einem Lachgas-Sauerstoffgemisch von 4/2 l im halbgeschlossenen System und intermittierenden Gaben von Fentanyl und Flunitrazepam. Alle Patienten, die am Ende der Operation eine ungenügende Spontanatmung zeigten, wurden von der Untersuchung ausgeschlossen.

Der Wachheitsgrad der restlichen Patienten wurde sofort nach Ankunft im Aufwachraum nach der in Abb. 1 dargestellten Einteilung bestimmt. Die Patienten, die dem Somnolenzgrad 3 oder 4 zugeteilt wurden, also keine Reaktion auf Anrufen und zum Teil keine Schmerzreize zeigten, erhielten entweder 2 mg Physostigmin langsam i.v. oder physiologische Kochsalzlösung. Die Veränderung der Bewußtseinslage wurde daraufhin in regelmäßigen Abständen überprüft. Die statistische Auswertung erfolgte mit dem χ^2-Test für unverbundene Stichproben. 48 Patienten erfüllten diese genannten Kriterien. Es bestand kein signifikanter Unterschied bezüglich Alter, Gewicht, Narkosedauer, Fentanyl- und Rohypnolmenge zwischen beiden Patientengruppen.

In Abb. 2 ist der Wachheits- und Bewußtseinszustand in der Graduierung von 0 bis 4 gegen die Zeit dargestellt. Bei Ankunft im Aufwachraum reagierten 23 Patienten nicht auf Anruf oder auf Schmerzreize (entsprechend Stadium 4), bei 25 Patienten waren Schmerz-

SOMNOLENZLEVEL				
4	3	2	1	0
Reaktionslos bei Anrufen oder gegen Schmerzreize	Reaktionslos bei Anrufen, Schmerzreize vorhanden	Reaktion bei Anrufen, Schmerzreize vorhanden, desorientiert	Reaktion auf jeden Reiz, gut orientiert, schläfrig	Orientiert, beg. Konversation

Abb. 1. Einteilung des Wachheitszustandes der Patienten in der postanaesthesiologischen Phase im Aufwachraum

reize vorhanden, sie waren aber nicht ansprechbar. Dies entsprach dem Zustand 3 nach der festgelegten Einteilung. Zwischen den Patienten, die mit Physostigmin behandelt wurden (gefüllte Symbole) und der Placebogruppe (offene Symbole) war zum Zeitpunkt 0 kein signifikanter Unterschied. Fünf Minuten nach Medikamentenapplikation zeigten alle Patienten der Physostigmingruppe Reaktionen auf Anruf. Sie waren zwar noch teilweise desorientiert (entsprechend dem Level 2) oder zumindest schläfrig (Graduierung 1). Bei der Placebogruppe befanden sich die meisten Patienten nach 5 min noch in dem Stadium 3. Der Unterschied zwischen beiden Patientengruppen wurde im Verlauf der Untersuchung noch deutlicher. Nach 30 min war die Hälfte der Patienten, die Physostigmin erhalten hatten, völlig wach und orientiert. Die Patienten der Placebogruppe dagegen waren noch deutlich somnolent und desorientiert.

Nach zwei bis drei Stunden waren noch erhebliche Unterschiede zwischen beiden Patientengruppen festzustellen. Aber auch die Patienten der Placebogruppe konnten zu diesem Zeitpunkt auf die Station zurückverlegt werden. Bei einem Teil der Patienten, die

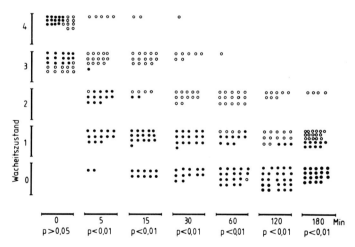

Abb. 2. Veränderung des Wachheitszustandes bei Patienten nach Gabe von Physostigmin oder Placebo in der postanaesthesiologischen Phase. ● Physostigmin, ○ Placebo

Physostigmin bekommen hatten, nahm der Wachheitsgrad nach etwa zwei Stunden wieder etwas ab, d.h. sie wurden schläfrig, waren jedoch leicht erweckbar und keiner war desorientiert. Die Ursache dafür kann in der mit etwa zwei Stunden relativ kurzen Halbwertzeit von Physostigmin liegen.

Anhand eines Doppelblindversuches konnte gezeigt werden, daß Physostigmin die durch Rohypnol hervorgerufene, postoperative Somnolenz vermindern oder aufheben kann. Die Wirkung hält etwa zwei Stunden an. Danach werden einige Patienten wieder schläfriger, bleiben jedoch leicht erweckbar.

Der genaue Wirkungsmechanismus der Antagonisierung von Flunitrazepam durch Physostigmin ist ungeklärt. Die für Benzodiazepine spezifischen Bindungsstellen im Gehirn werden von Physostigmin nicht besetzt. Es handelt sich also mit Sicherheit nicht um einen direkten Rezeptorenantagonismus. Andererseits zeigen Benzodiazepine bei normaler Dosierung keine Affinität zu zentralen cholinergen Rezeptoren. Die Wirkung der Benzodiazepine ist eng verbunden, wenn auch nicht identisch mit dem GABA-Transmittersystem. Sie erklärt sich aus einer verstärkten synaptischen Hemmwirkung in Bereichen, in denen die GABA als inhibitorischer Transmitter eine Rolle spielt.

Da cholinerge Synapsen cortical und subcortical über das gesamte Zentralnervensystem verteilt sind, ist eine Beeinflussung durch andere Transmittersysteme vorstellbar. Möglicherweise kommt es im Verlauf einer Kombinationsnarkose mit Benzodiazepinen zu einer Imbalance der cholinergen Übertragung. Man könnte dann von einem funktionellen Antagonismus zwischen Flunitrazepam und Physostigmin sprechen.

Parasympathische Nebenwirkungen traten nach der Physostigmingabe nur bei zwei Patienten in Form von Übelkeit auf. Weitere unerwünschte Wirkungen konnten nicht festgestellt werden. Andere Untersucher fanden bis zu 70% Übelkeit und Erbrechen kurz nach Applikation von Physostigmin. Von Rupreht und Dworacek wurde jedoch darauf hingewiesen, daß diese Nebenwirkung durch langsame intravenöse Injektion über zwei Minuten vollständig zu vermeiden ist.

Aufgrund unserer Untersuchungen und anderer positiver Berichte erscheint uns ein Therapieversuch mit Physostigmin bei postnarkotischen komatösen Zuständen oder Verwirrtheitssomnolenz nach Ausschluß anderer, kausal zu behandelnder Ursachen, gerechtfertigt.

Literatur

1. Bernards W (1973) Case history number 74: Reversal of phenothiazine-induced coma with physostigmin. Anesth Analg 52:938
2. Granacher RP (1975) The central Anticholinergic Syndrome: Management with Physostigmin. J Kentucky Med Ass 147
3. Rosenberg H (1974) Physostigmin reversal of sedative drugs. JAMA 229:1168
4. Rupreht J, Dworacek B (1976) Central anticholinergic syndrome in anesthetic practice. Acta Anaesth Belg 27:45

The Effect of Centrally Active Cholinergic Agents on Pressure Nociception in Rats

J. Rupreht and M.R. Dzoljic

Several studies have demonstrated analgesic effects of cholinesterase inhibitors and of 4-aminopyridine (Fastier and McDowall, 1958a and b; Saxena 1968; Harris et al. 1969; Harris and Dewey 1972; Weinstock et al. 1980; Lipman and Spencer 1980). Mechanisms by which colinergic agents exert antinociceptive activity have so far remained unresolved. However, Aiello-Malmberg and others (1979) proposed that physostigmine does not act exclusively as a cholinergic agent and may be producing its analgesic effects by increasing the brain levels of 5-hydroxytryptamine. Ireson (1979) found that atropine reversed the analgesic activity of physostigmine which indicates that the muscarinic synaptic site is of essential importance for this action of physostigmine. The possibility of antinociceptive activity of cholinesterease inhibitors through an activation of opiate receptors in the central nervous system has been examined but with contradictory results. Harris and others (1969), reported that naloxone reversed the analgesic effect of physostigmine and oxotremorine. This finding was not confirmed by later studies (Pleuvry and Tobias 1971; Lipman and Spencer 1980).

4-aminopyridine (4-AP) has potent peripheral and central muscarinic actions but without cholinesterase inhibitory activity. Analgesic activity of 4-AP was postulated by Fastier and McDowall (1958a and b) but no experimental data were presented. Interest in 4-AP has recently increased among anaesthesiologists and pharmacologists, probably because of a wider clinical application of this drug (Paskov, Stojanov and Mitsov 1973, Thesleff 1980, Sia and Zandstra 1980, Uges and Bouma 1981, Uges and Huizinga 1981).

We have studied the effects of 4-AP on nociception in the rat. Physostigmine was included in the study for comparison because it has been extensively investigated previously and it is more selective for cholinergic mechanisms than is 4-AP.

Methods

Male albino Wistar rats of five weeks of age and weighing 125–150 g were used. This age was selected, because, in our pilot study, the nociception response to pressure drastically diminished at the age of six weeks. This effect had previously been observed by other authors (Green, Young and Godfrey 1951). Rats were housed, five per cage, at 23 °C, and a 12 hour day-night cycle was imposed. Food and water were given ad libitum. On the day of the experiment they were taken into the "climate room" (noise absorbing, 25 °C), and allowed to adapt to the environment for the following two hours. At 8.30 a.m. control analgesiometric scores (AMS) were determined according to the modified Randall-Selitto test (Randall-Selitto 1957). We used an analgesiometer for the rat paw (Ugo Basile, Milan) which applies pressure to the paw on a surface of 1 mm^2. The pressure increases at a constant rate. The right hind paw was used, and a marking spot was placed so that stimulation was always applied at the same place. We decided to use the hind paw since in our pilot study the dorsum of the hind paw was found to be about twice as sensitive as the tail at its midlength. The cut-off pressure was put at 500 g mm^{-2} in order to prevent tissue damage. The end-point of the stimulation was withdrawal of the paw (or an attempt to do so), or vocalisation (a squeak) which stopped the stimulation automatically through a microphone connected to the cut-off mechanism. The scoring was always done at the same time (2 p.m.), because of the diurnal rhythmicity in nociception (Frederickson 1977). In order to prevent conditioning (Winter 1965), the experiments on individual rats were performed only on each alternative day and not more than twice a day with a time interval between two tests of five hours or more. Rats which were given an intraperitoneal injection were used on only one day. Rats in which the control AMS were found to be equal to or greater than 150 g mm^{-2}, at 8.00 a.m., were not included in the study.

All drugs, diluted in saline were injected intraperitoneally (i.p.) in a volume of 0.5 ml, 25 min before analgesiometric testing. The controls received 0.5 ml saline i.p. in order to account for possible stress analgesia (Hayes et al. 1976). Blind random administration of drugs was used and animals served as self-controls. AMS from the morning session (8.30 a.m.) were compared with those 25 min after administration of agents (2 p.m.). We kept notes on the behaviour of the rats.

Ethical standards for investigation of experimental pain in animals (Pain 1980, 9:141–143) were respected.

Statistical analysis of results was done by means of paired Student's t-test. The minimal number of rats per trial-group was seven.

Drugs used: 4-aminopyridine (Sigma); atropine sulphate (Sigma); naloxone hydrochloride (Endo Inc.); physostigmine salicylate (Merck); DL-α-methyl-p-tyrosine methyl ester (αMPT) (Sigma).

Results

The rats reacted to pressure stimulation primarily by paw withdrawal, and less frequently with a squeak. The average morning nociception score of untreated rats was 135 ± 4 g mm^{-2}. This value differed slightly from day to day and appeared to be insignificantly elevated in the afternoon. Injection of saline i.p. did not significantly change the response to pressure (132 ± 5 g mm^{-2}) compared with nontreated rats.

Physostigmine salicylate (0.5 mg kg^{-1}) caused a marked increase in AMS with a value of 110% above morning scores at 25 minutes after administration (P 0,05; n = 13). Diarrhoea, piloerection and tremor were common side effects. Rats tended to become calm after administration of physostigmine.

The antinociceptive effect of 4-AP was dose-dependent (dose range: 0.25–3.0 mg kg^{-1}) and was maximal at 0.3 mg kg^{-1} with the peak value at 25 min after i.p. administration. Further increase of the dose resulted in fatalities from convulsions. 25 min after i.p. administration of 3.0 mg kg^{-1} 4-AP there was a 185% increase in the analgesiometric score to pressure stimulation (382 ± 36 g mm^{-2}; Fig. 1). Rats exhibited excitation and exploratory behaviour. There was less diarrhea than with physostigmine.

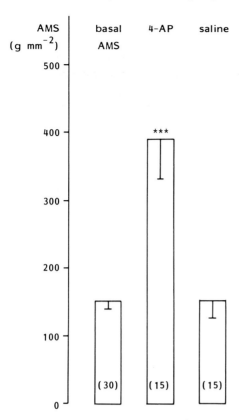

Fig. 1. The effect of 4-AP (3.0 mg kg^{-1}) upon pressure nociception at the dorsum of the right hind paw in rats at 25 min after i.p. administration. Basal analgesiometric scores (AMS) are shown. Figures in brackets indicate number of measurements. Histograms represent mean values of AMS. Verticals are ± SEM. ***: significance with respect to control at P 0.002 level

Naloxone (5.0 mg kg^{-1}) itself had no effect on the response to pressure stimulation in control rats. We observed no behavioural differences between the naloxone and the saline group.

Physostigmine (0.5 mg kg^{-1}) antinociceptive activity was not significantly altered when given together with naloxone (5.0 mg kg^{-1}). Rats appeared calm after i.p. administration of the physostigmine-naloxone combination.

4-AP (3.0 mg kg^{-1}) given together with naloxone (5.0 mg kg^{-1}) retained its antinociceptive activity (352 ± 34 g mm^{-2}; Fig. 2). Behavioural changes were of the same type as after 4-AP given alone.

Atropine sulphate (0.5 mg kg^{-1} i.p.) given alone caused a nonsignificant decrease of AMS (131 ± 7 g mm^{-2}) as compared to saline. The rats, however, appeared active and restless.

Physostigmine (0.5 mg kg^{-1}) antinociceptive activity was nonsignificantly diminished when it was given together with atropine sulphate. Rats were lively, there was no diarrhoea. 4-AP (3.0 mg kg^{-1}, i.p.) retained its antinociceptive activity when it was given together with atropine sulphate (0.5 mg kg^{-1}). Rats appeared to be restless, able to stand against the wall, and to walk around. Diarrhoea was absent.

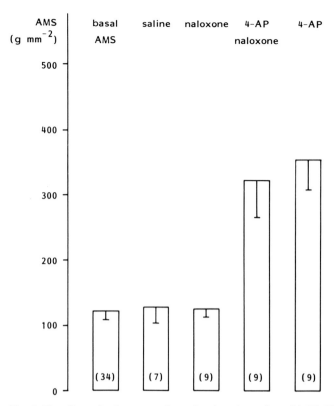

Fig. 2. The effect of naloxone on the antinociceptive action of 4-AP. Note that the addition of naloxone (5.0 mg kg^{-1}, i.p.) to 4-AP (3.0 mg kg^{-1}) did not significantly alter the antinociceptive effects of 4-AP in rats at 25 min after i.p. administration. Figures in brackets indicate number of measurements. Histograms represent mean values of analgesiometric scores (AMS). Verticals are ± SEM

4-AP (3.0 mg kg^{-1}) given *together with physostigmine* (0.5 mg kg^{-1}), was followed at 25 min after i.p. administration by the insignificantly lower AMS (392 ± 16 g mm^{-2}) than when it was given alone (432 ± 46). The rats moved around, were alert, less restless or active than after 4-AP given alone but more active than after physostigmine alone. There was more diarrhoea than after physostigmine alone.

αMPT (200.0 mg kg^{-1}) given 5 h prior to 4-AP (3.0 mg kg^{-1}, i.p.) resulted in complete absence of 4-AP — induced antinociception in rats (Fig. 3). Signs of pheripheral cholinomimetic activity of 4-AP were present. However, the antinociceptive effect of physostigmine (0.5 mg kg^{-1}) on pressure stimulation was not significantly altered by MPT pretreatment (Fig. 4).

Discussion

We confirmed in this study that physostigmine is a potent antinociceptive agent. Its analgesic action was not influenced significantly by naloxone or atropine sulphate. This indicates that physostigmine-induced antinociception does not significantly depend on endorphinergic or

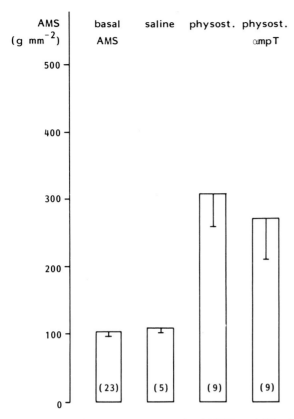

Fig. 3. Effect of DL-α-methyl-p-tyrosine (αMPT) on 4-AP — induced antinociception. Note that pretreatment of rats with αMPT (200 mg kg⁻¹, i.p.) five hours before administration of 4-AP (3.0 mg kg⁻¹, i.p.) abolished the 4-AP — induced antinociception. Figures in brackets indicate number of measurements. Histograms represent mean values of analgesiometric scores (AMS). Verticals are ± SEM

cholinergic transmission. Results with αMPT also indicate that a noradrenergic system is not of essential importance for the antinociceptive effects of physostigmine.

In this study, 4-AP was the main interest because of its increased use in clinical practice, and because of the limited pharmacological data about this potent central cholinergic stimulant, that is devoid of cholinesterase-inhibiting activity (Lundh, Leander and Thesleff 1977). We expected 4-AP to exert potent analgesic effects resembling those of physostigmine which causes an increase in brain acetylcholine (Jankowska et al. 1977). It is evident from this study that the analgesic effect of 4-AP is pronounced. Besides the incomplete studies of Fastier and McDowall (1958a and b), there have been no other reports dealing with the antinociceptive activity of 4-AP. Most investigators were directed to its capability of reversing resistant neuromuscular blockades (Lundh, Leander and Thesleff 1977), and morphine-induced respiratory depression (Shaw and Bentley 1955, Sia and Zandstra 1981).

Absence of any influence of atropine sulphate or naloxone on the antinociceptive effects of 4-AP to pressure stimulation in rats in our study indicates that analgesic activity of this drug does not depend on the functional activities of endorphinergic or cholinergic mechanisms. However, it seems that 4-AP exerts its antinociceptive effects through noradrenaline in the central nervous system. This was supported by the finding in this study

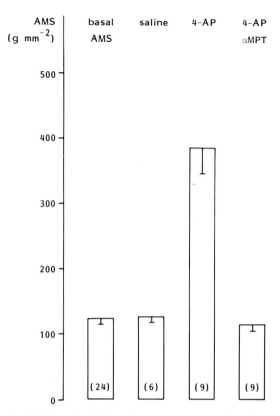

Fig. 4. Effect of αMPT on physostigmine induced nociception. Note that physostigmine (5.0 mg kg^{-1}, i.p.) antinociceptive effect on pressure stimulation in rats was not significantly decreased by pretreatment with DL-α-methyl-p-tyrosine (200 mg kg^{-1}, i.p., 5 hours prior). Histograms represent mean values of analgesiometric scores (AMS). Verticals are ± SEM, figures in brackets indicate number of measurements

that αMPT in a dose of 200 mg kg^{-1}, i.p., which completely depletes noradrenaline stores (Spector, Sjoerdsma and Udenfriend 1965), abolished the antinociceptive action of 4-AP. Besides there is ample evidence that noradrenaline can mediate antinociceptive effects of morphine in the periaqueductal gray (Yaksh 1979). An intrathecal injection on noradrenaline into the spinal cord of the rat also produces a dose-dependent analgesia (Akaike, Satoh and Takagi 1979, Yaksh and Reddy 1981, Liebeskind 1981). Further, it is known that noradrenaline is the neurotransmitter in the descending inhibitory system originating from the nucleus reticularis paragigantocellularis (Tebecis 1974), which is recently located as the site of the analgesic action or morphine and enkephalins (Takagi 1980). In addition, Andén and Leander (1979) found that 4-AP could accelerate the turnover of noradrenaline in the spinal cord. Altogether, it is probable that the descending noradrenaline-dependent inhibitory pathway is the site where 4-AP exerts its analgesic action by increasing noradrenaline release.

We conclude that 4-AP is a potent antinociceptive agent. Its antinociceptive activity is independent of central cholinergic and endorphinergic systems. A central noradrenergic transmitter system is probably the site of the 4-AP antinociceptive activity.

Acknowledgements

We wish to thank Endo-Inc., Garden City, New York, for naloxone, and Miss Johanna Theuerzeit for preparing the manuscript.

Summary

Antinociceptive effects of physostigmine and 4-aminopyridine after i.p. administration were studied in rats according to the Randall-Selitto nociception method. The antinociceptive action of physostigmine was not significantly influenced by atropine, naloxone or α-methyl-p-tyrosine. The antinociceptive action of 4-aminopyridine was also unaffected by simultaneous administration of atropine or naloxone. However, 4-aminopyridine was without antinociceptive effect in rats pretreated with α-methyl-p-tyrosine. It is suggested that the antinociceptive action of 4-aminopyridine is mediated by a noradrenergic system.

References

Aiello-Malmberg P, Bartolini A, Bartolini R, Galli A (1979) Effects of morphine, physostigmine, and raphe nuclei stimulation of 5-hydroxytryptamine release from the cerebral cortex of the cat. Br J Pharmac 65:547

Akaike A, Satoh M, Takagi T (1979) A new device for microinjection of drugs into the lower brain stem of conscious rat. J Pharmacol Methods 2:371

Andén NE, Leander S (1979) Effects of 4-aminopyridine on the turnover of monoamines in the central nervous system of the rat. J Neural Transm 44:1

Fastier FN, McDowall MA (1958a) A comparison of the pharmacological properties of the three isomeric aminopyridines. Austral J Exp Biol 36:365

Fastier FN, McDowall MA (1958b) Analgesic activity of 4-methyl-2-aminopyridine and of some related compounds. Austral J Exp Biol 36:491

Frederickson RCA (1977) Enkephalin Pentapeptides – A review of current evidence for a physiological role in vertebrate neurotransmission. Life Sciences 21:23

Green AF, Young PA, Godfrey EI (1951) A comparison of heat and pressure analgesiometric methods in rats. Brit J Pharmacol 6:572

Harris LS, Dewey WL, Howes JF, Kennedy JS, Pars H (1969) Narcotic-antagonist analgesics: interactions with cholinergic systems. J Pharmacol Exp Ther 169:17

Harris LS, Dewey WL (1972) Role of cholinergic systems in the central action of narcotic agonists and antagonists. In: Kosterlitz HW, Collier HOJ, Villarreal JE (eds) Agonist and antagonist actions of narcotic analgesic drugs. Macmillan, p 198

Hayes RL, Bennett GJ, Newlon P, Mayer DJ(1976) Analgesic effects of certain noxious and stressful manipulations in the rat. Soc Neurosci [Abstr 2] 1350

Ireson JD (1970) A comparison of the antinociceptive actions of cholinomimetic and morphine-like drugs. Br J Pharmacol 40:92

Liebeskind JC (1981) Multiple mechanisms of pain inhibition intrinsic to the central nervous system. Anesthesiology 54:445

Lipman JJ, Spencer PSJ (1980) A comparison of muscarinic cholinergic involvement in the antinociceptive effects of morphine and clonidine in the mouse. Eur J Pharmac 64:249

Lundh H, Leander S, Thesleff S (1977) Antagonism of the paralysis produced by botulinum toxin in the rat. J Neurol Sci 32:29

Editorial (1980) Ethical standards for investigations of experimental pain in animals. Pain 9:141

Paskov DS, Stojanov EA, Mitsov VV (1973) New anti-curare and analeptic drug pimadin and its use in anaesthesia. Exp Chir Anesthesiol 4:48

Pleuvry BJ, Tobias MA (1971) Comparison of the antinociceptive activities of physostigmine, oxo-tremorine and morphine in the mouse. Br J Pharmac 43:706

Randall LO, Selitto JJ (1957) A method for measurement of analgesic activity on inflamed tissue. Arch int pharmacodyn CXI:409

Saxena PN (1968) Mechanisms of cholinergic potentiation of morphine analgesia. Indian J Med Res 46:653

Shaw FH, Bentley GA (1955) Morphine antagonism. Austral J Exp Biol 33:143

Sia RL, Zandstra DF (1981) 4-aminopyridine reversal of fentanyl-induced respiratory depression in normocapnic and hypercapnic patients. Br J Anaesth 53:373

Spector S, Sjoerdsma A, Udenfriend S (1965) Blockade of endogenous norepinephrine synthesis by α-methyl-tyrosine, an inhibitor of tyrosine hydroxilase. J Pharmacol Exp Ther 147:86

Takagi H (1980) The nucleus reticularis paragigantocellularis as a site of analgesic action of morphine and enkephalin. Trends in Pharmacological Sciences, Elsevier-North Holland Biomed Press, p 182

Tebecis AK (1974) Transmitters and identified neurons in the mammalian central nervous system. Scientechnica (Publ) Ltd, Bristol, pp 45–55

Thesleff S (1980) Aminopyridines and synaptic transmission. Neuroscience 5:1413

Uges DRA, Bouma P (1981) Liquid-chromatographic determination of 4-aminopyridine in serum, saliva, and urine. Clin Chem 27:437

Uges DRA, Huizinga T (1981) 4-aminopyridine; analysis of the substance and a method for the preparation of a solution for injection in man. Pharmac Acta Helv 56:158

Weinstock M, Roll D, Erez E, Bahar M (1980) Physostigmine antagonizes morphine-induced respiratory depression but not analgesia in dogs and rabbits. Br J Anaesth 52:1171

Winter CA (1965) The physiology and pharmacology of pain and its relief. In: Stevens G de (ed) Analgetics. Academic Press, New York, pp 9–74

Yaksh TL (1979) Direct evidence that spinal serotonin and noradrenaline terminals mediate the spinal antinociceptive effects of morphine in the periaqueductal gray. Brain Research 160:180

Yaksh TL, Reddy SVR (1981) Studies in the primate on the analgetic effects associated with intrathecal actions of opiates, α-adrenergic agonists and baclofen. Anesthesiology 54:451

Postoperative Messung der SaO$_2$: Erkennung von Komplikationen während der Narkoseausleitung

E. Kirchner

Mehr als 99% der Anaesthesie-Zwischenfälle sind hypoxiebedingt. Die Phase der Narkose-ausleitung und die unmittelbar folgende Zeit haben einen hohen Anteil an diesen Hypoxie-schäden.

Eine routinemäßige, rechtzeitige Erkennung der Hypoxämie ist möglich geworden, seit man die arterielle Sauerstoffsättigung unblutig und fortlaufend so genau und zuverlässig messen kann, wie mit blutigen Methoden. Durch die technologisch neuartige Verknüpfung der Messung der Absorptionskoeffizienten des Blutes bei 650 und 805 nm mit einem Kleinst-Rechner, werden nachteilige Farbeinflüsse durch den Inhalt des venösen Gefäßanteils und die Berücksichtigung der Eigenfarbe des Gewebes ausgeschaltet. Mit dem von uns benutzten Ge-rät (Oxygenmet) ermittelten wir einen Korrelationskoeffizient r = 0,96 im Vergleich zur blutigen Messung arteriellen Blutes im Reflexionsoxymeter.

Die Möglichkeit der unblutigen Messung der arteriellen Sauerstoffsättigung am Finger eröffnet eine neue Dimension im peri- und postoperativen Monitoring. Sie garantiert die zuverlässige Erfassung des „Zuwenig" an Sauerstoff im Blut.

Ein großzügiger Umgang mit den Prinzipien der Wiederherstellung der Spontanatmung (z.B. Nichtventilieren) kann ebensoleicht als nachteilig bzw. potentiell gefährlich entdeckt werden, wie die Auswirkungen des Unterlassens ausreichender Sauerstoffzufuhr in den ersten Stunden nach der Operation.

Beliebig einstellbare Alarmgrenzen (90% SaO$_2$ entspricht in etwa einem PaO$_2$ um 60 mmHg) ermöglichen eine Störungsmeldung so rechtzeitig, daß genügend Zeit bleibt, deren Ursache festzustellen und dem Patienten zu helfen.

Im Falle eines Sauerstoffmangels kehrt sich die Aufgabe des Meßgerätes um: Es über-wacht nun die Wirksamkeit der Hilfeleistungen. Die Tabelle 1 gibt die häufigsten Ursachen für die unmittelbar postoperative Ateminsuffizienz wieder.

Es hat sich gezeigt, daß Anfänger die Prinzipien der Narkosebeendigung schneller ler-nen, wenn eine normale Sauerstoffsättigung die Berechtigung des Vorgehens erweist. Wir las-sen unter ständiger Kontrolle der SaO$_2$ folgende Strategie der Narkoseausleitung nachvoll-ziehen (Tabelle 2):
– Die Barbituratmedikation (Thiopental) wird 60 min vor Operationsende eingestellt, sei es, daß der Perfusor abgestellt oder die letzte 25-mg-Repetitionsdosis gegeben wird.
– Opiate (Opioide) werden in der letzten Stunde vor Operationsende nicht mehr gegeben.
– Die letzte Relaxansdosis wird 45 min (bei Pancuronium-Bromid) oder 30 min (nach Allyl-Nor-Toxiferin) gegeben, so daß eine Antagonisierung entfallen kann.
– Inhalationsnarkotika werden 20–15 min vor Operationsende abgesetzt. Unter Beibehal-tung des Atemminutenvolumens (100 ml/kg/min) kann nach einer klassischen Inhalations-

Tabelle 1. Wichtigste Ursachen für die unmittelbar postoperative Ateminsuffizienz

1. Iatrogene Hypoventilation während des Wiederingangkommens der Spontanatmung.
2. Abrupter Übergang von PEEP-Beatmung auf Spontanatmung.
3. Plötzlicher Ausfall stimulierender Reize nach der Umlagerung ins Bett.
4. Falsche Lagerung des Kopfes, die zum Zurückfallen der Zunge führt.
5. Schwäche der Gesichts- und Schlundmuskulatur oder Behinderung durch Verbände.
6. Verzicht auf die Sicherung des Atemweges durch einen Nasopharyngealtubus.
7. Verlegung der Glottis durch Blutkoagel oder Schleim.
8. Mißdeutung der unkoordinierten Abwehrbewegungen, die unter CO_2-Überhang und/oder Lufthunger auftreten.
9. Überhang von Opiaten, Relaxantien oder Anaesthetika.
10. Ungenügende Antagonisierung oder
11. Vertrauen auf die Sicherheit der Antagonisierung.
12. Schmerzbedingte Atemhemmung.

narkose so viel Narkotikum abgeatmet werden, daß die Patienten nach dem Wiedereintreten der Spontanatmung ansprechbar sind. Durch eine vorübergehende Steigerung des AMV kann die Abatmung beschleunigt werden.

— Allfällige „Entspannungsprobleme", etwa zum Verschluß der Bauchdecken oder zum Anlegen eines Gipses in Narkose, können mühelos durch Zumischen geringster Dosen eines Inhalationsnarkotikums gemeistert werden. Es muß nicht „nachrelaxiert" werden.

— Anstelle der manuellen Bemühungen durch Hypoventilation eine Normocarbie zu erreichen, wird 3 min vor der letzten Hautnaht das Lachgas abgestellt und mit einem $FiO_2 = 1$ AMV von 2000 ml bei einer Frequenz von 4—6/min als „kontrollierte Hypoventilation" eingesetzt.

Unter dieser Technik erreicht der Patient in wenigen Minuten die Spontanatmung, macht die Augen auf und wehrt sich in der Regel gegen den Tubus. Die Extubation kann nach dem Absaugen des Nasen-Rachen-Raumes unverzüglich erfolgen.

Das Einlegen eines Naso-Pharyngeal-Tubus unmittelbar nach dem Absaugen sichert den Atemweg und schafft die Voraussetzung für die postoperative Messung von AZV und Atemstoß.

Sauerstoffgabe über einen Katheter mit Schwamm in das freie (!) Nasenloch verhindert Phasen mit niedriger SaO_2 während der ersten Minuten nach der Umlagerung ins Bett, ggf. auch über längere Zeit.

Tabelle 2. Narkoseausleitung ohne Antagonisierung

Narkosebeginn bzw. Zeit bis			
	Op-Ende		
	60 min	letzte Dosen	Thiopental-Perfusor Opiat
	45 min	letzte Dosis	Pancuronium-Bromid
	30 min	letzte Dosis	Nor-Allyl-Toxiferin
	15 min	Inhalationsnarkotikum	Ab
	3 min	Lachgas Ab, kontrollierte Hypoventilation	
Op-Ende	0 bis + 2 min	Extubation ohne Antagonisierung!	

Diese Strategie der Narkoseausleitung ohne Antagonisierung ist lehrbar — und kann mit der fortlaufenden unblutigen Messung der arteriellen Sauerstoffsättigung zuverlässig überwacht werden.

Die „kontrollierte Hypoventilation" ist im Prinzip mit jedem Narkoserespirator möglich. Sehr erleichtert wird die Einstellung kleiner Atem-Minuten-Volumina bei modernen Geräten, die Atemfrequenzen von 4—6/min zulassen (Takaoka, Ventilog).

Die fortlaufende unblutige Messung der SaO$_2$ deckt alle Schwächen des Vorgehens während der Ausleitungsphase und während des Aufwachens auf. Ganz besonders zu beachten ist die Lagerung des Kopfes. Eine Nackenrolle oder ein Kissen von 10 cm Höhe (wie zur Intubation!) lassen am sichersten die Freihaltung der Atemwege zu. Schon das Zurückbeugen des Kopfes ist für manche Patienten gleichbedeutend mit einer starken Einengung des Atemweges mit nachfolgender Einschränkung des Gaswechsels.

Ohne Sauerstoffzugabe schwanken die SaO$_2$-Werte unmittelbar postoperativ auch bei Gesunden um bis zu 10%.

Für die Phase der Einarbeitung in diese Technik ist es vorteilhaft, die Opiate (Opioide) zunächst wegzulassen und dafür einen Lachgasanteil von 70—75% (Gasmischer!) anzustreben.

Nicht in jedem Fall lassen sich alle denkbaren Auslösungsmöglichkeiten der Hypoxämie sicher vermeiden, mit der fortlaufenden unblutigen Messung der SaO$_2$ jedoch sicher und rechtzeitig erkennen. Damit können alle Schwächen des Vorgehens während der Narkoseausleitung und der Aufwachphase aufgedeckt werden. Die fortlaufende unblutige Messung der SaO$_2$ ist nicht nur geeignet einzelnen Patienten mehr Sicherheit zu geben, sie hilft auch die Methodik der Anaesthesie zu verbessern.

Methodische Untersuchungen und klinische Anwendung einer kontinuierlichen, transcutanen Sauerstoffsättigungsmessung

K. Stosseck, V. Schulz, R. Rubin und C. Riemasch-Becker

In den letzten Jahren wurden verschiedene Meßsysteme entwickelt, die eine klinisch anwendbare, kontinuierliche und unblutige Kontrolle der arteriellen Sauerstoffmessung ermöglichen [1–5]. Neben der Genauigkeit und Zuverlässigkeit dieser Systeme ist die Einfachheit in der Handhabung eine wichtige Voraussetzung für den Routineeinsatz. Ein von Minolta-Kamera entwickeltes Gerät, das Oxygenmet, erfüllt diese Voraussetzung in besonderer Weise.

In einer Silikongummihalterung ist ein Lichtleiterpaar so angebracht, daß das Licht aus Richtung Fingernagel durch die Fingerspitze fällt. Die in der Fingerspitze eintretende Lichtabsorption wird bei 650 und 850 nm über 2 engbandige Fotozellen gemessen. Aus dem Quotienten des mit der Pulswelle variierenden Absorptionsanteiles und des konstanten Absorptionsanteiles wird die arterielle Sauerstoffsättigung bestimmt.

Die Eichung und Funktionstestung des Pulswellenoxymeters wird elektronisch durchgeführt. Nach Verstärkungsanpassung der Pulswellengröße wird der aktuelle Sauerstoffsättigungswert in Abständen von 5 s angezeigt. Über einen vorhandenen BCD-Ausgang kann ein Drucker angeschlossen werden.

Bei fünf Patienten, welche pulmonale Erkrankungen hatten, wurden verschiedene inspiratorische Gasgemische angeboten. Die Gemische befanden sich in Douglassäcken, welche über einen Mehrwegehahn an den Patienten angeschlossen wurden. Die in- und exspiratorischen Sauerstoff- und Kohlendioxydkonzentrationen wurden mit Hilfe eines Massenspektrometers aufgezeichnet. Beginnend mit Luftatmung wurde zunächst ein hypoxisches Gemisch mit 10% Sauerstoffanteil, dann wieder Luft, anschließend ein hypoxisch-hyperkapnisches Gemisch mit 11% Sauerstoff und 6% CO_2, dann ein hypoxisches Gemisch 100% Sauerstoff und schließlich wieder Luft angeboten. Der Meßvorgang nahm im Mittel bei jedem Patienten ca. 1 1/2 Stunden in Anspruch. Parallel zur transcutanen Sauerstoffsättigungsmessung wurde die arterielle Sättigung aus Blutproben in dem AO-Oxymeter der Firma Schwarzer durchgeführt.

Die bei dieser Untersuchung gemessenen Werte sind in Abb. 1 wiedergegeben. Eine lineare Regressionsanalyse ergibt die durchgezogene Linie. Die gestrichelte Linie ist die Identitätslinie. Die transcutan gemessenen Werte liegen systematisch niedriger als die arteriellen.

Abb. 2 zeigt die Mittelwerte und die Standardabweichung der arteriell bestimmten und der transcutan gemessenen Sättigungswerte bei Atmung der hypoxischen, normoxischen und hyperoxischen Atemgasgemische. Die zu vergleichenden transcutanen Meßwerte liegen unter den arteriell bestimmten Sättigungswerten. Die Streuung der transcutanen Meßwerte ist im Vergleich zu den arteriellen Werten etwas größer.

Der Student-t-Test ergibt für die zuvor gezeigten Ergebnisse, daß die Differenz zwischen den arteriellen und den transcutanen Werten für den hypoxischen und normoxischen

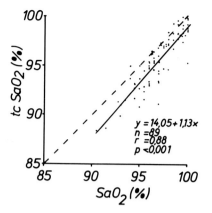

Abb. 1. Vergleich blutiger und transcutan gemessener Sauerstoffsättigungswerte bei Atmung von hypoxischen, normoxischen und hyperoxischen Gasgemischen

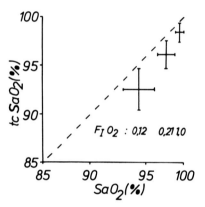

Abb. 2. Mittelwerte und Standardabweichung blutiger und transcutan gemessener Sauerstoffsättigungswerte bei Atmung eines hypoxischen, normoxischen und hyperoxischen Gasgemisches

	$\bar{D}$ %	sD %	N	P
HYPOXIE $F_I O_2 = 0,12$	1,10	1,16	20	< 0,001
NORMOXIE $F_I O_2 = 0,21$	1,01	1,09	38	< 0,001
HYPEROXIE $F_I O_2 = 1,0$	1,74	1,21	17	< 0,001

Abb. 3. Differenz zwischen blutig und transcutan gemessenen Sauerstoffsättigungswerten bei Atmung eines hypoxischen, normoxischen und hyperoxischen Gasgemisches

	REGRESSIONSGERADE	R	P
ALLE WERTEPAARE	Y = -14,05 + 1,13x	0,88	< 0,001
PAT. B.	Y = - 9,37 + 1,08x	0,99	< 0,001
PAT. E.	Y = -36,07 + 1,34x	0,97	< 0,001
PAT. F.	Y = 23,14 + 0,76x	0,90	< 0,001
PAT. N.	Y = 7,67 + 0,91x	0,91	< 0,001

Abb. 4. Lineare Regressionsanalysen intraindividueller Sauerstoffsättigungswerte bei Atmung von hypoxischen, normoxischen und hyperoxischen Gasgemischen. Korrelation SaO_2 (x)/$TCSaO_2$ (y). Alle Regressionsgeraden liegen im Geltungsbereich unterhalb der Identitätslinie

Bereich praktisch identisch ist (Abb. 3). Diese Differenz beträgt ca. 1% der Sättigung bei einer Streuung von ca. 1%. Eine etwas größere Differenz zwischen den Werten der beiden Meßmethoden zeigt sich im hyperoxischen Bereich.

Legt man die intraindividuellen Werte zugrunde, so ist die Beziehung zwischen der arteriellen und der transcutanen Messung erheblich enger, was sich in einem großen Korrelationskoeffizienten bei nur geringer Anzahl von Meßwerten widerspiegelt (Abb. 4).

Die intraindividuell berechneten Korrelationen zeigen eine relativ große Variabilität bezüglich der Koeffizienten der Regressionsgeraden. Als Beispiel sind in Abb. 5 vier Regressionsgeraden individueller Wertepaare in ihrem Geltungsbereich dargestellt.

Die Untersuchungen zeigen, daß die transcutane Bestimmung der arteriellen Sauerstoffsättigung mit dem Gerät Oxygenmet zuverlässig die Änderungen der arteriellen Sättigung wiedergibt. Es besteht eine systematische Unterschätzung der arteriellen Sauerstoffsättigung um ca. 1%, die im hyperoxischen Bereich größer wird. Intraindividuell ergibt sich eine sehr enge Beziehung zwischen den arteriell und den transcutan bestimmten Werten, jedoch weichen die errechneten Regressionsgeraden meist deutlich von der Identitätslinie ab.

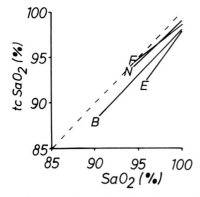

Abb. 5. Graphische Darstellung der in Abb. 4 angegebenen Regressionsgeraden

Literatur

1. Huch R, Huch A, Lübbers DW (1973) Transcutaneous measurement of blood pO_2 ($tcpO_2$) – Method and application in perinatal medicine. J perinat Med 1:183
2. Liappis N (1979) Nichtinvasive Messung der Sauerstoffsättigung mit dem Oxygenmet-Oximeter an Fingern, Mittelhand und Handgelenk von Säuglingen. Vergleich mit der berechneten Sauerstoffsättigung aus pH und pO_2 der Blutgasanalyse. Klin Pädiat 191:467
3. Rubin R, Müller M, Schulz V, Schuster CJ (1979) Kontinuierliche Messung der O_2-Sättigung – Methodische Untersuchung und Intensivmedizinischer Einsatz. Intensivmed 16:240
4. Saunders NA, Powles ACP, Rebuck A (1976) Ear oximetry: Accuracy and practicability in the assessment of arterial oxygenation. Amer Rev resp Dis 113:745
5. Takatani S, Cheung PW, Ernst EA (1980) A noninvasive tissue reflectance oximeter. Annals of Biomedical Engeneering 8:1

Sachverzeichnis

Anaesthesiologie und Intensivmedizin

Anaesthesiology and Intensive Care Medicine

vormals „Anaesthesiologie und Wiederbelebung"
begründet von R. Frey, F. Kern und O. Mayrhofer

Herausgeber: H. Bergmann (Schriftleiter)
J. B. Brückner, M. Gemperle, W. F. Henschel,
O. Mayrhofer, K. Peter

Band 138
Neue Aspekte in der Regionalanaesthesie 2

Pharmakokinetik, Interaktionen, Thromboembolierisiko, New Trends
Herausgeber: H. J. Wüst, M. Zindler
1981. 72 Abbildungen. XIV, 178 Seiten (87 Seiten in Englisch). DM 78,-
ISBN 3-540-10893-9

Beiträge des Zentraleuropäischen Anaesthesiekongresses 1979
Band 139

Prae- und postoperativer Verlauf Allgemeinanaesthesie

Band 1
ZAK Innsbruck 1979: Begrüßungsansprachen, Festvortrag. Panel III: Präoperative Anaesthesieambulanz. Freie Themen: Allgemeinanaesthesie, Postoperative Nachsorge.
Panel V: Anaesthesieletalität
Herausgeber: B. Haid, G. Mitterschiffthaler
1981. 106 Abbildungen, 86 Tabellen.
XXXIII, 225 Seiten (40 Seiten in Englisch).
DM 98,-. ISBN 3-540-10942-0

Band 140
Regionalanaesthesie Perinatologie Elektrostimulationsanalgesie

Band 2
ZAK Innsbruck 1979: Hauptthema I: Regionalanaesthesie. Freie Themen: Elektrostimulationsanalgesie. Panel II: Perinatalperiode
Herausgeber: B. Haid, G. Mitterschiffthaler
1981. 134 Abbildungen, 51 Tabellen. XI, 218 Seiten. DM 85,-. ISBN 3-540-10943-9

Band 141
Experimentelle Anaesthesie – Monitoring – Immunologie

Band 3
ZAK Innsbruck 1979: Freie Themen: Experimentelle und klinisch-experimentelle Anaesthesie, Technik und Monitoring, Anaesthesie und EEG. Panel I: Immunologische Aspekte.
Freie Themen: Immunologie
Herausgeber: B. Haid, G. Mitterschiffthaler
1981. 183 Abbildungen, 32 Tabellen.
XIII, 252 Seiten (7 Seiten in Englisch).
DM 98,-. ISBN 3-540-10944-7

Band 142
Herz Kreislauf Atmung

Band 4
ZAK Innsbruck 1979: Freie Themen: Kontrollierte Blutdrucksenkung, Anaesthesie bei Cardiochirurgie, Haemodynamik, Atmung
Herausgeber: B. Haid, G. Mitterschiffthaler
1981. 263 Abbildungen, 51 Tabellen. XIV, 335 Seiten. DM 128,-. ISBN 3-540-10945-5

Band 143
Intensivmedizin – Notfallmedizin

Band 5
ZAK Innsbruck 1979: Hauptthema II: Anaesthesie und Notfallmedizin. Hauptthema III: Grenzen der Intensivmedizin. Freie Themen: Intensivmedizin, Parenterale Ernährung und Volumenersatz, Säure-Basen-Haushalt
Herausgeber: B. Haid, G. Mitterschiffthaler
1981. 269 Abbildungen, 95 Tabellen. XV, 373 Seiten (13 Seiten in Englisch). DM 148,-.
ISBN 3-540-10946-3

Band 144
Spinal Opiate Analgesia

Experimental and Clinical Studies
Editors: T. L. Yaksh, H. Müller
1982. 55 figures, 54 tables. XII, 147 pages.
DM 68,-. ISBN 3-540-11036-4

Band 145
J. Beyer, K. Messmer

Organdurchblutung und Sauerstoffversorgung bei PEEP

Tierexperimentelle Untersuchungen zur regionalen Organdurchblutung und lokalen Sauerstoffversorgung bei Beatmung mit positiv-endexspiratorischem Druck
1982. 17 Abbildungen, 18 Tabellen. X, 84 Seiten.
DM 54,-. ISBN 3-540-11220-0

Springer-Verlag Berlin Heidelberg New York Tokyo

Anaesthesiologie und Intensivmedizin

Anaesthesiology and Intensive Care Medicine

vormals „Anaesthesiologie und Wiederbelebung"
begründet von R. Frey, F. Kern und O. Mayrhofer

Herausgeber: H. Bergmann (Schriftleiter),
J. B. Brückner, M. Gemperle, W. F. Henschel,
O. Mayrhofer, K. Peter

Band 146
H. Harke

Massivtransfusionen

Hämostase und Schocklunge
1982. 78 Abbildungen, 50 Tabellen.
XIV, 196 Seiten. DM 65,-. ISBN 3-540-11467-X

Band 147
L. Tonczar

Kardiopulmonale Wiederbelebung

1982. 44 Abbildungen, 15 Tabellen.
160 Seiten. DM 58,-. ISBN 3-540-11760-1

Band 148

Regionalanaesthesie

Ergebnisse des Zentraleuropäischen Anaesthesie-
kongresses Berlin 1981, Band 1
Herausgeber: J. B. Brückner
1982. 125 Abbildungen, 43 Tabellen.
XIII, 215 Seiten
DM 83,-. ISBN 3-540-11744-X

Band 149

Inhalationsanaesthesie heute und morgen

Herausgeber: K. Peter, F. Jesch
Übersetzungen aus dem Englischen von
E. Mertens-Feldbausch
1982. 126 Abbildungen, 19 Tabellen.
XII, 276 Seiten
DM 42,-. ISBN 3-540-11756-3

Band 150

Inhalation Anaesthesia Today and Tomorrow

Editors: K. Peter, F. Jesch
1982. 126 figures. 272 pages
DM 76,-. ISBN 3-540-11757-1

Band 151
H. Marquort

Kontraktionsdynamik des Herzens unter Anaesthetika und Beta-Blockade

Tierexperimentelle Untersuchungen
1983. 137 Abbildungen, 34 Tabellen.
XVI, 202 Seiten. DM 62,-. ISBN 3-540-11745-8

Band 152

Der Anaesthesist in der Geburtshilfe

Ergebnisse des Zentraleuropäischen Anaesthesie-
kongresses, Berlin 1981
Band 2
Herausgeber: J. B. Brückner
1982. 68 Abbildungen, 19 Tabellen. X, 184 Seiten
DM 42,-. ISBN 3-540-11831-4

Band 153

Schmerzbehandlung – Epidurale Opiatanalgesie

Ergebnisse des Zentraleuropäischen Anaesthesie-
kongresses Berlin 1981
Band 3
Herausgeber: J. B. Brückner
1982. 90 Abbildungen, 50 Tabellen.
XII, 194 Seiten. DM 68,-. ISBN 3-540-11830-6

Band 154
R. Larsen

Kontrollierte Hypotension

Durchblutung und Sauerstoffverbrauch des
Gehirns und des Herzens
1983. 20 Abbildungen, 19 Tabellen. VII, 88 Seiten.
DM 35,-. ISBN 3-540-11921-3

Band 155
K. Inoue

Vagaler Herztonus und Herzfrequenz unter dem Einfluß von Injektionsanaesthetika

Eine Studie an narkotisierten Katzen
1983. 11 Abbildungen, 3 Tabellen. IX, 39 Seiten.
DM 24,-. ISBN 3-540-12031-9

Band 156
F. Jesch

Hämodynamisches Monitoring

Workshop Erbach 14. Mai 1982
1983. Etwa 98 Abbildungen, etwa 14 Tabellen.
Etwa 120 Seiten. In Vorbereitung.
ISBN 3-540-12093-9

Springer-Verlag Berlin Heidelberg New York Tokyo